U0189242

文内
附视频

The
Glioma Book
胶质瘤手术学

原著 [澳] Michael E. Sughrue

主译 张洪钿 汪永新 陈保东

中国科学技术出版社
·北 京·

图书在版编目（CIP）数据

胶质瘤手术学 / (澳) 迈克尔·E. 苏格鲁 (Michael E. Sughrue) 原著; 张洪钿, 汪永新, 陈保东主译. —
北京: 中国科学技术出版社, 2023.1
书名原文: The Glioma Book
ISBN 978-7-5046-9702-8

Ⅰ . ①胶… Ⅱ . ①迈… ②张… ③汪… ④陈… Ⅲ . ①神经胶质瘤—外科手术 Ⅳ . ① R730.264

中国版本图书馆 CIP 数据核字 (2022) 第 129406 号

著作权合同登记号: 01-2022-3667

策划编辑	宗俊琳　焦健姿	
责任编辑	孙　超	
文字编辑	汪　琼　史慧勤	
装帧设计	佳木水轩	
责任印制	徐　飞	

出　　版	中国科学技术出版社
发　　行	中国科学技术出版社有限公司发行部
地　　址	北京市海淀区中关村南大街 16 号
邮　　编	100081
发行电话	010-62173865
传　　真	010-62179148
网　　址	http://www.cspbooks.com.cn

开　　本	889mm×1194mm　1/16
字　　数	501 千字
印　　张	21.5
版　　次	2023 年 1 月第 1 版
印　　次	2023 年 1 月第 1 次印刷
印　　刷	运河（唐山）印务有限公司
书　　号	ISBN 978-7-5046-9702-8/R·2930
定　　价	198.00 元

译者名单

主　译　张洪钿　汪永新　陈保东

副主译　张祎年　张晓军　邹志浩　罗　霜

译　者　（以姓氏笔画为序）

马木提江·木尔提扎　新疆医科大学第一附属医院神经外科

王增亮　新疆医科大学第一附属医院神经外科

吉文玉　新疆医科大学第一附属医院神经外科

吴　涛　北大深圳医院神经外科

邹志浩　新疆军区总医院神经外科

汪永新　新疆医科大学第一附属医院神经外科

张祎年　南方医科大学珠江医院神经外科中心

张洪钿　解放军总医院神经外科医学部

张晓军　内蒙古自治区人民医院神经外科

陈保东　北大深圳医院神经外科

范国锋　新疆医科大学第一附属医院神经外科

罗　霜　成都市第五人民医院神经外科

周庆九　新疆医科大学第一附属医院神经外科

周厚杰　北大深圳医院神经外科

赵世伟　安徽太和县人民医院神经外科

原著者

Michael E. Sughrue, MD

Associate Professor

Department of Neurosurgery

Prince of Wales Private Hospital

Randwick, NSW, Australia

内容提要

　　本书引进自 Thieme 出版社，由资深神经外科医生 Michael E. Sughrue 教授以独特的视角，结合大量的解剖实践与丰富的临床经验精心打造。本书重新解释了大脑的相关解剖，阐述了高级大脑功能如何通过网状传导系统工作，提出了胶质瘤手术的指导原则，并挑战了"无法手术"的胶质瘤的神话。相较于其他胶质瘤外科著作仅通过罗列手术照片和手绘图片阐述相关知识，本书著者将病变如何破坏正常解剖结构的描述与切除这些病变所需的手术技术相结合，每种手术入路均以相关病变为例，通过大量与手术过程相一致的解剖照片展示术中细节，所有解剖照片及手术步骤照片均配有阐释说明，可帮助读者更好地理解相关细节。全书共三篇 17 章，编排独具特色，图文并茂，阐释简明，非常适合广大神经外科医生学习胶质瘤外科手术时参考，是一部不可多得的临床案头必备工具书。

译者前言

许多高年资的神经外科医生对"动脉瘤是应该被夹闭还是介入栓塞""颅咽管瘤是应该经鼻切除还是开颅手术"都有明确的观点，然而对胶质母细胞瘤患者是否应该接受手术却有着不同看法（通常是否定的）。胶质瘤无疑是一种糟糕的疾病，患者往往是被同情的受害者。在许多情况下，尽管接受了治疗，但患者仍会在这场与疾病的抗争中败下阵来。因此，大多数神经外科医生对手术持怀疑态度，这并不奇怪。因其无法治愈，许多病例的手术最终不可避免地失败了。

虽然胶质瘤手术不能获得完全切除和治疗，但也有足够的理由去追求卓越。最值得注意的是我们反复观察到，改良切除可以提高低级别和高级别胶质瘤患者的整体生存率。许多研究表明，与仅做部分切除或活检相比，扩大性切除低级别恶性胶质瘤可使患者具有生存优势，如这种切除可使患者生存期达 10 年之久。然而，在大多数神经外科医生眼中，胶质瘤手术与颅底手术相比被描述为"相对容易"，这通常来自大部分时间都花在实验室里的神经外科医生的描述。常见的方法是患者麻醉后，吸除"肿瘤"的中心而不进入"功能区"皮质。基本上，由于胶质瘤无法获得治愈，技术上的出色也就不那么重要了。结果，临床上我们经常遇到许多没有做手术或手术切除不彻底的患者。那些被告知"无法手术"的肿瘤患者，实际上是他们的肿瘤所在区域并非"禁地"，只要外科医生采用良好技术，就可以将其以最小风险切除。可惜的是，我还经常见到采用并不合适的手术路径被实施次全切除患者，这是令人非常沮丧的事情。

对胶质瘤患者来说，除非有一种无须行减瘤术就可以永久清除整个肿瘤的药物问世，目前还没有一种可获得良好预后的最佳治疗模式。如果胶质瘤的治疗不进行减瘤手术，目前正在研究的辅助治疗都不能解决这个问题。因此，我们有理由认为胶质瘤手术很重要，应该努力完善手术技术。

Michael E. Sughrue 博士编著的这部 *The Glioma Book* 给我们带来了全新的视角和截然不同的手术理念。本书极具启发性，可为胶质瘤治疗开创一个崭新的思维领域。

本书将成为那些一直努力于不断提高手术境界和对外科事业无比热爱的临床神经外科医生的绝佳选择。同时应当指出的是，本书部分篇幅阐述了作者对胶质瘤手术的个人观点，为尊重原著，未对该部分做删减，希望各位读者借鉴其伦理思考，坚守科学底线，开拓思路，不断促进我国胶质瘤手术治疗的健康发展。

原书前言

一位作家花两年时间撰写一本书，却热切地希望它能在短时间内被淘汰，这是很不寻常的，但这也正是本书的目标。在这本书中，我总结了我目前在胶质瘤手术方面的方法和经验，在撰写本书时，大约汇集了 1000 例手术的资料。然而与我们领域的大多数跟从大师学"我怎么做"的著作不同的是，本书更具启发性。希望本书在胶质瘤手术学中开创一个新的思维领域。

本书是建立在这样一个理念之上的，我们可以从大型大脑网络的角度来思考胶质瘤手术，从大脑怎样工作的理念来提高我们的手术技术，从而在胶质瘤患者身上获得更好的手术效果，无论我们如何进行脑胶质瘤手术，都是在网络的各个部分进行切割，不管我们是否意识到这个问题。本书概述了胶质瘤手术的基本原则和个人经验。

理念一：我们的大脑外科模型已经过时

用挑剔的眼光快速观察大脑的功能解剖图像，就可以发现定位人脑功能的解剖学模型的局限性，这种模型用于教人们如何避免大脑出现问题。虽然 Broca 和 Wernicke 已经去世一个多世纪，但是我们还没有更新他们的语言模型。Wernicke 区的定义不精确，对于跨越颞上回部分或左颞叶部分的界定，大多数情况下取决于绘图者。大脑的大部分被认为是无功能的，意味着它什么也不做，大部分皮质是被忽略的。

大多数外科医生对手术造成的神经功能缺损无法立即做出解释。我认为这是由于使用了糟糕的大脑模型。一个更好的模型涉及更具体的功能定位，即功能区域通常是物理连接的，这对它们的协同工作至关重要，并要有整体的观念（所谓的非功能区不只是用来吸收脑脊液的）。这本书的很大一部分致力于如何制作与神经外科相关的新型的大脑模型，并解释如何利用它们。

理念二：大脑是个大数据问题

尸体解剖是神经外科医生几十年来的一项爱好，它使我们走得更远，尤其是在颅底。大脑的解剖，特别是白质剥离术，提供了一些很有用的信息。然而很明显，大体解剖学知识对颅底神经外科的影响比大脑解剖的影响更为深远。具体解释就是，用肉眼所见理解颅底解剖结构比理解大脑更为容易。换言之，比起大脑半球外观的切片，视神经的视觉外观更能代表其真实的结构和功能达到的详细程度，以便我们在手术中做出良好的决策。大脑是由一系列相互联系的巨大的集合体组成的，具有个体的独特性、大规模的复杂性和相互交叉联系，这使得在裸眼下分清楚这一切的想法是不完全正确的。

计算机科学创造了在细节层面上解决大脑连接问题的可能。很明显，这将是我们大脑手术变得更加合理和安全的唯一途径。本书在大数据的基础上更加强调如何在手术中做好细节，这将是一个漫长的过程。

理念三：手术不能治愈胶质瘤，但患者可以从中受益

重要的是要如实告诉患者我们能做什么，而不是单单切除肿瘤。如果我们在手术中残留大范围的对放疗不敏感的肿瘤，很难证明我们是在帮助患者。这些数据与认识有关，也与胶质瘤手术医生的经验有关。简而言之，虽然不能使胶质瘤患者痊愈，但减瘤术是有帮助的。在这本书中，我有几个观点主张这一原则。如果脑海中没有关于胶质瘤的重要的基本概念，是很难理解这本关于胶质瘤手术书籍的。

胶质瘤手术会令人沮丧，即使手术很漂亮也会导致临床治疗的失败。在神经外科学中，人们很抵触减瘤这一观点。因此，我们要诚实地面对自己和患者，告诉患者手术的局限性，这点很重要。当然，同样重要的是要认识到这种疾病到底有多严重，对未切除的肿瘤进行化疗和（或）放疗的局限性，并认识到有些患者对手术风险的认识与我们不完全相同。

理念四：没有"不能手术"的胶质瘤

值得一提的是，以前许多脑部疾病被称为"不能手术"，包括脊髓脊膜膨出、岩斜脑膜瘤、枕骨大孔脑膜瘤、基底动脉瘤等。所有这些疑难病例被治愈都是由于技术进步、手术技术的改进以及对"传统智慧"的质疑和再思考——勇敢，更重要的是坚持和谦逊。现在回过头去看，在所有这些病例中，没有一个病例诊断完全准确，并且按照现在的观念，没有哪种疾病是致命的。

难治性胶质瘤并不是一个重要的研究课题，因为许多人已经不再认真考虑如何改善这些患者的预后。结果，他们糟糕的预后变成了一个自我实现的预言，而治疗的进步就停止了。

这本书的关键论点并不是说我在某些情况下治愈了胶质瘤，远不是这样。正是因为技术，特别是连接组学成像技术 (connectomic imaging)，提供了一种可以帮助我们破解这些难题的方法，并将它们应用在肿瘤的治疗中。在许多方面，连接组学与大脑的联系就像显微镜与颅底的联系一样，它向我们展示了我们以前不知道的知识。

信　用

要想勾勒出一个概念框架而不特意使用他人的概念是不可能的。当然，本书就是这样：有些想法是我自己的，也包含了其他人的想法。与其逐个列出各个作者的贡献，还不如把三个最有影响力的作者介绍给大家。

首先是 Eddie Chang，他是我在加州大学旧金山分校的室友。Eddie 现在不再专注于胶质瘤手术，但是在我们一起训练的过程中，他提出了一些我曾经解释不了的关于这种疾病的好问题，其中许多问题我仍在讨论。举个例子，有一次我们结束一个胶质瘤手术时，他对我说，"虽然它是不可治愈的，但是并不意味着允许你可以草率地手术"。他这个观点的

影响力显而易见。

其次是 Hughes Duffau，他没有直接教过我，但如果我不承认他的思想对我自己的重大影响，那我就显得不诚实了。我们在大脑网络而不是在大脑皮质区域进行操作的概念就是他提出的，他的皮质下解剖方法在这本书中也有详细的描述。显然，这本书的大部分内容都涉及这些思想的延伸（与 DTI 的用法明显不同）。不过，如果他没有把这个想法告诉我，我不太可能对这些网络感兴趣。

最后，Charlie Teo 教我很多如何做胶质瘤手术。他很可能会认出技术性的部分，因为其中许多是我从他那里学到的。然而，更重要的是，我从他身上学到了勇气，因为他一次又一次地告诉我万事皆有可能，这是我从未想过的。尽管我在这本书中提出的方法与他不完全相同，但是他提出应该继续改进我们的技术，以及患者认为这是一场为他们的生命而战的战斗而不是一场最终失败的演习，这些理念从那时起就一直指引着我。

Michael E. Sughrue, MD

视频资源列表

补充说明：本书配套视频已更新至网络，读者可通过扫描右侧二维码，关注出版社"焦点医学"官方微信，后台回复"胶质瘤手术学"，即可获得视频网址，请使用 PC 端浏览器在线观看。

目　录

应 用 篇

总 结 篇

基础篇

Foundations

第 1 章　为什么精进的脑胶质瘤手术很重要
Why Better Glioma Surgery Matters

一、概述

根据笔者作为实习生和脑肿瘤外科医生的经验，发现很少有人对治疗胶质瘤（尤其是胶质母细胞瘤）这一话题有深入的看法。笔者见过一些手术技术非常熟练的神经外科医生，他们对动脉瘤是应该被夹闭还是介入栓塞，颅咽管瘤是应该经鼻还是开颅手术持有态度鲜明的观点。但许多人对胶质母细胞瘤患者是否应该接受手术持有不同观点（通常是否定的）。

脑胶质瘤（也称胶质瘤）无疑是一种糟糕的疾病，患者往往是被同情的受害者，在许多情况下，尽管已经接受治疗，但患者仍然会在这场与疾病的斗争中败下阵来。因此，人们对这种疾病得出了手术治疗没有意义的结论，这并不奇怪。它无法治愈，在大量病例中手术最终不可避免地失败。胶质母细胞瘤具有惊人的生长能力，可以在非常出色的切除术后数周恢复生长，这一点对于手术医生来说是一件十分沮丧的事。

二、怀疑论把这种疾病带到了哪里

笔者个人的看法是，如果对这些患者放弃积极治疗，这个领域的未来可能真的会变得很严峻[1]。笔者听说与颅底手术相比，胶质瘤手术被描述为"容易"，这通常是由一个大部分时间都花在实验室里的神经外科医生偶尔做的病例。常见的方法是用放大镜和头灯做手术，患者麻醉后，吸除"肿瘤"的中心而不进入"功能区"皮质。基本上，给人的感觉是由于胶质瘤无法获得治愈，技术上是否出色

也就不那么重要了。

因此，笔者经常看到许多没有手术或手术切除不彻底的患者。那些被告知"无法手术"的肿瘤患者，实际上他们的肿瘤位于一个简单的区域，只要外科医生使用基于基本原则的良好技术，就能够以最小的风险将其切除。更糟糕的是，笔者经常看到患者接受了可能非常不合适的肿瘤次全切除术，这可能是世界上最不幸的事情。最后，所有上述情况都在技术卓越的神经外科中心发生过（图 1-1 提供了 4 个在高水平神经外科中心完成的病例），而这只能说明，出色的技术水平对于进行脑胶质瘤手术并不重要。

脑胶质瘤手术的技术标准永远不会像听神经瘤那样拥有一致认同的技术标准。听神经瘤是一种不太常见的疾病，而其他治疗和重复手术更能使患者摆脱困境。唯一的结论是，大多数人不认为脑胶质瘤手术很重要，也不认为我们应该努力完善自己的技术，直到技术精湛为止，并且应该要求同行提供类似的结果。

三、相反观点

虽然胶质瘤手术不能获得彻底的切除和治疗效果，但这并不意味着没有足够的理由去追求卓越。最值得注意的是，我们反复观察到，改良切除提高了低级别和高级别[1-5]胶质瘤的整体生存率。许多研究表明，与仅做部分切除或活检相比，扩大性切除低级别恶性胶质瘤具有生存优势，这种切除可使患者生存期达 10 年之久[1-5]。通过对结果的双重看法，我们的结论是"治愈或者一无所有"，在治疗

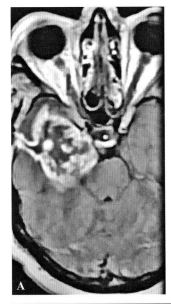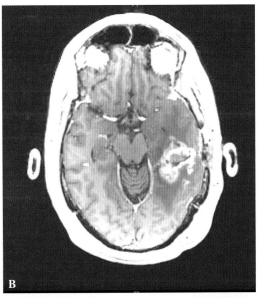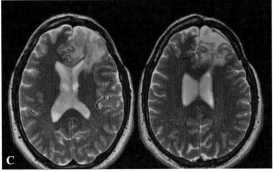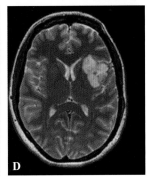

◀ 图 1–1　在知名的神经外科中心进行的脑胶质瘤手术切除不充分的 4 个病例

这些证据证明我们在胶质瘤手术方面还有很多地方需要改进

这类大脑疾病的过程中，当遇到我们以往从未见过的问题时，我们经常否定患者的生存利益。

　　进一步来看，即使在患有胶质母细胞瘤的情况下，当生存获益在计算上不那么有意义的情况下，逻辑和经验告诉我们，外科手术为这些患者提供了一个最佳机会，同时也伴随着一个难题。在诊断后 4 年内，未被实施手术的患者即便经历良好的活检和放疗，笔者还未发现有任何患者能够存活，但由于手术，笔者遇到了几个仍然存活的病例。减瘤手术可能会提高放疗或化疗的疗效，因为很难期望某一种药物能够杀死数十亿的癌细胞，尤其是在一种已产生耐药性而隐藏在血脑屏障后面的疾病。因此，手术给予患者一个机会，这也是所有这类患者真正希望我们做的。

　　除非有一种可以永久地清除整个肿瘤的药物问世，无须行减瘤手术，否则对于胶质瘤患者来说手术治疗是一种可获得良好预后的治疗手段。笔者怀疑目前正在研究的任何辅助治疗是否能够在不进行手术减瘤的情况下彻底解决整个疾病，并认为胶质母细胞瘤的最终治疗结果将是癌细胞逃避一系列有效治疗的统计不可能性所带来的增量改善的结果。外科手术的作用是在将癌细胞暴露于药物之前，通过提供非概率性治疗来大大改变这一可能性。

　　此外，对手术的恐惧通常是基于这样的想法：术者可能会使患者预后更差，承担这种风险的获益是不明确的。笔者要说的是，要保证这些初次诊断为大脑恶性肿瘤患者有良好生活质量。被肿瘤侵犯语言、运动或其他关键区域的患者一般生活质量很差，控制肿瘤的生长可以保留这些功能。只要肿瘤得到控制，许多积极治疗的患者可以保留正常的神经功能，具有良好的生活质量。此外，对引起神经功能缺损风险的担忧从未减缓颅底脑膜瘤或听神经瘤这两种良性肿瘤手术的进展，对此，试图拯救患者的任务远没有急性病那么迫切。如果我们像对待脑膜瘤手术一样认真对待脑胶质瘤手术，这种风险不可避免地会下降，因为任何不良手术都是风险高且没必要进行。当术者认为手术的目标是努力挽救肿瘤造成的神经功能缺损症状时，风险可控的理由就变得显而易见了。

四、本系统的基础和本书结构

基于我们现有的知识、技术和技能在胶质瘤手术中所能实现的效果和目前胶质瘤常规手术治疗之间的差距，可以让我们认识到有关浸润性 WHO Ⅱ～Ⅳ级胶质瘤的一些真相（以下统称为"胶质瘤"），并从这些真相中构建一个简单且可以重复的系统，从而可以有组织地、系统地处理这些真相。我们将在以下内容中概述这些真相，并在本书的余下部分提供处理这些真相的方法。

五、胶质瘤手术的艰难真相

（一）胶质瘤浸润并与大脑功能区混合

通过观察胶质瘤标本的组织病理学图像可知，肿瘤细胞在神经元之间生长[6]。然而此特征并非在整个肿瘤中都是如此。例如，在胶质母细胞瘤的坏死中心或肿瘤的密集区域中就没有存活的神经元，除非另外证明，否则最好假设存活的神经元至少存在于肿瘤的边界，并且通常可以遍布整个肿瘤。尤其是某些类型的低级别肿瘤，其浸润性比增殖性表型高。

因此重要的是要认识到，在胶质瘤病例中，手术基本上是在切除一部分大脑[6]。人们通常会被一种观念误导，即为避免手术后神经功能缺失，"手术切除术的范围应限定在肿瘤内"。笔者由此看到一些本可以避免的问题和切除不彻底的手术。虽然密集的肿瘤细胞区域可能会取代大脑的功能，并使其变得"无功能"，但通常最好假设将要切除的组织中可能存在神经元。

（二）肿瘤无边界

可以保留"肿瘤内"切除的想法进一步受到了挑战，因为观察发现这些肿瘤的边界不清晰（尤其是低级别肿瘤），而肿瘤细胞通常会超出术前 MRI 所见的影像学边界[7]。以笔者的经验，在看到正常脑组织时才尝试停止手术切除，这才能让术者查看术后影像时不会感到失望。

当切除胶质瘤时，并不是在切除肿瘤，而是在切除一个区域。换言之，解剖学切除是卓越技术的秘诀。例如，在颞叶胶质瘤的病例中，当术者持续进行切除直至看到一个空的颅中窝并清除小脑幕边缘时，术者才可以确定颞极没有肿瘤残留。

（三）脑胶质瘤患者的大脑结构是不可预测的

胶质瘤的脑组织重构程度有时令人震惊。笔者发现语言和语义区域是完全不同的脑回或脑叶。有些情况下，当切除运动带和感觉带的主要部分及 Broca 区时，可以不出现任何神经功能缺损症状。此外，主要的白质束通常可以重新连接到新的大脑区域。通常，这对患者是有利的，因为功能通常会移出肿瘤之外，但这并非总是如此，至少这让我们对传导系统有了深刻的了解，并灵活地解释了脑功能，这样才能让我们的发现更有意义。

总而言之，只有将大脑的传导结构理清楚并明白大脑的组织方式，才能明确哪类患者需接受手术治疗。

（四）不够清楚的解剖结构

切开皮质表面后，皮质下的大脑就是一个不能名状的大白团，几乎没有任何标志，患者的意识和认知都是通过它运行的。面对如此复杂的情况，大多数神经外科医生认为手术花费太多精力。还有的神经外科医生荒谬地觉得灰质很重要，而白质无足轻重。当我们注意到这些相同的神经元构成的区域，切除它们导致相似的后果时，这种说法的荒谬就显而易见了，而且这种说法还忽略了有关哪种类型的损伤（白质与灰质）预后更好的问题。

简而言之，这本书就是将以前没有考虑的标志物和解剖结构展现出来。脑组织的极端复杂性并不是我们在开颅过程中忽略它的借口，尤其是随着技术和神经科学的发展，我们可以开始提出和解释其中的一些问题，并有条理地看待难以理解的复杂问题。

六、本书的基础及其结构

本书围绕着如下观点来阐述：①如果可能的话，几乎所有胶质瘤患者都将获益，即使切除的肿瘤很少，也会获益；②几乎所有胶质瘤都至少可以大部分或完全切除，并获得可以接受的结果，这需要在术中使用唤醒技术，而这种技术需要对大脑网络结构及其运行方式有更详尽的了解。换句话说，我们应该将这些肿瘤切除，并且使用某种方法（可能还未知）可以全部或至少部分切除胶质瘤，其结果从患者的角度来说是可以接受的。

本书是为使第二个观点成为现实而进行的初步工作总结。其核心是努力更好地了解大脑及其工作原理，特别是从手术解剖学的角度。基于这样的思想，我们可以制订出一套基本的网状传导系统，这些网状传导系统是可以解释高级大脑功能如何工作的核心要素，进行手术时可以最大限度地减少对这些传导系统的损害，同时优化肿瘤切除。这些是胶质瘤手术的基本事实，即使机器人或激光手术开始取代传统的手术技术，这些事实也将继续存在。

这是笔者多年临床经验的总结。笔者依据此模式为所有胶质瘤患者提供手术（通常可被接受）。无论肿瘤的位置，并且在非常规的位置（包括丘脑、胼胝体和右额叶等）对胶质瘤进行术中唤醒手术，其目的是保留语言和运动（传统的术中大脑功能）以外的功能。本书是已经进行的 600 多次术中唤醒手术的个人经验。这些资料许多来自失误的或是具有挑战性的病例，目的是更深刻地理解哪些是可行的，哪些是考虑不周的。也许将来这些信息很多观点会被淘汰（类似于在经典的神经外科书籍中使用手绘神经外科图片），但是，即使技术过时的作品也能带来基本的真理和超出其应用范围的思维方式。请注意，所有仍在阅读并从 Cushing 的脑膜瘤课本中找到见解的人们，已使脑膜瘤手术从根本上改变为现在的形式。

参 考 文 献

[1] Han SJ, Sughrue ME. The rise and fall of "biopsy and radiate": a history of surgical nihilism in glioma treatment. Neurosurg Clin N Am. 2012; 23(2):207–214, vii

[2] Capelle L, Fontaine D, Mandonnet E, et al. French Réseau d'Étude des Gliomes. Spontaneous and therapeutic prognostic factors in adult hemispheric World Health Organization Grade II gliomas: a series of 1097 cases: clinical article. J Neurosurg. 2013; 118(6):1157–1168

[3] Jakola AS, Myrmel KS, Kloster R, et al. Comparison of a strategy favoring early surgical resection vs a strategy favoring watchful waiting in low-grade gliomas. JAMA. 2012; 308(18):1881–1888

[4] Keles GE, Lamborn KR, Berger MS. Low-grade hemispheric gliomas in adults: a critical review of extent of resection as a factor influencing outcome. J Neurosurg. 2001; 95(5):735–745

[5] Smith JS, Chang EF, Lamborn KR, et al. Role of extent of resection in the longterm outcome of low-grade hemispheric gliomas. J Clin Oncol. 2008; 26 (8):1338–1345

[6] Acioly MA, Cunha AM, Parise M, Rodrigues E, Tovar-Moll F. Recruitment of Contralateral Supplementary Motor Area in Functional Recovery Following Medial Frontal Lobe Surgery: An fMRI Case Study. J Neurol Surg A Cent Eur Neurosurg. 2015; 76(6):508–512

[7] Kelly PJ, Daumas-Duport C, Kispert DB, Kall BA, Scheithauer BW, Illig JJ. Imaging-based stereotaxic serial biopsies in untreated intracranial glial neoplasms. J Neurosurg. 1987; 66(6):865–874

第 2 章 Sughrue 胶质瘤手术三定律
Sughrue's Three Laws of Glioma Surgery

一、概述

将一套原则以自己的名字命名是充满危险的，因为不可避免地会有人指出你不是第一个注意到这一点的人（他们通常声称很久以前就注意到了这一点）。无论如何，笔者仍在坚持这样做，尽管知道一定有许多人注意到了这些事情，但在笔者自己的观察之前，几乎从未听过任何人能以更清晰的方式指出这些问题的所在，并且给这些原则起这样有纪念意义的名称。

Sughrue 三定律是基于笔者给实习生传授的原则，并在积极切除胶质瘤同时避免并发症发生的过程中反复被证实。更准确地说，笔者发现屡次违反这些规则是造成令人失望的结果的根本原因。因此，了解这三个定律并不能使你成为一名出色的胶质瘤外科医生，但是遵守这些规则将大大降低治疗的失败率。

二、Sughrue 第一定律

（一）除非确定手术操作区域将要成为一个大的空腔，否则切勿损伤动脉

在手术过程中，笔者一次又一次学习这堂课，因为这是一辆带你体验挫折的校车。动脉损伤是胶质瘤手术中许多失败的前因和关键，因为即使是错误位置上的小动脉受损也可能导致灾难性的后果，并将数小时的精心工作毁于一旦，或者在术者真正开始之前注定失败了。实际上，笔者相信，不管最初的预后如何，如果术后磁共振 DWI 扫描未显示梗死，大多数事情最终都会好起来的。

为什么动脉损伤的后果如此严重？除了会损伤白质和灰质外，另一种解释是与吸引器吸除相比，同等操作时间内动脉损伤造成的大脑损害区域更大（图 2-1）。对比用吸引器去除整个壳核所需的时间与双极电凝烧灼豆纹动脉所需的时间，其结果显而易见。简而言之，损伤动脉是一种快速损伤更多大脑组织的方式，其速度超出了患者的承受能力，而且可能在术者不知情的情况下发生。术者有足够多的时间意识到自己的角度不对，并且如果直接伤害是造成动脉损伤的机制时，那么术者便陷入了危险的境地。

此外，损坏大脑的大部分区域就相当于破坏未来重组和恢复的土壤。也可以这样向患者打比方：如果将房屋的电线剪断，可以有足够的时间去邻居家看电视；但是，如果整个社区的电站被破坏，那么这片区域的所有人都无法看电视。

静脉损伤怎么办？这绝对是不值得被无故破坏的解剖结构，在笔者看来，牺牲静脉的风险及其与静脉梗死的关系在文献中被夸大。除了上矢状窦附近的中线桥静脉外，在不涉及使用固定脑牵开器的情况下，笔者还没有看到任何类似于静脉缺血事件的发生，当笔者不使用牵开器时，也没有发生过此类并发症。目前尚不清楚在何种胶质瘤手术的情况下需要使用脑牵开器，因此保留静脉可能是降低术后脑积水风险的好方法，但笔者认为人们不需要过分担心切除静脉会导致灾难性的后果。请记住，胶质瘤手术中最危险的情况是引流这一区域脑组织的引流静脉被切除。换言之，如果要全切颞叶，则不需要保留 Labbe 静脉。

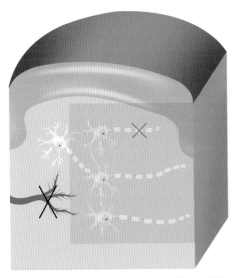

▲ 图 2-1　大脑部分损伤和动脉损伤造成的相对损伤示意图

请注意，对大脑的损伤仅会切断局部的传导通路并立即损害该区域的大脑，而对动脉的损伤会损害离发生区域较远的脑组织，因此损伤范围更广

上面的讨论可能意味着为了保护大脑的动脉，我们应该尽可能地远离它们，但是在大多数情况下，这是不现实的。切除胶质瘤意味着去除大脑的一部分，并且必须选择性地牺牲一些动脉，因此，适当处理动脉是成功的胶质瘤手术不可避免的步骤。相反，笔者主张采取一种比较合适的处理动脉的策略，即积极地寻找它们，并在允许的情况下尽早将它们与肿瘤分离。同样，这并不意味着我们应该寻找和处理所有的动脉，因为就像豆纹动脉一样，最好的办法就是把它们完整保留；换言之，术中残留大块肿瘤或者缓慢地吸除肿瘤并希望达到最佳效果的保守治疗并非是一个理想的手术策略。

（二）如何处理相关的动脉

1. 方法一：避免损伤它们

这是一条显而易见的建议，在实际操作中很难执行。最容易的方法是不要造成这个破口。在胶质瘤手术中不可避免地会出现术中出血，在这种情况下需要多次止血。笔者怀疑许多外科医生当时可能并没有意识到，他们正在止住的出血来自手术操作区域的关键动脉。因此很多医生可能不理解，为什么对于一些特定病例，其预后不佳，尤其是在梗死

面积相对较小（但位置很关键）的情况下。

尽管无须手术显微镜就可以进行胶质瘤手术，也可以肉眼下进行胶质瘤手术，但从本质上讲，这样无法调节光线和增加放大倍数。过去，许多神经外科医生认为，用双目放大镜和头灯足以使松果体和动脉瘤手术可视化，这个想法此后被普遍认为是不合标准的做法。时至今日，对胶质瘤手术提出的一些观点的合理性仍然值得商榷，即在这些情况下没有什么特定的解剖结构需要去看。然而，Drake将手术显微镜应用到基底动脉尖动脉瘤手术中时，他突然看到基底动脉发出的很多穿支动脉并加以保护，从而使无法手术的疾病得以通过手术来治疗。令笔者惊讶的是，由于认知上的不统一，人们仍然坚持认为某些胶质瘤是"无法手术的"，并且认为并不需要看到具体的细节，比如小血管和细微的脑沟边界，然而正是这些细节可以使得这类肿瘤能够通过手术切除。令人震惊的是，我们仍然紧紧地遵从 19 世纪的技术。

笔者不允许自己的住院医生使用头戴式放大镜处理这些病例，因为笔者相信使用头戴式放大镜切除胶质瘤会鼓励外科医生一直这样，而本来他们可以使用能够提供更好可视化效果和光线的手术显微镜（或其他类似的可视化工具），并且无法看到关键动脉解剖结构（或基底节或脑沟解剖结构等）的情况下手术显微镜可提供信心，如果不了解这些，可能会带来灾难性后果。因此，尽管人们不用显微镜就可以进行胶质瘤手术，但笔者还没有听到过一个确切的理由，那就是用头戴式放大镜能更好地完成胶质瘤手术，或者使用显微镜能使手术效果更差。如果是术者自己的大脑，术者可能希望自己的外科医生使用目前最先进的可视化设备，而这肯定不是基于头戴式的放大镜技术。

基于类似的原因，在这些病例中，笔者不使用超声吸引器（CUSA）。除了成本方面的考虑之外，这些设备并不是为进行轴内脑肿瘤手术而开发的，因为这些肿瘤很少具有纤维性特征，而真正需要电动抽吸设备的情况极为罕见。有人认为使用超声吸引器更快，笔者反对这种观点，因为骨凿和骨锤也可以加快切除的速度。但是，在笔者看来，这

两种方法进行轴内的脑手术都不够精细。笔者认为常规吸引器比超声吸引器通常更安全的原因是，尽管这两种设备都可能会在动脉中形成破口，但常规吸引器留下的破口更小，更容易用双极点焊技术止血（如后文所述）或其他保持动脉通畅的方法止血。笔者认为这是可以控制的，因为通常情况下破口是从小的侧支动脉撕脱引起的。超声吸引器引起的破口通常较大且在不闭塞动脉的情况下通常很难止血（图 2-2）。当然，当使用头戴式放大镜时，可能看不到这种差异。

2. 方法二：了解血管解剖并将其纳入治疗计划

如上所述，在切除部分大脑时必须牺牲一些动脉来切除胶质瘤。但是，最好延迟牺牲血管，直到术者确定该血管的解剖结构如果打算切除血管，要避免牺牲正在为大脑供氧的动脉。然而，随着经验的积累，术者会更容易识别哪些血管构成了过路动脉，这意味着它正在为术者不打算切除的大脑提供能量，而那些血管几乎肯定不会进入到正常大脑的其他部位。当计划进行颞叶切除术时，如果不关注大脑中动脉（MCA）颞前分支的特征时，切除速度会明显加快。当术者意识到自己正在提前处理一个穿支血管并表现得当时，这一点就显得尤为重要。

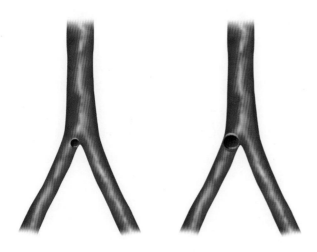

▲ 图 2-2　图示超声吸引器与常规吸引器引起的经典动脉损伤在程度上的相对差异

虽然这两种设备都会损伤动脉，但根据笔者的经验，常规吸引可能会部分撕裂小分支或者撕裂分支点可以被修复，通常可保留主干动脉，而超声吸引器通常留下无法修复的较大破口

(1) 常见的过路血管情况（图 2-3）

① 中线额叶：当切除继续向内进行到扣带回和胼胝体，术者开始遇到更多的大脑前动脉（ACA）分支，最终到达 ACA 主干。如果不能安全地处理这些分支，切除胼胝体、扣带回或中线区额叶是不可能的。这些分支大部分是内额叶分支，它们供给将要移除的大脑，但是也有一些重要的过路血管分支，如胼缘动脉，它们供给运动带和 SMA 区域，这些血管大部分需要被完整保留。在这里，遵循以下原则至关重要，即在处理动脉之前，应先明确动脉的供应区域。

② 额叶或顶岛盖：成功地切除顶岛盖部肿瘤就相当于安全地处理了游离于侧裂内的过路动脉。

③ 岛叶：进入岛叶需要经过覆盖在其上的大脑中动脉（MCA）的分支。因此，遇到的大多数大动脉都是过路动脉。在这些情况下，牺牲供应岛叶的回旋支对于保护众多处于危险中的过路血管的完整性至关重要。

④ 侧裂后部：处理涉及缘上回或颞上回肿瘤时，会看到关键的过路动脉，包括笔者称之为"死亡动脉"的分支（后文将予以介绍）。

⑤ 颞叶内侧：切除钩回或海马旁回会使脉络膜前动脉和大脑后动脉等动脉处于危险之中，因为它们为切除范围之外的结构供血。

(2) 不是过路血管的动脉：①颞叶切除术中前颞极的血管；②额叶切除术中前额极的血管；③位于额中回的血管（此时术者位于末梢动脉侧）；④颞枕交界处的血管（此时术者位于末梢动脉侧）⑤顶叶内侧的血管（这些血管供应局部大脑）；⑥在枕叶切除术中大脑后动脉分支。

以上列表并不详尽，可能会发生其他情况。关键是要提前获得磁共振 T_2 加权序列图像（图 2-4），并了解与肿瘤有关的过路动脉的位置。有很多方法可以处理这些动脉并将它们从肿瘤中分离出来，或者至少不损伤它们。以软膜下切除方式切除大脑会保留边界，可帮助识别血管并保留它们。当然，这是避免颞叶内侧并发症的标准方法。此外，虽然通常有必要提供一些反向牵引来移除肿瘤，但是了解过路动脉位置可能会改变术者对某个区域的切除意

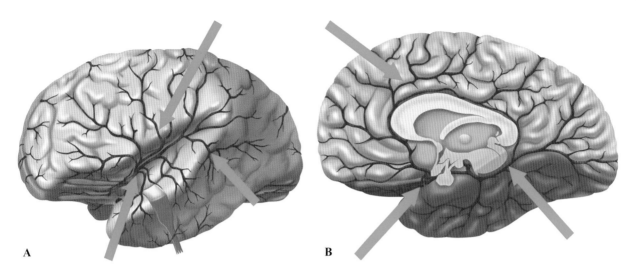

▲ 图 2-3　脑胶质瘤手术中常见的过路动脉模式图

常见的部位包括中线额叶的大脑前动脉分支，靠近钩回、额岛盖、侧裂后部和脑岛的脉络膜前动脉和大脑后动脉。请注意，这并不是一个详尽的过路动脉示意图，但显示了笔者最关注的动脉

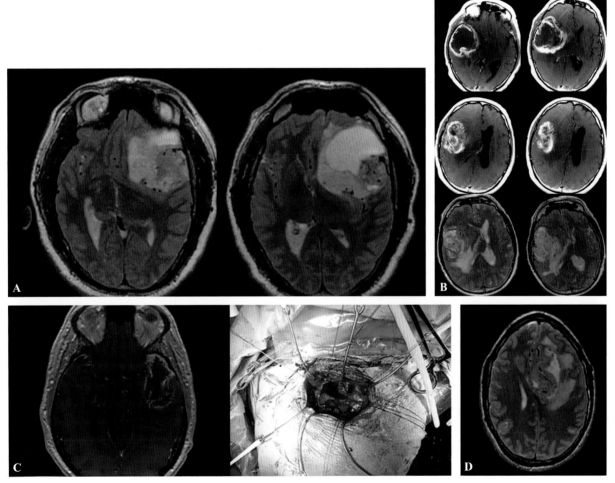

▲ 图 2-4　胶质瘤包裹动脉的 MRI 影像和术中照片

A. T_2WI 图像显示了大脑中动脉的主干和分支，在肿瘤的多个位置清晰可见；B. T_1 增强和 T_2WI 图像显示了侧裂周围颞叶胶质母细胞瘤包裹了数支大脑中动脉的分支；C. 切除胶质母细胞瘤后的术中照片和 MRI 图像，可以观察到紧密镶嵌于肿瘤中的大脑中动脉分支，需要予以保留；D. MRI 图像显示中线胶质母细胞瘤包绕数支大脑前动脉分支

愿。在更困难的情况下，高级别胶质瘤与血管紧密粘连，可能需要类似脑膜瘤切除的手术技术，例如用超声多普勒引导下寻找血管并在血管旁逐步分离肿瘤。在极少数情况下，可能无法通过任何技术将血管从肿瘤中分离。

3. **方法三：避免对高风险动脉的激惹**

从技术上讲，外科手术可使任何动脉发生痉挛、破裂或撕裂。然而，经验（来自笔者自己和许多其他外科医生）告诉我们，某些动脉比其他动脉更容易造成灾难性后果。在这种情况下，通常明智的做法是忽略这些动脉，或者至少小心处理它们。

(1) 豆纹动脉（图 2-5）：这些近端 MCA 的小分支供应重要的结构，如基底节和内囊。许多外科医生发现，当尝试从中移除肿瘤时，这些动脉特别容易引起脑梗死。而且，如果在胶质瘤手术中遇到它们，那么很有可能位于基底节，根据笔者的经验，那里很少有肿瘤。正如笔者在这本书中多次强调的那样，基底节组织看起来和感觉上都像胶质瘤，除非术者足够谨慎，否则很容易继续进行手术。因此，如果术者看到的是豆纹动脉，可能应该重新考虑该怎么做。

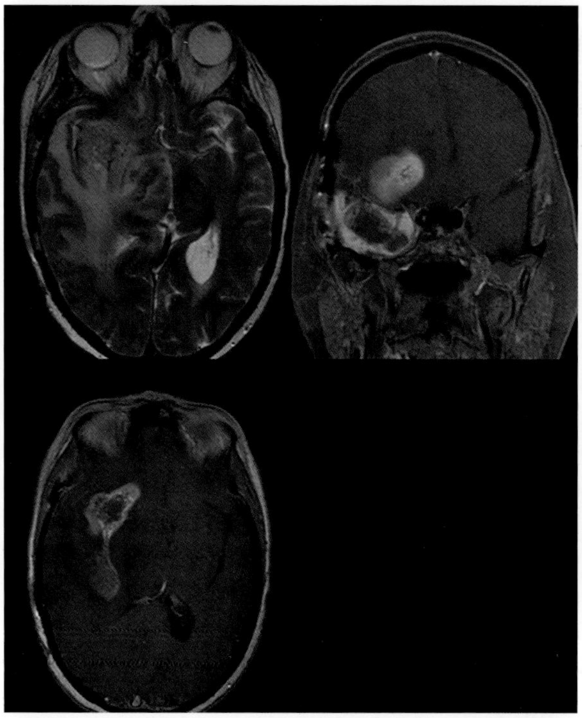

(2) 脉络膜前动脉（图 2-6）：这条小动脉位于钩回内侧，它的损伤会对内囊造成永久性的损伤，从而使原本很好的颞叶切除术毁于一旦。颞叶内侧结构的软膜下处理是避免这种情况发生的关键，但是如果软脑膜被破坏，那么就应该强烈地考虑停止手术，特别是对于高级别胶质瘤患者和之前接受过放疗的患者。

(3) 视神经的血供：在胶质瘤手术中很少遇到此问题。在胶质瘤病例中，外科医生因视神经血管损伤而陷入麻烦。简而言之，视神经的血供很脆弱，

▲ 图 2-5 复发性胶质母细胞瘤包绕豆纹动脉的图像示例 T_2WI 图像显示肿瘤位于 M_1 的后上方，这些小动脉分支穿过肿瘤。最好不要尝试切除这部分肿瘤

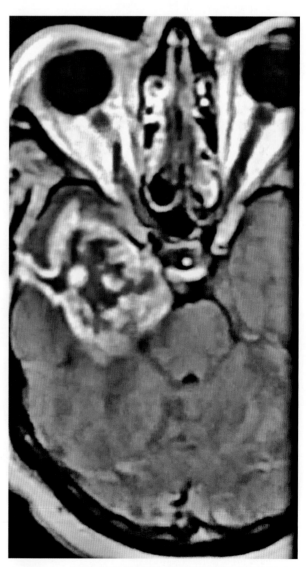

▲ 图 2-6 此图显示胶质母细胞瘤使钩回膨胀性扩大，将脉络膜前动脉置于危险之中

失去这种血供会导致失明。在额下回后部操作时，即使是在软膜下操作，也要避免使用电凝，因为电凝会传导至视神经，损伤视神经的血供。

(4)"死亡动脉"（图 2-7）：这是笔者对后颞支的称呼，它从侧裂后穿出并支配后颞叶。笔者被这条动脉困扰了很多次，即使是很细微的操作，损伤的结局就可能造成该血管梗死或痉挛。虽然该动脉梗死的结局差（特别是左侧，其大脑供应区与语言区紧密相关），在真正有机会开始治疗之前可能已经损伤了语言区。笔者曾经见过这种梗死的患者最终在长期随访中语言功能恢复得不错，但现在笔者会尽量少地去触碰这支动脉。

4. 方法四：在高风险的情况下尽量减少风险

当在血管附近进行手术时，血管比在任何情况下都可能受到损伤，但有些情况的风险比其他情况的风险要高，这时会改变术者切除肿瘤的标准，即何时停止切除那部分肿瘤。

(1) 被血管包绕的高级别胶质瘤：在大多数情况下，安全地从动脉中移除高级别胶质瘤是可能的；然而，这些肿瘤能侵犯动脉外膜或至少能牢固地附着其上。因此，在某些情况下切除肿瘤会严重损伤这些动脉，并迫使术者试图封住出血的肿瘤组织中

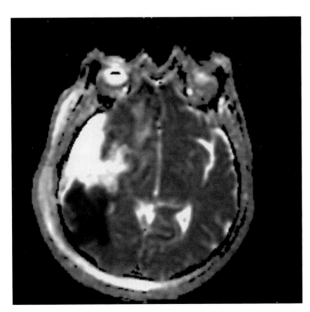

▲ 图 2-7　术后 ADC 图显示"死亡动脉"（MCA 的后颞支）的梗死模式
这种梗死广泛损伤了颞叶后部，破坏了大部分语义网络，尤其是左侧，这种损伤可能是毁灭性的

间的破口，这既困难又危险。有趣的是，这些血管在肿瘤坏死区域粘连特别严重，因此，强烈建议术者将坏死组织从动脉上小心剥离下来，尤其是考虑到通过切除坏死的肿瘤组织而获得的收益相对较小的情况。

(2) 侧裂中的肿瘤：如前所述，切除跨侧裂的肿瘤会危及 MCA 的整个分支（图 2-4）。在最坏的情况下，高级别胶质瘤可以侵犯 MCA 分支甚至至 M1。术者要为一场可能需要撤退的战斗做好准备。

(3) 使钩回增大的肿瘤：影像学图像显示（图 2-6）数支血管处于危险之中，但最关键的是脉络膜前动脉。对于复发性高级别胶质瘤来说尤其如此，在这种情况下，不一定需要破坏软脑膜才能使动脉闭塞，有时这种闭塞是迟发性的。笔者从经验中学到，在这种情况下要非常谨慎，只有在很容易的情况下才会尝试完全切除钩回。

(4) 放疗后的病例：放射可以使血管壁更加薄弱，更容易被损伤。在某些情况下，被包裹的血管依靠肿瘤来支撑受损的血管壁，因此试图将肿瘤从血管壁上剥离，尤其是纤维性肿瘤，可能会使血管壁缺损，难以或无法修复。放疗不是试图使肿瘤从动脉分离下来的禁忌证，但它确实让笔者三思而后行。

5. 方法五：负责任的止血

如果做得正确，脑胶质瘤止血通常需要与切除手术一样长的时间。止血的方法很多，而选择一种能够维持关键区域血供的止血方法，对该病例的长期预后和对大脑进行功能定位同等重要。与脑膜瘤不同，胶质瘤手术没有办法通过消除肿瘤的血供的方法来进行止血。与其他大多数肿瘤病例相比，胶质瘤病例的切除后瘤腔需要更长的时间来止血，因为在其边缘总会有一些残余肿瘤（或至少是富血供的脑组织）。

即使作为一名优秀的胶质瘤外科医生，在切除肿瘤的过程中，也会遇到大量的出血，如果过于担心这一点，就会做出最终对任何人都不利的决定。笔者见过许多外科医生，他们非常害怕少量的出血，但几乎没有患者会因这种级别的出血而死亡。请记住，大多数麻醉师都接受过处理主动脉损伤水

平出血的训练，而颈内动脉或椎动脉以下口径的神经外科出血很少达到那种程度。因此，术者不要试图在手术过程中尝试处理每个出血点的出血。

负责任的止血包括保持一个仍然能看到自己正在做手术的区域，但同时也要认识到只有在关闭硬脑膜的时候才会有一个完全清洁的术区。在离开手术室后，保持血液流向预期的那部分大脑是非常有必要的。

尽责止血技术

• 技术 1：把出血点显露出来，直到术者能看清楚术野为止

笔者得到的最重要的一条建议是，让它继续出血，直到术者有足够的视野显露看清自己正在电凝的结构，并有一个清晰的计划来阻止它出血。对于侧裂尤其如此，在每个岛叶胶质瘤病例中，至少会有一个动脉出血，但在大多数病例中都是如此。并不是所有的这些都需要通过双极电凝来止血，而大多数的静脉出血可以通过简单的止血材料填塞破口来止血（笔者个人倾向使用氧化纤维素），并且还能使静脉在其他地方继续供血。尤其在大脑定位过程中进行分离性切除时更是如此。在此期间，通常在一个很深的瘤腔里工作（从而会导致出血），并且患者需要有一个特定的时间段来配合定位。通常最好是在术者视野良好的时候再来做止血工作（因为大脑的一部分已经被切除了），这样术者就能更好地知道将要止血的是什么血管以及需要在哪里止血。术者可能还发现出血已经停止并且根本不需要采取任何止血措施。也许胶质瘤手术中最好的止血方法就是把肿瘤切除。

一个错误的方法是运用双极电凝点灼术区的所有区域，因为术者可能会在此后发现这不是自己想要做的。另一个错误的方法是血液从多个区域聚集起来，从而使整个区域无法工作。

• 技术 2：点焊动脉

在某些情况下，必须处理动脉出血。总是要有足够的视野来观察自己在做什么，所以如果在手术阶段开始出血，且不能获得足够的视野，那么应该先压迫止血，在充分切除和分离肿瘤之后再回来处理。

在电凝动脉之前，对可能发生的事情有一个心理计划是很重要的。这个计划包括考虑可能要处理的是哪条动脉，以及这条动脉如何在三维空间中走行。在理想的情况下，术者将追踪动脉到它的目标并能够确认它的身份，但这并不总是可能的，而且在大多数情况下，最好假设动脉是重要的，除非有其他证据。如果通过上述方法仍然无法确认，那就停止操作进行短暂的思考，这会让术者意识到出血的动脉正供应即将被切除的脑组织（例如额叶切除术中额极的一条血管），这种洞察力可以使术者放开手脚，积极地牺牲这条动脉，继续进行接下来的手术操作。

如果需要对一个不能牺牲的动脉止血，或者还不确定的时候，点焊动脉是一种技术，它可以得到初步止血。通常通过在一个中等到大血管壁的小分支上用一个双极尖端来电焊动脉壁以保持动脉的通畅。诚然，虽然小动脉也可以点焊，但它们不能可靠地保留下来，考虑到这些小动脉的风险，通常最好避免这些情况。就笔者个人而言，点焊是一种可靠的方法，它既快速又高效。点焊动脉的第一步是要清楚地看到破裂小孔，并知道它与动脉其他部分的关系。冲洗是至关重要的，笔者发现一个长的、坚固的冲洗设备（用一个微型吸引器连接到一个注射器上，骨蜡封闭吸引器孔）比简单地用静脉留置针（或其他类似的装置）进行外部冲洗要好得多，一方面它可以起到牵开周围结构的作用，另一方面，可以把冲洗设备当作搜索设备来使用，从而用于发现出血点（图 2-8）。此外，让出血继续也是非常重要的，这样就可以清楚地看到它是从哪里来的。这意味着要移除填充物，因为填充物可能会使血液缓慢地流出并堆积在破口周围，从而掩盖出血的小破裂孔。它也可能意味着切除一些妨碍手术的肿瘤。当接近这个破口的时候，笔者被告知一个很好的经验法则，应该把吸力点放在它能吸除 95% 的血液的地方，因为这样就能看清术者在做什么，而不会让吸引器完全堵住这个破口（图 2-9）。

动脉损伤的种类数不胜数，但一般来说，绝大多数由传统的吸引、双极电凝镊尖端或显微剥离子引起（图 2-10）。第一种，也是最常见的一种，是

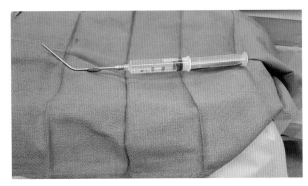

▲ 图 2-8　这幅图显示了迄今为止笔者所遇到的最有用的微冲洗装置。通过在注射器上放一个吸引装置（可以将拇指孔盖住），可以同时牵开和冲洗，这大大提高了发现出血点的能力

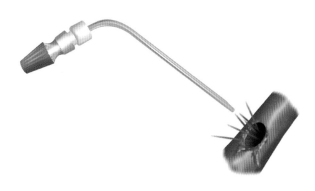

▲ 图 2-9　图示在试图寻找出血源时放置吸引器的正确位置

初学者的本能是尝试用吸力来堵住动脉上的破口，这样流血就会停止；然而，这种技术是不正确的，因为它掩盖了破口的位置。正确的方法是悬停在破口的上方，这样约 90% 的出血都能被吸走，但仍有足够的血流可见，这样就能识别出破口

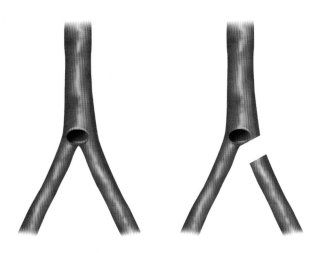

▲ 图 2-10　动脉破口最常见的两种类型

一种是动脉分叉处的撕裂，血液从这个分叉处正中涌出。另一种是大动脉主干上的小分支部分或完全撕脱。显然，后一种损伤更难修复

一个小的、薄弱的侧支从主干上部分或完全撕脱。解决方案是从破口的两侧分别夹住少量外膜并将其夹在一起，直到出血停止并且动脉看起来通畅为止。这可能需要进行一些调整，直到正确为止，在这一区域 1s 的烧灼通常会封住动脉破口。第二种类型是两条管径相同大小的动脉在分支处出现撕裂，这种情况比较棘手，因为需要保持两条血管的通畅，其中一条通常在血管分叉的部位发生部分撕裂。笔者发现通过使用双极电凝镊将血管分叉处的一些组织聚集到小的破口上，可以让这些组织融合到小孔上而不缩小血管的管腔。显然，没有显微镜，这一切都不可能实现。

笔者在手术时将明胶海绵方块浸泡在抗痉挛药（目前使用维拉帕米）中，并在进行任何明显的操作后立即将其涂抹在血管上，可能每个病例这样做 10 余次。笔者不确定这是否有效，但笔者相信这是可行的，因为笔者曾目睹在显微镜下动脉发生痉挛，以及使用维拉帕米后血管痉挛解除，且看不出这样做有什么害处。

- 技术 3：肌肉

有些血管破口太大，点焊技术无法奏效，而这些血管又不能被牺牲。通常，放置一些止血材料于破口处就足以保持动脉壁的完整，这些材料很难使动脉闭塞。当用这种方法将动脉出血止住时要小心，因为有可能术者没有观察到血液的聚集，并且血液正在流入一个术者看不见的空间。然而，大多数时候，如果看起来出血停止了，就可以假设止血已经成功。

在极少数情况下，关键动脉不能被点焊，且出血过多以至于无法用 Surgicel 或氧化纤维素等止血材料填充以达到可接受的止血效果。当其他方法都失败时，可以取一小块颞肌，轻轻压碎（浓缩组织因子以促进止血），并在动脉上压迫保持约 8min，可以在保持动脉通畅的同时封住颈内动脉或椎动脉上的一个大破口。所以，总有办法拯救血管。

6. 保持血压升高

在实习期间，笔者被告知肿瘤开颅手术后需要把血压维持在正常范围内，以防止术后瘤腔出血。经验告诉笔者，在一定限度内，血压升高在最初的 24～48h 内是有益的。我们通常将平均动脉压（MAP）保持在 90mmHg 以上，甚至可以接受收缩期高血压。对于那些需要在动脉上做更多精细工作才能切除肿瘤的患者，笔者观察到，当升高血压时，一些患者的神经功能得到改善。虽然这并不意味着收缩压要超过 220mmHg，但笔者确实相信，保持较高的血压是一件好事，因为它可以保持血管通畅，减少血管痉挛，并保护边缘部分濒于缺血的脑组织直到可以形成侧支循环。显然，这是一个很难证明的事实，但笔者从来没有因为升高血压而导致瘤腔出血的案例，所以目前笔者认为没有必要积极把血压控制在正常范围。

三、Sughrue 第二定律

（一）如果尊重患者，尊重他们的脑白质

白质解剖及其保存是本书其余部分的主题，本章将只介绍一些关键点，这些关键点将在后文中详细讨论。

很长一段时间以来，神经外科医生忽视了脑白质解剖，或者至少把它看作是一个深奥的话题。大多数情况下依然如此。皮质解剖学已经教导我们作为基本的大脑组织的定义原则。例如，人们在描述如何找到"Broca 区"（Broca's Area）和"Wernicke 区"（Wernicke's area）上花费了大量笔墨，而在弄清这两个区域如何相互交流及它们的产物如何导致可观察的认知功能方面却花费了较少的精力。在笔者的训练中，笔者被教导大脑功能定位意味着定位在手术过程中患者进入麻醉睡眠之前的功能区皮层。

笔者在脑胶质瘤手术中的经验是，那些在术中忽视了白质显微的神经外科医生需要承担相应的风险。虽然我们不能像视神经或臂丛神经干那样，在手术中把白质纤维束视为有组织的纤维束，但它们仍然存在，而且往往比视神经或臂丛神经大得多。神经结构与其他相关结构的连接是神经系统工作的基本原理，那种认为我们可以切断皮质之间的连接，但它们仍能保持其功能的想法是不合理的。神经外科医生熟悉的两个例子是脊髓损伤或视神经切断的后

果。然而，将类似的白质断开的相关因素纳入其他功能（如语言或其他更高级的大脑功能）的主流思想方面的努力还很有限。

另外，笔者也见过一些支持脑白质解剖及其在神经外科临床应用的人。主要的努力是为了避免损伤神经纤维束，接下来是一系列令人印象深刻的技术，这种技术展示了在通往肿瘤深部的通路上避开神经纤维束的方法。当然，这代表了思维上的巨大飞跃，但其局限性是在处理棘手的胶质瘤时，我们不是总能避免与神经束的纠缠。笔者所看到的大多数的展示病例都是在切除肿瘤时可以避开上纵束（SLF）或运动纤维。参加过大量讲座的经验告诉笔者，很少有人有兴趣去处理那些不能处理的病例，尤其是那些传导束明显被肿瘤侵及的病例。也许人们没有对这些病例进行手术，是因为这些病例没有那么大的成就感；或者没有展示这些病例，是因为这些病例的预后不是一个气势磅礴的胜利，而是预后糟糕的僵局。无论如何，这些都是肿瘤外科医生所需要面对的，如果我们想要一个使这一切变得容易的手术体系，那么就需要建立一个能够适应肿瘤的体系。

虽然对于像控制语言这样重要功能的灰质或白质的损伤都是不可接受的，但笔者认为白质损伤要严重得多，尤其是对于大的神经纤维束的损伤。与大脑浅表的病变相比，对大脑深部的损伤会影响多种大脑的功能。图 2-11 显示了中央前回和其深部白质束大小相同的病变的影响。在另一个例子中，众所周知，在内囊后肢发生的相同大小的损伤比在运动皮质损伤更具破坏性，这在很大程度上是因为运动任务所必需的神经元密度更大。

此外，虽然目前没有人完全了解脑损伤患者通过重组恢复的机制，但很少有人将其归因于白质，而大多数人认为这很可能是由皮质介导的。另一个有趣的例子是，大多数神经外科医生注意到运动带损伤（主要是皮质损伤）比脊髓损伤（几乎所有的白质损伤）更容易恢复。或者，大多数神经外科医生都很清楚视神经从损伤中恢复的能力，这是白质愈合能力有限的一个例子。这一方面是因为白质和灰质的生物学差异，另一方面与损伤的严重程度有

关。但笔者相信，这是由于广泛分布的皮质区与白质失联，因为这种失联导致邻近皮质也无法接管相应的功能，最终它们与目标区域的联系网络中断。不管怎样，根据笔者的经验，白质损伤不仅更加严重，而且更持久。

所有的轴内肿瘤手术都需要切除一些白质，但这并不总是会导致明显的神经功能问题，但有时确实会。在许多情况下，如果我们选择切除肿瘤的一部分，这可能需要切除肿瘤浸润的白质纤维束部分，其中一些纤维束可能很重要，但是让肿瘤残留并不是保留白质纤维束功能免受损伤的可行方法。目前，还没有办法看到这些纤维束，也不清楚它们走向哪里、具有哪些功能。我们如何去应对这样的窘境呢？

（二）智慧地处理白质的方法

1. 方法一：唤醒状态下的大脑皮质定位会持续到大脑皮质下

停留在大脑皮质的定位并不是真正的功能保留手术，在笔者看来，这是一种学术活动。如果术者继续把脑回从创造语言所需的相关结构上断开，那么知道脑回对语言功能是至关重要的就毫无意义了（图 2-12）。使用术中唤醒技术，直到术者感兴趣的白质束可以让术者从功能角度定义白质区，并在皮质下无明显特征的组织结构中确定合适的边界。

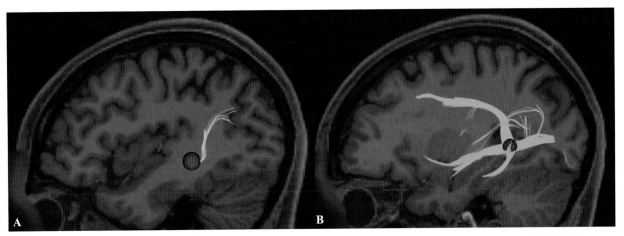

▲ 图 2-11　这两幅 DSI 图像比较了颞叶后外侧皮质（A）和相同脑回深部白质（B）中类似大小的病变造成的不同损害程度

注意白质病变引起更大范围的组织受到影响

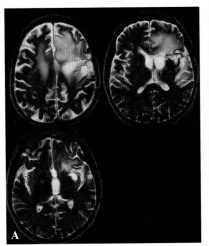
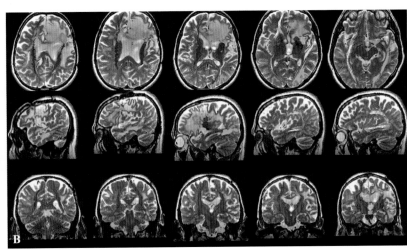

▲ 图 2-12　磁共振成像（A）和 DTI（B）显示了一个不幸的病例，入院前几年患者在另一家医院曾接受手术

请注意，手术入路穿过 SLF 和 IFOF（下额枕束）的通常位置。多年后他的语言功能再也没有恢复到可用的程度

2. 方法二：白质纤维束弥散张量成像

中世纪的威尼斯城曾多次经受住外部统治者的侵略。威尼斯胜利的主要原因之一是泻湖，这是环绕城市的一组复杂水道，可以造成船只因不熟悉而迷路或失事，从而阻止两栖登陆成功。目前，航道上有木桩，向人们展示水上出租车如何安全航行。

在这个类比中，白质的中心核心好比威尼斯的泻湖：这是一组复杂而危险的水道，几乎没有可以防止沉船的地标。弥散张量成像（DTI）就像是水中的木桩，术者仍然可能毁了自己的船，但至少知道去哪里航行可以避免这种情况。

DTI有其局限性。一个局限性是肿瘤引起的水肿甚至 T_2 改变会严重损害它们的准确性（想想基于细胞外水运动模式的技术是如何受到一种大大增加细胞外水分的疾病的影响的），另一个局限是使用主要特征向量来确定纤维束在体素中的方向，这消除了两个或多个方向的可能性，从而消除了看到较小的纤维束的能力。弥散波谱成像（DSI）绕过了一些交叉纤维的问题（这就是为什么本书中的解剖学研究是使用DSI进行的），但是它的采集长度和缺乏商业上可提供的程序来导航，这降低了它的吸引力。

尽管有这些限制，白质成像技术（如DTI）允许我们看到大脑的真实情况，（一组复杂的连接），以及允许我们将人脑的复杂性降低到一个可管理的数据集并能够提出一些有意义的问题（例如"上纵束在哪里？"）。图 2-13 显示了一个病例在切除一个小肿瘤的挑战之前给我们提供警示。无论DTI有多大的帮助，它们不能也不应该取代术中唤醒手术。DTI缺乏无功能反馈，所以不能达到毫米级精度，它们也会受到术中大脑移位的影响，这是图像导航普遍存在的问题。但更关键的是，大脑的解剖并不完全和大脑的功能相符合，如果不在清醒的患者身上测试大脑，那么如何才能真正知道哪一部分纤维束对试图挽救的功能至关重要。仅仅知道一个神经纤维束连接着大脑的两个部分并不意味着这些区域中的任何一个都是测试任务所必需的。但与其他技术相结合，它们会给每一个患者绘制一个大脑图像供术者参考。此外，赋予白质新的定义，认为白质不是一大团没有确定特征的组织，而是具有真实解剖结构可被理解的功能网络，这确实和传统观点背道而驰。

四、Sughrue 第三定律

如果手术切除造成的空腔并不令人印象深刻，那么你仅仅只是做了一个活检

一般来说，胶质瘤是大肿瘤，磁共振成像通常会让术者相信肿瘤比实际小，因此术者实际切除的肿瘤范围要大于影像学所示的范围。这一定律适用

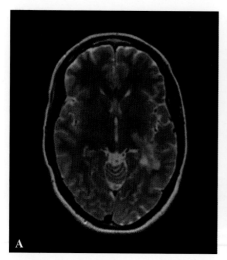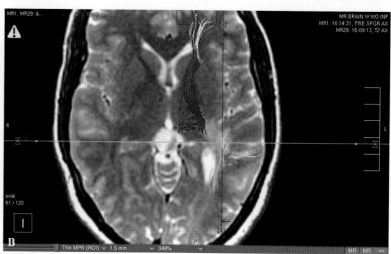

▲ 图 2-13　MRI 显示左侧颞叶后部小胶质瘤

笔者惊讶地注意到，一个小小的病变竟然是一个很难实施手术的病例（笔者尝试过，但没能取出任何东西）。值得注意的是，它位于 SLF 和 IFOF 交叉点附近的连接白质（在其他白质纤维束中）（A）。一个肿瘤沿着诸多纤维束生长，手术弊端很多，所获甚小，因此对这个低级别的肿瘤进行全切除是不明智的（B）

于大多数脑肿瘤，对胶质瘤尤其如此，因为胶质瘤的完全切除需要切除一大块组织。胶质瘤的侵袭特征使得其在出现症状就医之前可以长得很大。不管怎样，如果这个瘤腔令人印象不深刻，那么几乎可以肯定肿瘤有很大范围的残留，尤其是高级别肿瘤，承受手术后出现的脑水肿的空间会更小。当只是部分切除胶质瘤时，这种情况尤为严重。

胶质瘤的双重特性

多年来，神经外科医生们认为他们已经牢牢掌握了这个问题。例如，2 级少突胶质细胞瘤是一种边界不清的细胞聚集而成的球，肿瘤细胞向大脑组织内迁移。最有力的论据就是简单的观察所见：肿瘤看起来很像大脑，里面可能有具备功能的脑组织。从组织病理学上我们知道，虽然肿瘤的某些区域是细胞壁到细胞壁的癌细胞，但在同一标本的其他部分，肿瘤细胞位于正常神经元之间的现象并不少见。

当然，有些区域的肿瘤细胞密度很高，而切除这一部分就是切除大部分肿瘤，但在其他区域这不一定正确。因此，胶质瘤是一种双重性质的肿瘤，包括肿瘤和脑 / 肿瘤。在大多数情况下，最好把它们看作是后者，就像大脑中有肿瘤细胞，但重要的是要知道，有时即使看起来很难或很危险，也可以进行手术，尤其是在大脑的中心部位。

脑胶质瘤的边界不清是一个众所周知的问题，只要人们去切除它，就会一直讨论这个问题。也许有一天我们会有一个解决方案去真正解决这个问题，但在这一点得到真正验证之前，笔者的方法是进行最恰当的描述，即解剖性地功能切除。这意味着要制订一个计划来切除解剖结构，直到遇到两个边界中的一个。

解剖学边界：这些结构包括大脑镰、小脑幕、颅中窝底、眶顶、脑室或脑沟边界，这些结构提供了没有残留肿瘤的视觉提示。如果在手术中到达了眼眶和大脑镰，就没有机会在额极内侧残留肿瘤，也就是说没有额极残留。

功能性边界：这些边界是通过 DTI 和术中唤醒大脑皮质定位来界定的，它告诉我们，即使有肿瘤残留，切除更多的大脑以获得更充分的减瘤是不明智的。

笔者是不是在提倡把"肿瘤"之外"正常的大脑"切除？关于弥漫性胶质瘤的问题是荒谬的。没有所谓的"肿瘤"，也没有所谓的周边的"正常大脑"，不然我们可以用现有的工具来加以区分。这些肿瘤最常在边缘复发（胶质母细胞瘤复发率约为70%），这表明我们主要经历的是肿瘤边缘的复发，而不是远处扩散。胶质瘤患者的大脑就像是一系列的邮政编码，而罪犯的密集程度各不相同。好警察的工作应该集中在高犯罪率的社区，同时没有理由去忽视低犯罪率的社区，从而达到整体犯罪率的降低。我们的目标总是在最大限度保留功能的前提下尽可能多地清除肿瘤细胞。我们知道在这些肿瘤的边缘有影像学无法显示的癌细胞，如果我们能确定切除这部分肿瘤不会产生重大后果，为什么不去这么做呢？多年来，人们一直认为胶质瘤手术毫无意义，同样的逻辑表明单纯做病灶切除术与这类疾病的本质不相符。

此外，我们现在知道，在胶质母细胞瘤周围的 T_2 信号主要是肿瘤组织而不是水肿。如果一个 T_2 高信号、无强化的低级别胶质瘤的中心转变成了胶质母细胞瘤，那么先前的低级别肿瘤是否会变成水肿？当然不会，它仍然是一个肿瘤，只是不是最坏的部分而已。

"手术切除范围局限于肿瘤内"的概念使得我们中的许多人进行了不符合神经科学原则（即与其他相关大脑组织没有联系的大脑组织不具备功能）或肿瘤学原则（即边界有浸润性的肿瘤应尽可能切除）的肿瘤切除。图 2-14 显示了这一概念的例子。在病例中，都进行了不同程度的病灶切除术。手术后留下的"正常大脑"边缘与大脑断开。但我们知道，几乎可以肯定的是，这不是真正的"正常"大脑，那里几乎肯定有相当数量的癌细胞，而且大脑薄薄的唇状边缘已经与正常目标断开了连接，不太可能对神经心理功能做出有意义的贡献。如果肿瘤再次在这一区域的边缘复发，有什么可能的理由来解释为什么会要将它留下来。除非是为了保存语言、运动或其他一些功能而残留肿瘤，不然就要对患者的最佳利益进行利弊权衡。除非我们从整个大脑的连接性的角度考虑问题，否则就无法理性地决定哪些结构应该保留下来的，哪些结构应该被切除。

当然，原则的理性应用意味着当个人的判断需要推翻原则的时候总是有一条底线。例如，在切除右侧颞极的一个小胶质瘤时，笔者不会继续往后切除直到笔者达到枕叶的视觉系统。每一个病例的治疗计划都是根据手术的目的而量身定做的，我们的想法是切除尽可能多的区域，包括一些肿瘤的周边组织，这样可能会减少术后的肿瘤负荷。然而，如果从正常大脑中像切除脑膜瘤一样切除一个弥散的肿瘤，然后将其从大脑显微解剖出来，这纯粹是幻想，我们都知道这一点。我们的目标始终是尽可能让患者保持最好状态，同时尽可能减少肿瘤细胞的

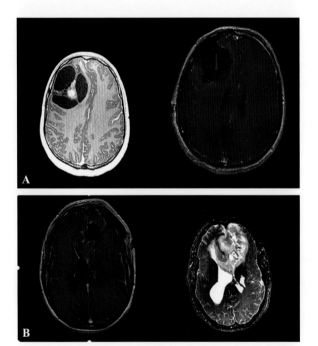

▲ 图 2-14　笔者用"无路可走"这个词来形容完成切除手术后留下的大脑区域，其大部分或完全与其他部分断开。这些图像展示了两个"无路可走"的病例

A. 展示一个笔者在接受住院医师培训期间的病例，患者的囊状低级别胶质瘤被完全切除。术后图像显示虽然肿瘤已被完全切除，但留在额极的肿瘤缘"无路可走"，因为它的正常连接在后部被切断，正常连接无法穿过一个大洞（红箭）。B. 这是笔者第一次尝试切除蝶状胶质瘤，虽然切除手术可能会更糟，但请注意，不仅前内侧额叶尖端是"无路可走"，而且笔者已经从两侧断开了胼胝体的膝部，但将其保留（部分原因是笔者害怕再进一步推进这个过程，而且笔者没有意识到，要确保完全切除肿瘤需要打开两个额角；记得没有一本书教笔者如何切除胼胝体）。保留"无路可走"并没有本质上的危险，只是没有太大意义。当肿瘤在无功能的断开连接的大脑边缘复发时，这个患者是不幸的，所以在笔者看来，如果要让它失去功能，那么最好能从切除其中的肿瘤细胞中获益

数量。其他类型的恶性实体肿瘤都存在肿瘤边界，所以我们不理解为什么胶质瘤如此独特，可以违反在其他任何学科中都被理解的原则。终末期胶质母细胞瘤归根结底是 $T_4N_0M_0$ 的肿瘤；但是，我们通常遇到的是 $T_3N_0M_0$ 的肿瘤，而获得一个满意的、可以接受的肿瘤边界通常是不太可能的。

如果没有良好的解剖或功能界限怎么办

切除脑叶直到看到大脑镰，或者尽可能进行颞叶切除术的概念很容易理解，即使岛叶也有解剖学边界，可以确定切除的范围，如果知道在哪里寻找它们的话。然而，有些情况下，在遇到麻烦之前没有明确的界限来告诉术者何时停止。一个很好的例子是运动区肿瘤，在达到解剖边界之前，切除可以持续一段时间，而且术者总是被一个功能性的大脑区域包围着，所以没有明确的功能性界限。然而，可以肯定地说，切除运动区胶质瘤可能不应该继续下去。丘脑是另一个类似问题的例子。

当缺乏更好的选择时，视觉提示往往是唯一可以参考的东西。长期以来，胶质瘤很难与正常脑组织区分，尤其是低级别恶性肿瘤；然而，对于训练有素的眼睛来说，肿瘤组织最密集的区域通常是显而易见的。下面列出的特性是 Yasargil 在很久以前首次阐述的，并在附带的视频中进行了演示。即使是有难度的肿瘤，在几乎所有的病例中都可以建立一些解剖和功能性边限，但在一些情况下，如果病灶切除术是最好的方法，那我们希望能找到解剖和功能性边界，而这些特征往往是术者在许多地方所需要的，从而能指引术者手术。

① 胶质瘤组织的四个典型特征

• 颜色：胶质瘤的密集区域为灰色或至少为玻璃白色。

• 对灼烧的反应：由于较高的含水量，胶质瘤组织在灼烧时会起泡，而正常的大脑则趋向焦化。

• 对吸引时的反应：胶质瘤组织倾向于被吸成薄片，而正常的大脑则不那么容易被吸成薄片。

• 声音：由于胶质瘤组织的含水量较高，吸除的时候听起来像鼻涕。

② 影像导航

影像导航是一个非常宝贵的工具，笔者使用它

来为每个病例规划尽可能小的开颅手术，定位白质纤维束可能的位置，并偶尔重新定位。然而，如果用它作为肿瘤体积的指导，切除了自己认为该切除的肿瘤，那么术者可能想知道为什么在扫描图像上还残留如此多的肿瘤。

③ 术中磁共振成像及 5-ALA

术中磁共振成像的使用是基于这样一个概念，即做到最大限度的切除。它价值 1000 万美元，使用较差的器械，并花费大量的手术时间来做更好的病变切除术。它做不到的是找到微观的病灶，这将使它无法成为一个真正有用的工具。在能显示微观病变之前，如果术中磁共振成像显示在笔者定位的位置有一个肿瘤，并且知道它是语言中枢，那么不清楚这对病情有何帮助，因为笔者不打算切除它。换言之，用笔者的方法，笔者看不出这项技术将如何向笔者展示哪些残留可以切除。

荧光肿瘤探测探针的概念，如 5-ALA，在概念上很有吸引力；然而，据笔者所知，目前还不清楚大脑中究竟需要多少细胞来点亮某些东西。目前，最好的数据告诉我们，这有助于外科医生更好地切除胶质母细胞瘤的增强部分，但笔者不确定它是否会改变自己目前使用的技术。不用说，这种辅助装置很有趣，但笔者认为在确定其在胶质瘤手术中的真正作用之前，一定程度的怀疑是必要的。

第 3 章　大脑表面及大体解剖
Surface and Gross Anatomy of the Cerebrum

一、概述

这一章的内容已经被包括 Rhoton 在内的众多作者广泛地讲述。我们不是重复做这项工作，而是提供一些参考，指出一些脑沟、脑回，以及其他作者不常涉及但笔者认为对胶质瘤手术很有帮助的结构解剖学特征，因此本章最重要的是要演示如何实际应用这些解剖学特征来精确地切除肿瘤。总的来说，笔者试图使该章内容更简短，更注重实际；但是，如果对本章的内容不太熟悉，强烈建议阅读更多、更基础的解剖知识来提高本章的阅读效率。

二、为什么在影像学引导的时代研究大脑大体解剖学

首先，影像学引导可能是不准确的；其次，影像学的结果受到操作者水平的制约；最后，对于神经外科医生来说，清楚哪些解剖结构需要被切除，以及切除后可能带来怎样的功能学改变是至关重要的。通过在脑组织中浸润性和膨胀性生长，胶质瘤可以彻底地改变大脑的外观和结构。肿瘤常常可以重塑解剖结构，以至于完全掩盖了肿瘤的起源和确切的解剖结构。例如，顶叶胶质瘤经过扭曲生长和扩张，肿瘤组织扩展至运动区的预期位置，以至于可能被误认为运动区肿瘤。图 3-1 就是一个很好的例子。快速浏览图 3-1，可能会得出这样的结论：肿瘤起始于颞叶后部，正在侵犯基底节和内囊。然而，观察 T_2 图像（它更能确定脑沟的解剖结构），肿瘤似乎来源于严重扩张的角回。中央前回和中央后回都被向前推挤，但未被严重侵犯。最关键的是，基底节和内囊也被向前推挤（正如角回增大常会导致这样的结果）。基于此，我们成功切除肿瘤，患者仅遗留起初就存在的同侧偏盲。很明显，仔细观察术前影像可以从根本上改变手术的预期结果。

此外，正如本书中反复指出的那样，大脑皮质的功能组织不能完全根据解剖学进行预测，与此同时，它也不是随机分布的。任何胶质瘤的存在，特别是少突胶质细胞瘤，有时会导致大脑功能解剖结构发生显著的重塑，这种改变甚至比个体间的变异更大；不过，术者不应该期望会在枕极发现初级运动功能区。因此，我们需要摆脱对于大脑皮质中解剖结构与功能精确对应的刻板印象，而了解脑回和脑沟能帮助我们建立一个合理的初始框架。

最后，在上述病例中，我们可将脑沟作为天然界限，继续进行切除，直到解剖边界或功能边界。脑沟可以提供定向标志，在某些情况下跟随脑沟可以避免误入其他的脑组织。脑沟还可以指引术者找到无法直视的血管，提供边界来进行膜内切除，并且只要切除保持在脑沟底部以上，通常不会进入深部白质束。同样，了解大脑与脑室、基底节和其他关键深层结构的关系对于手术技术至关重要。

三、脑沟、脑回的解剖结构

在提供脑回和脑沟的描述时，最好从大体观察开始。首先，"脑回"最好被视为这样一个概念，即它描述的是大多数大脑中可识别的皮质的基本方向和解剖模式。脑回的结构存在解剖变异，如果不理

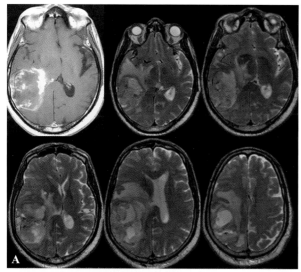

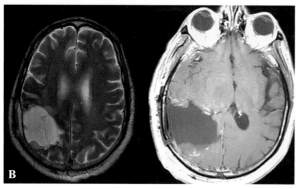

▲ 图 3-1　术前（A）和术后（B）顶叶巨大胶质母细胞瘤的图像

初看肿瘤似乎累及基底节或内囊，因为肿瘤前缘位于这些结构的常见位置。然而，从 T_2 图像上仔细查看会发现，肿瘤并不涉及这些结构因为它们被向前推挤。而且这个肿瘤能够被完全切除。这个病例强调了仔细确认术前图像中受累结构的重要性，不能仅凭一个粗略的想法就认为肿瘤位于不好的位置

解这个术语的局限性而试图将它的一致性强加于解剖结构上，就会发现有些脑回比另外一些脑回更加一致和连贯。例如，大多数人第一次绘制运动区域时会惊讶地发现，运动区很少定位于大脑中单一而连续的皮质上，因为中央前回经常被数量不等的小脑沟所打断。

另一个重要的大体观察结果是，几乎所有的脑沟都汇集到脑室。唯一的例外是环绕内侧半球表面边缘皮质的脑沟，其与胼胝体平行。当我们在接下来的内容中开始讨论皮质下标记的划分时，这一点尤其重要。在这个阶段，我们的计划是继续对患者的皮质进行解剖定位，这样除了那些切除范围完全

超过高风险白质束的情况之外，我们可在切除肿瘤组织的过程中不损害功能区。因为纤维束不可能穿过脑室，所以进入脑室通常是避免切除范围超过受累纤维束的方式。在这类病例中，真正的危险发生在剥离范围超过脑沟的深度时，因为那里有大的纤维束，而且通常没有可识别的解剖标记。功能标记能很好地指引手术以防止在脑组织中迷失，另一个能安全快速地定向进入脑室的方法是保持切口与脑沟平行。

笔者认为进入脑室是个好主意，术者可能会对此感到惊讶，因为我们都被教导不要这样做。当然，这种操作会增加需要行分流术的风险，因此不应无缘无故这样做。但是，行分流术比处理不完整切除更容易，而且相较于一些手术未将脑室解剖作为标志而导致脑组织受损并需要后期康复治疗，放置分流装置要更容易得多。

接下来，对各种脑叶的脑回和脑沟模式进行基本描述，并尽可能给出一般特征。

四、额叶的表面解剖结构

正如观察到的那样，人类的额叶较大。额叶的外侧面最为人所知，由三个大的脑回（额叶上回、中回、下回）所构成，它们被额上沟和额下沟分开，以垂直的方式围绕着中央前回。

当笔者试图让自己适应该区域的任何图像解剖时（图 3-2），总是首先找到额上沟，因为这一结构对于确定中央前回（即运动区）的位置、辅助运动区的可能位置，以及判断每个额叶脑回的功能非常重要。许多其他脑回的位置可以根据额上沟的定位来确定。

额上沟很深，通常是连续的，它与中央前沟成直角相交（这就是它对弄清各脑回功能很有帮助的原因），并继续延伸到中央前回的凹痕处，这些凹痕处被称为手结区（但不能盲目地认为是手运动皮质，尤其是在胶质瘤患者中）。

相反，额下沟一般是中断的，并且部分地使额下回凹陷，形成该回的三角部。额下沟与中央前回的交界处是另一个皮质标志。在交界处以下，正常人的中央前回通常是面部运动皮质（多数情况下可

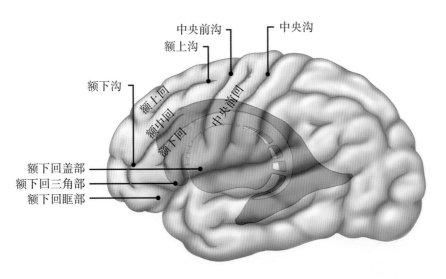

以牺牲)，覆盖在脑岛上。额下回有三个众所周知的分区，即眶部、三角部和岛盖部。

额叶的内侧面（图 3-3）主要由额上回的内侧界界定，额上回的内侧界从运动区周围延伸至眶底，呈 C 形。扣带沟（笔者认为是最有用的脑沟标志之一）将扣带回与额上回分开。扣带回与胼胝体平行，并被胼胝体沟分开。一旦其延续到胼胝体下，就会有三个小脑回覆盖在基底前脑的结构上，如隔核和基底核。

额叶的眶额面通常由一个 H 形沟来界定，它把眶额皮质分为四个区域。嗅束将这些脑回和位于嗅束内侧的直回分开。这些皮质的后部与视神经附近的前穿质混合在一起，这是基底前脑和尾状核的位置。笔者没有花费太多时间详细描述这些脑回，因为笔者认为它们在手术中并不是很有用，而且认为眶额皮质是一个整体。

（一）额叶的功能注意事项

注意不要机械地将大脑皮质的特定部位与特定功能紧密联系起来；因此，在这一章中，将对各种功能的具体位置作一些基本的说明，在后面的内容中将有更细致的观点（图 3-4）。

一段时间以来，神经外科医生一直认为额叶是非功能性的，笔者怀疑他们中的大多数人都没有花很多时间与额叶受损患者的家人交谈。额叶是具有功能的，只是非常复杂。额叶缺失导致的后果不像大脑的其他部分那么明显，因为它的区域可能有某

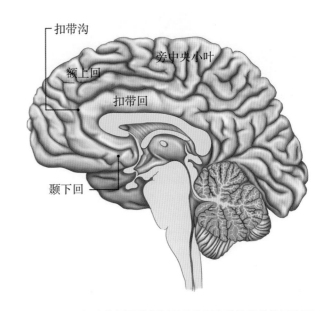

▲ 图 3-3　额叶内侧面的解剖以及脑回和脑沟的结构示意图

种程度的冗余，我们对它如何工作或如何研究它知之甚少。

教科书将额叶功能区分为三个基本区域：运动区（运动皮质）、运动前区（运动区前参与运动规划的区域）和前额区（运动前区之前参与所有思考、动机、判断和情绪调节部分的区域），这对我们来说是很有用的。

前额皮质可根据传统的功能进一步细分。背外侧前额叶皮质（DLPC）（即侧凸）与工作记忆和注意力之间的复杂关系尚不太清楚。从 fMRI 数据很难确定构成 DLPC 的区域的确切位置。然而，运动前区前方的额中回后部是该功能定位的常见位置。

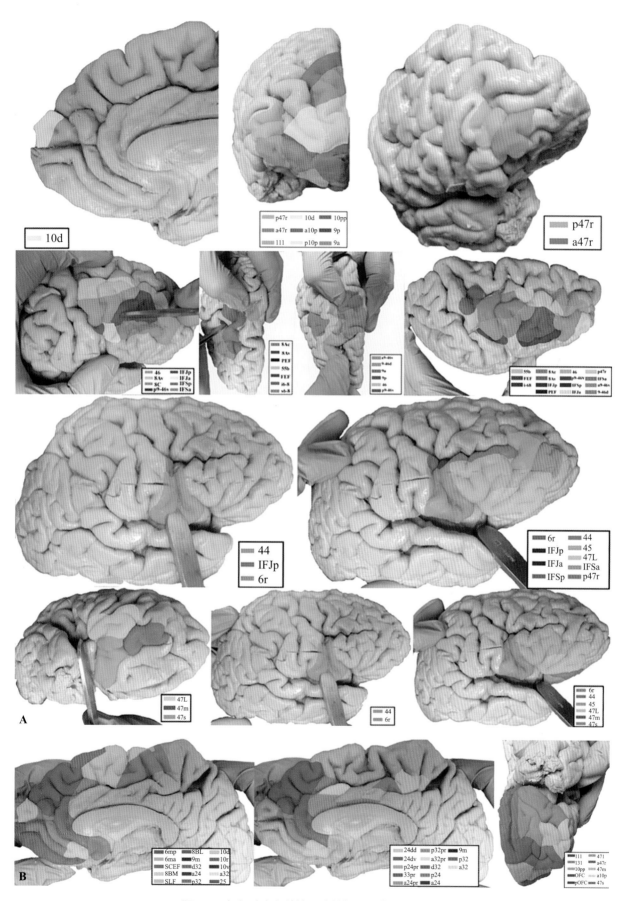

▲ 图 3-4　与额叶内各种神经功能相关的皮质位置示意图

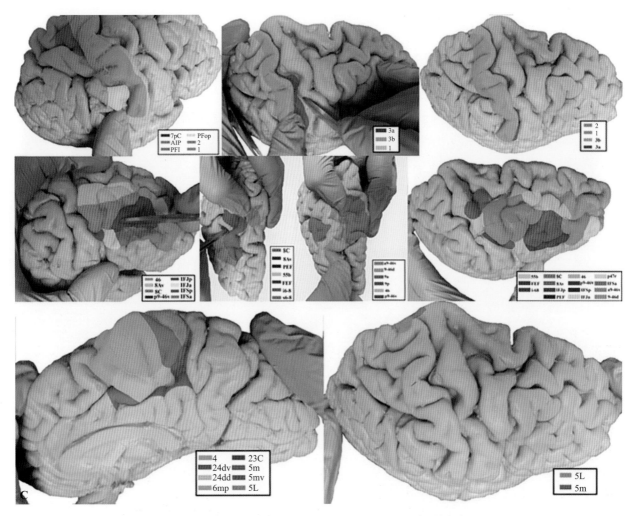

▲ 图 3-4（续）　与额叶内各种神经功能相关的皮质位置示意图

额上回的内侧面，尤其是扣带回，包含涉及动机和注意力的大脑网络。眶额皮质参与情绪和情绪调节（即我们在双额叶挫伤后所看到的问题，通常是眶额损伤引起的）。

前运动皮质构成了一个复杂的网络，我们将在后面的内容中详细讨论。辅助运动区通常位于中央前回前方的额上回内侧面。通过定位额上回与中央前回的连接处，可以估计额上回的大致范围。其他运动前区位于运动皮质的外侧，在额中回和额下回的后缘，这个网络具有高度可变的解剖结构。

Broca 区通常被定义为位于运动区前的额下回。除了规划面部、舌、上腭和喉部运动之外，赋予这个部位更多的意义等于是误解了该部位在语言网络中的角色。与大脑皮质的其他部位一样，受到大脑皮质刺激而导致语言障碍的部位可以重组并移动到大脑的其他部位，因此它有时位于经典的 Broca 区，但也可以是很多其他区域。有一点是正确的，那就是 Broca 区是面部运动前区，找到面部运动可以帮助定位语言抑制的位置，其位于面部运动区域前方。

（二）额叶胶质瘤解剖的重要特征

在大脑的每个区域，脑沟解剖结构的扭曲使得确定肿瘤真正的中心位置和它累及的结构变得困难。在本章中有一些例子，在这些情况下，区分往往具有挑战性的，而两个脑回之间的区别对此非常重要。

最常见的情况是后额叶肿瘤，需要确定肿瘤是否涉及运动皮质、感觉皮质、运动前区等。如上所述，关键在于找到额上沟，并以此确定中央前沟。后者可能被破坏（图 3-5 和图 3-6），会明显向后移位。明确自己是在处理运动皮质还是运动前区肿瘤，这对手术策略和方案有很大的影响。

额叶胶质瘤的另一个常见情况是区分肿瘤是来自额上回还是扣带回，或者两者都有。经验告诉我们要重视扣带回，特别是如果它与胶质瘤无关时，笔者花了相当多的时间来厘清这两者的区别。胼胝体的确切位置也应该被研究，因为许多扣带回肿瘤会在镰下疝出呈蝶状肿瘤；当术者认为扣带回两侧肿瘤是相连时，术者就会很想探到对侧去，当肿瘤血供丰富且对侧软脑膜异常时，这很容易做到。关键是要仔细研究冠状位图像，因为轴位可能会混淆，尤其是巨大的内侧额叶肿瘤。图 3-7 至图 3-9 中提供了三个示例。

五、中央沟区的表面解剖

运动带和感觉带可能会让那些期望它们看起来像网络图的人感到困惑，因为它们并不总是连续的结构，也不总是像教科书上描述的那样。如前所述，额上沟是解决这个问题的最佳起点，因为它可靠地定义了中央前沟，可以用来解决界定其他沟的边界。

由于中央沟与外侧裂无相交，而中央前沟总是

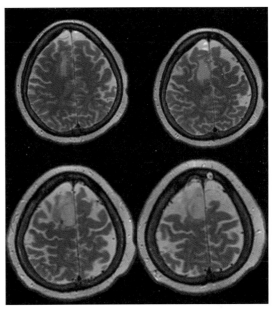

▲ 图 3-7　位于额上回的胶质瘤图像

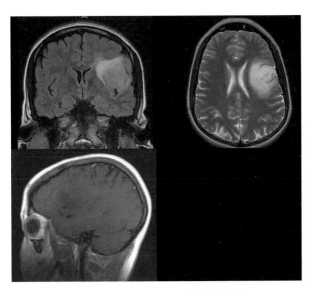

▲ 图 3-5　位于额下回的胶质瘤图像

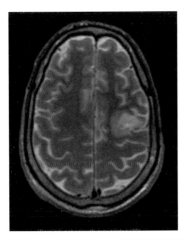

▲ 图 3-6　位于额中回的胶质瘤图像

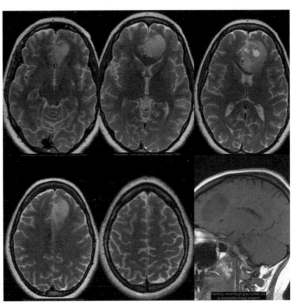

▲ 图 3-8　位于前扣带回的胶质瘤图像

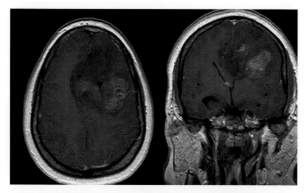

▲ 图 3-9　位于扣带回的巨大胶质瘤图像

这个肿瘤看起来像越过了中线，是一个巨大的额叶胶质瘤。冠状位图像清楚地表明肿瘤集中在扣带回，因为在肿瘤和脑表面之间有覆盖的额叶。穿过中线的只是在镰下疝出的部分

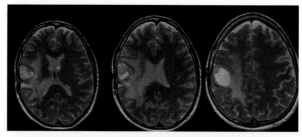

▲ 图 3-10　位于感觉区下部的胶质瘤图像

肿瘤的确切位置可以通过先找到额上回呈直角的脑沟来确定，这有助于定位中央前回。通常在正常侧比较容易，这有助于定位受压的脑回和扭曲的脑沟

与外侧裂相交，因此可以在手术或矢状位图像上区分中央前沟和中央沟（图 3-2）。中央沟终止于脑盖，即中央下回。

中央后沟与中央前沟有一些相似之处，即中央后沟与深部的顶间内沟呈直角相交。

在内侧面（图 3-3），中央前回和中央后回融合成中央旁小叶。扣带沟的一支向上走行，形成中央旁小叶的后缘，这一分支就是缘上沟。

中央沟解剖的重要特征

虽然有些肿瘤确实累及中央前回和中央后回，但大多数肿瘤涉及其中一个或两个都不涉及（也就是说，它们看起来就在中央前回和中央后回所在的区域内；但是，真正的脑回被向前推）。利用额上沟、顶间内沟及脑沟与外侧裂的关系，通常可以提前知道哪些脑回真正受累。一个例子见图 3-10。

六、颞叶表面解剖

颞叶外侧最显著的特征是三个水平回：颞上回、颞中回和颞下回，由颞上沟和颞下沟划分。在图 3-11 中可以看到一些关键的观察结果。颞下回通常比解剖图描绘的要低得多，大部分隐藏在颞底。因此，当一次传统开颅手术进行颞叶切除术时，通常不会看到颞下回（除非切除了相当一部分的颞骨鳞部）。

其次，颞上回是沿其整个长度的一个脑盖，这意味着它的深层表面被侧裂蛛网膜所覆盖，移除它

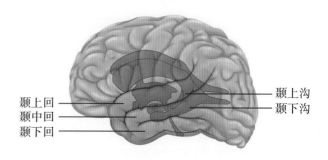

▲ 图 3-11　颞叶的外侧面解剖以及脑回和脑沟的结构示意图

不会显露颞叶白质，而是显露岛叶。岛叶向下延伸至颞中回的顶部，颞中回覆盖在颞角上，是大多数颞叶实质入路的最初进入点。

颞叶下表面的脑回模式（图 3-12）有时也非常有助于术中定位。颞下回延伸到颞叶下方并参与构成颞叶的外侧面。颞叶下表面的大部分由梭状回组成，梭状回与颞下回被枕颞沟分开。梭状回从其边界沟延伸至枕下叶。它的内侧沟，也就是侧副沟把它与海马旁回分开。

（一）内侧颞叶

如果想做出色的胶质瘤手术，颞叶的内侧解剖可能是最关键的解剖。胶质瘤有很高的侵犯这些结构的倾向，并经常大规模向周围扩散。因此，如果不了解这一解剖结构，很容易残留大部分肿瘤。此外，如果在手术中迷路，内侧颞叶是一个可能会发生灾难性后果的地方，这就解释了为什么即使是经验丰富的肿瘤外科医生也会有很高的概率不去尝试处理这一区域的肿瘤，而对众所周知的解剖结构不熟悉并不是这一选择的理由。最后，了解内侧颞叶

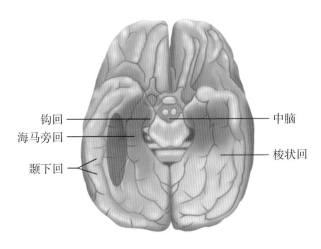

钩回
海马旁回
颞下回
中脑
梭状回

▲ 图 3-12　颞叶的下表面解剖以及脑回和脑沟的结构示意图

是了解岛叶解剖的关键，因为这两个结构是密切相关的，而肿瘤往往跨越这两个结构。

对理解内侧颞叶关系最好的结构是海马。这是一个位于颞角的较长的结构，位于颞中回的深处。从图 3-13 可以看出，海马的尖端并不靠近颞尖，而是在斜坡的冠状面后方。钩回比这个尖端更靠前、更靠上、更靠深部（这句话在笔者当住院医生时反复出现）。钩回有一个点，手术从外侧入路（几乎所有的胶质瘤入路）时该点都面向术者。它的上下方都有小的脑沟来限制，凭借经验就可以注意到这些脑沟，看到它们就能告诉术者什么时候已经完全切除了钩回。

海马旁回位于海马的内下方。海马实际上覆盖在梭状回之上。因此，当切除突出小脑幕边缘的内侧颞部结构时，如果从前到后进行切除的话，术者移除的是钩回后方的组织，会遇到的结构是海马旁回而不是海马。这是保持方向的关键，至少在笔者的前 100 次颞叶切除术中，笔者没有注意到这一点。

图 3-14 所示可能是胶质瘤手术中最重要的解剖关系，即海马与其邻近结构的冠状关系。注意，颞上回覆盖在岛叶上，而颞中回主要覆盖在颞实质和颞角上。海马，特别是颞角的顶部，直接位于基底节的下方。钩回位于海马的前部、上部和深部，位于视神经束和内囊的下部。当人们问笔者如何知道在岛叶胶质瘤手术中停止的时机时，笔者告诉他们切除的深度要与海马的深度平行，这样可以粗略

地确定基底节的深度。当一个患有巨大钩回或海马胶质瘤的患者不能行走或偏瘫时，笔者比较肯定这将会有改善，因为这是由于下行运动纤维受压迫，通常在手术切除海马肿瘤后可以恢复。

（二）后颞叶和颞顶枕叶交界处

颞顶枕叶交界处（简称 TPO 交界）是人脑活动最复杂、手术时风险最高的区域之一。组成 TPO 交界的脑回呈非线性走行，并与后岛叶的浅部相连，在其交汇点下方存在大量大型的白质纤维束。这也是最容易无意中进入内囊后肢的地方，因为这个区域的后部由于其由内向外的朝向而显露于颞干。因此在此区域很容易迷路，也很容易造成破坏。

我们无法将 TPO 连接解剖学简化，但笔者将尝试解释它与侧脑室三角区的关系（图 3-15）。选择参照三角区来解释它，是因为三角区前壁包含了这个区域最重要的结构，三角区的侧壁包含了白质束，而脑回的解剖应该从基础结构的角度来理解。

正如我们所熟知的，三角区是一个三角形结构，向后指向枕极。它的后壁大部分由胼胝体压部组成，这对于切除胼胝体后部的蝶状胶质瘤至关重要。进入它的颞角包含海马和穹窿的交界处，因此使梭状回成为其底部。视辐射、上纵束和下额枕束构成其侧壁，视辐射构成其室管膜表面。

三角区的前壁包含了许多重要结构。该壁大部分是由丘脑组成的。脑室壁的外侧是一个复杂的结构，在这里颞后回与岛叶后缘的白质相连。深入到这里，我们发现内囊后肢的后部是最脆弱的地方。稍靠前是壳核。视辐射和听辐射也从这个点附近的丘脑膝状核发出。

当我们往浅部观察，看到的是连接解剖结构之上的表面解剖结构。人们有混淆角回和缘上回的倾向，因此弄清楚它们是关键。当侧裂到达其后部时，它凹入一个颞顶部的脑回，即缘上回。因此，缘上回部分是颞上回的延续，它主要位于后方的顶叶皮质。颞上沟在颞上回下方和缘上回后上方，使角回弯曲。角回部分是颞中回的延续，所以毫不奇怪，它覆盖在三角区之上，就像颞中回在颞角前面覆盖一样。

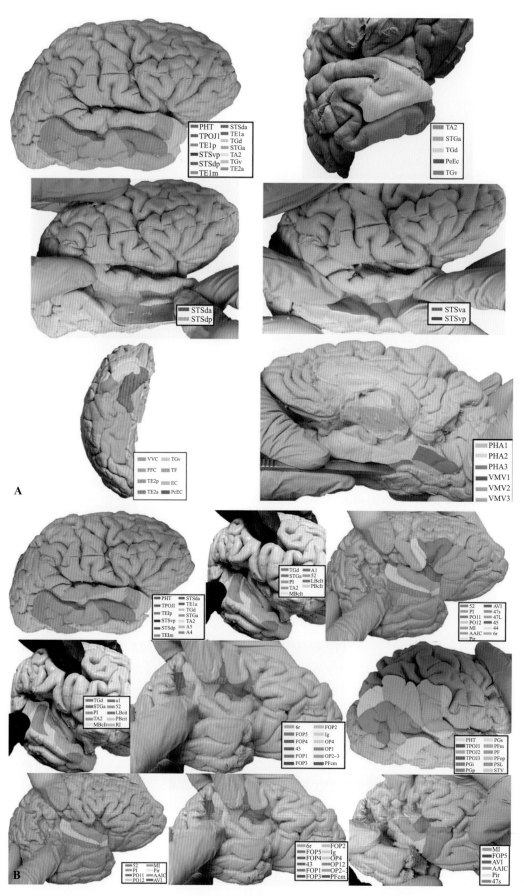

▲ 图 3-13　与颞叶内各种神经功能相关的皮质位置示意图

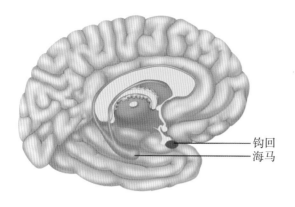

▲ 图 3-14 颞叶内侧解剖关系示意图

钩回
海马

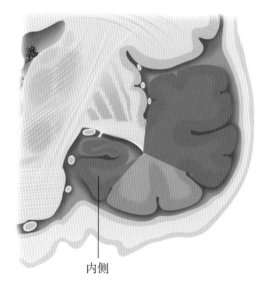

内侧

▲ 图 3-15 颞叶冠状面示意图，显示了颞叶内侧结构和中央核心区之间的关系

颞横回位于缘上回颞侧表面的侧裂内。它的后端点位于三角区深处。

缘上回和角回都是 C 形，所以它们的界限沟也类似 C 形，当切除后脑岛和 TPO 连接处附近的部分脑回时，可能会使外行人感到困惑。这两个沟大致呈漏斗形，向下指向岛叶背面。最后这一点再强调也不为过，因为这是肿瘤的常见扩散途径，对于未理解的人来说很容易混淆。

（三）颞叶的功能注意事项

众所周知，没有严重神经问题情况下，大部分颞叶是可以被切除的。杏仁核和海马在记忆和情绪方面的具体功能对大多数读者来说都是知道的，便不在此赘述。

颞叶的神经功能大部分位于 TPO 交界处和外侧裂后部附近（图 3-16）。大多数患者的左侧颞叶包含所谓的 Wernicke 区，该区域大致围绕着颞横回的初级听觉皮质。我们只需要搜索 "Wernicke 区"，就可以看到在解剖图中该区域定义的极其不精确性和可变性。

更好地理解后颞叶外侧表面的方式是语义网络。语义记忆是关于世界的已知事实的集合，例如物体的名称、工具的功能、非语言表达的含义。在右侧颞叶，可能是各种物体的视觉外观，这些外观对于区别一个物体和其他物体是必要的。因此，语义网络是一些区域的集合，大致从颞横回向外延伸，包括颞中回（MTG）和颞上回（STG），在大多数人之中还包括缘上回甚至角回。语义网络可能覆盖颞上回的 1～3 个离散区域，也可能延伸到颞上回和颞中回的大部分区域。破坏整个语义网络，会造成理解问题；然而，此区域的缺损通常会导致运动性失语、命名障碍，或者两者兼有。认为大脑皮质有一小块离散区域受损会导致纯粹的感觉性失语，这种想法是神经外科手术的一种幻想，它会导致人们错误地进行大脑功能定位。笔者从未在切除胶质瘤时引起过这样的问题。不要去想它，因为这不是大脑常工作的方式。

（四）颞叶胶质瘤解剖的重要特征

对颞叶胶质瘤的精确解剖结构的误解是笔者见过的胶质瘤手术失败中最常见的错误之一。颞叶的特定区域会被极大地侵犯和扭曲，这可能会给人一种错误的印象，即大脑中本来没有肿瘤的部分有肿瘤。在某些病例中，没有在确定清晰的解剖边界之后再切除，这是导致大量肿瘤残留的常见原因。

在颞叶病变向外侧扩张的病例中，一个常见的错误是对侧裂的准确位置的错误判断。仅仅因为肿瘤体积增大就可将侧裂向上推（图 3-17），而肿瘤侵犯也可导致颞上回的扭曲。仔细注意这个细节，观察大脑中浅静脉的位置可以解决这个常见问题。

梭状回受累（图 3-18）很难与海马受累区分，而且它们经常同时发生，这使得区别它们毫无意义。

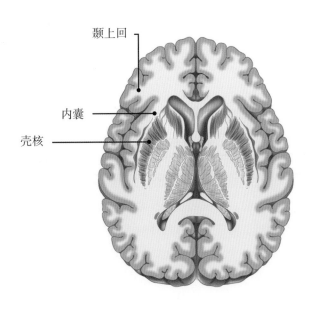

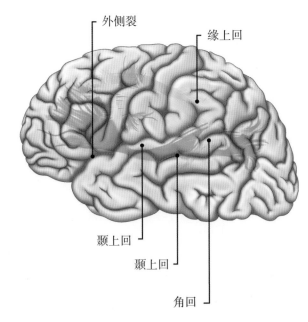

▲ 图 3-16 颞顶枕叶（TPO）交界处各种结构的解剖关系示意图

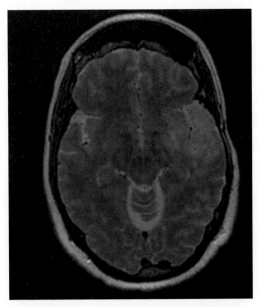

▲ 图 3-17 位于颞上回的胶质瘤图像

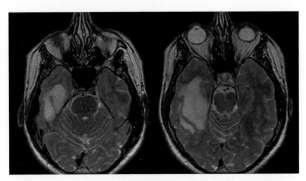

▲ 图 3-18 位于颞下表面梭状回内的胶质瘤图像

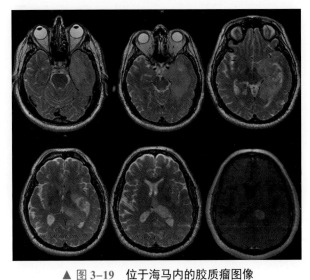

▲ 图 3-19 位于海马内的胶质瘤图像

海马明显扩张，丘脑后面有一小块强化的肿瘤。仔细检查表明，这是肿瘤侵及丘脑后方穹窿的路径

然而，梭状回肿瘤倾向于优先沿下纵束向后延伸，而海马肿瘤则沿穹窿或扣带向前延伸。注意这个小细节，术者可以将精力集中在适当的解剖扩展方向上。

海马胶质瘤很常见（图 3-19），但经常被误解。海马部的肿瘤可以长得很大，而且经常压迫下行运动纤维。研究冠状位影像通常有助于确定深层结构的确切位置。肿瘤倾向于沿穹窿或海马旁回，或双侧延伸。一些非常大的穹窿可能会给未经训练的术者留下丘脑或内囊受到侵犯的印象（图 3-20 和图 3-21），但是这种肿瘤的性质是海马胶质瘤，而不是 TPO 交界区胶质瘤，这使得这种模式更加明显。

TPO 交界处的肿瘤要复杂得多。由于缘上回的复杂解剖，而且岛叶也在其后界的深部，很难来辨别这些肿瘤来自哪个脑叶。在讨论岛叶和顶叶之后我们将对此进行更详细的讨论。

七、岛叶解剖

岛叶是一个被大端脑所覆盖的三角形结构。通常认为它是长方形，但这可能是一种错误的思考方式，因为岛叶的下缘轻轻向上和向后弯曲，与上缘的后肢相接。

岛叶大体上是一个直角三角形，包括以下范围（图 3-22）：①在额下回、运动和感觉皮质以及上部颞上回下方呈前后走行的上肢；②向前下走行至岛叶边缘，直至 $M_1 \sim M_2$ 弯曲处的前肢；③在缘上回和颞上回下方连接三角形的前下角和后上角的下肢（斜边）。

有许多长和短的脑回都指向侧脑室；然而，笔者怀疑这些脑回是否能在合理的岛叶手术中被识别，因为它们通常是扭曲的（译者注：原著有误，已修改）。更有用的解剖学标志是环岛沟，它环绕着岛叶，如果想确保岛叶切除得很好，它的可视化至关重要。

岛叶的深处是壳核，位于颞角之上，是远离颞角的关键标志。

岛叶位于外侧裂的底部，从前向后，外侧裂逐渐变得不那么深。在岛叶的后部，缘上回的深层部分向内潜向岛叶的后部，使得在这一区域的手术相当有挑战性（图 3-23）。

八、顶叶的表面解剖

顶叶的侧面（图 3-24）由顶上小叶和顶下小叶组成。后者由缘上回（SMG）和角回组成。这两个脑回分别是颞上回和颞中回的 C 形延续。然而，需要特别注意的是，缘上回完全在角回的前面。这两个小叶被顶内沟分隔，与后中央沟呈直角相交（类似于额上沟）（译者注：原著有误，已修改）。

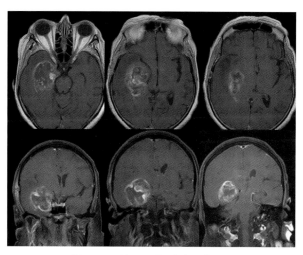

▲ 图 3-20　海马和颞叶胶质瘤的图像

在上方轴位图像上，肿瘤似乎累及内囊或基底节；然而，仔细检查冠状位图像显示，它只是将它们向上抬高，很可能填满了侧脑室房部，而不是侵犯大脑的深部

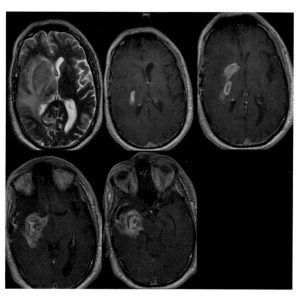

▲ 图 3-21　颞叶胶质瘤的图像，肿瘤确实累及上方的深部结构

缘上回是一个圆锥形脑回，其尖端朝岛叶的背面向前倾斜。与角回的结构类似，其顶端指向颞上回（通常其与白质联系）。最后一项观察是，缘上回的上肢前部与感觉带相融合。

顶叶内侧包括顶上小叶及在其下方小的顶下小叶，它们构成了顶叶内侧的前部，以及构成了顶叶后半部的楔前叶。楔前叶与楔叶由顶枕沟分开，顶枕沟是顶叶和枕叶的分界线。扣带回的后段绕着顶叶下部，通向海马旁回。这个后弯的部分称为峡部（图 3-25）。

（一）顶叶的功能注意事项

顶叶通常与时空功能有关。这在很大程度上是由于观察到顶叶的损伤会导致忽视（neglect）症状，而且在猴和人类身上的大量观察表明，顶叶神经元在定向和导航任务中处于激活状态。笔者将在整本书中论证，虽然这些明显是顶叶的功能，但顶叶对于高级大脑功能来说要比单独的时空功能更加复杂和重要。

缘上回是语义网络的一部分，因此位于许多功能网络的中心，特别是言语、实践和忽视。与角回一样，顶下小叶也是一种猴大脑中没有的结构，这一现象突出了它在高级大脑功能中的独特作用。

顶上小叶和顶内沟的两侧包含更高级的空间定

向处理中心。对其功能的一个简单解释是将视觉信息转换为可供运动规划区使用的代码。在背侧视觉信号通路中，楔前叶包含更高级的视觉处理区域。

扣带回和邻近的顶叶包含默认模式网络的后部成分。

（二）顶叶胶质瘤解剖的重要特征

尽管整个顶叶只有 6 个有命名的脑回，但要区分不同的顶叶胶质瘤是相当困难的，在顶下小叶尤其如此。图 3-26 就是这样一个具有挑战性的例子。这个较大的胶质母细胞瘤位于顶下小叶，它位于顶内沟的外侧。然而，它有点太靠前，不能确定其位于角回内，但保留下来的脑沟 C 形边界表明它不完全在缘上回内。图 3-27 显示了缘上回内的肿瘤，但其深部定位引发这样一个问题，即它是否真的是缘上回肿瘤还是起源于脑室周围白质。更明显的角回肿瘤见图 3-28。

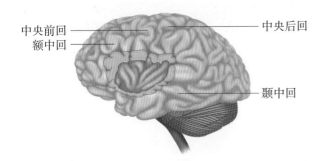

▲ 图 3-22　显示岛叶表面大体解剖的示意图

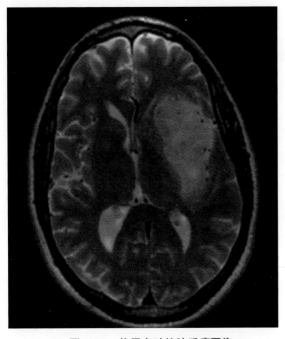

▲ 图 3-23　位于岛叶的胶质瘤图像

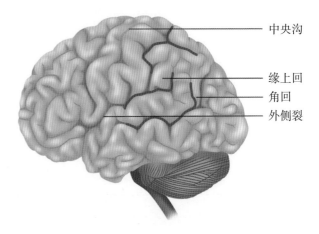

▲ 图 3-24　顶叶的外侧面解剖以及脑回和脑沟的结构示意图

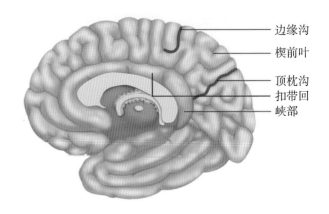

▲ 图 3-25　顶叶内侧面的解剖以及脑回和脑沟的结构示意图

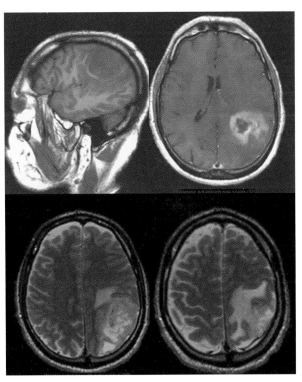

▲ 图 3-26　位于顶下小叶内的胶质瘤图像，可能来自缘上回的上部

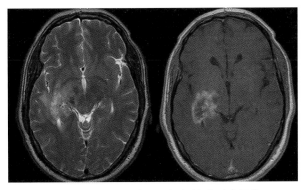

▲ 图 3-27　位于缘上回深部的胶质瘤图像

后扣带区肿瘤可以单独发生，也可以是顶叶肿瘤的一部分，但无论哪种方式，都很容易被误认为是内侧顶叶胶质瘤。图 3-29 显示后扣带胶质瘤，它强调了研究脑沟边界的重要性，特别是在多个成像平面上。矢状切面显示这是后扣带区肿瘤。

九、枕叶表面解剖

这是一个很短的部分，因为枕叶有简单的表面解剖，它的大部分是不一致的，这不利于详细的描述。

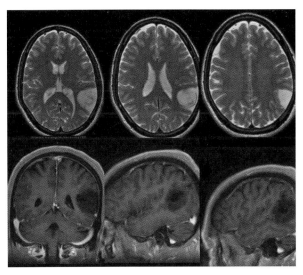

▲ 图 3-28　位于角回的胶质瘤图像

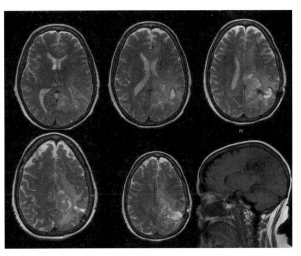

▲ 图 3-29　位于后扣带回的胶质瘤图像。与前扣带回相似，这些肿瘤在冠状位和矢状位图像上最明显

枕叶（图 3-30）是一个三面金字塔，指向后下方，朝向穹窿。外侧面具有不一致的脑回解剖结构，最好将其视为一个整体。下表面包括颞下回和梭状回的延续。内侧面由横跨距状裂的楔叶和舌叶组成。舌叶向内侧延伸至后扣带回的峡部，与峡部相连进入海马旁回。相比之下，楔叶是一个包含在枕叶内的结构。

枕叶另一个值得注意的表面标志是枕前切迹，它是始终位于枕下外侧面的凹陷。此凹陷会导致下纵束（ILF）和下额枕束（IFOF）的持续偏转。

（一）枕叶的功能注意事项

枕叶的作用几乎完全在于视觉处理。值得注意

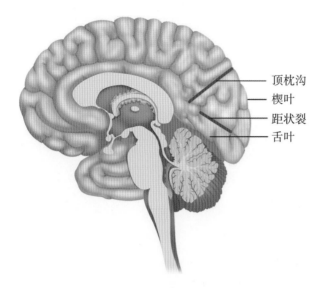

▲ 图 3-30　枕叶皮质解剖示意图

右侧标注：
顶枕沟
楔叶
距状裂
舌叶

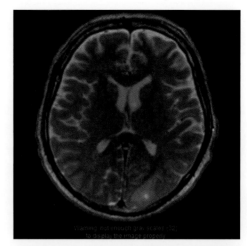

▲ 图 3-31　位于枕叶外侧的胶质瘤图像

的是，我们知道这个过程是通过两条途径进行的：背侧的 "where" 途径和腹侧的 "what" 途径。背侧通路向上延伸到楔前叶的上缘，并携带有关物体位置的信息，腹侧通路沿着枕叶下外侧，最终与枕颞区相连，并携带有关物体识别的信息。

（二）枕叶胶质瘤手术的重要特征

由于缺乏相对可靠的脑沟标志物，笔者将枕叶肿瘤的分类局限于其受累的脑表面。枕叶外侧肿瘤见图 3-31。

十、大脑深部解剖

如上所述，基底节、丘脑、内囊和其他深部结构之间的关系（图 3-32）已经由其他人更详细地展示出来。在很多方面，精确的关系对胶质瘤手术来说并不重要；如果没有充分的理由，最好不要在基底节或丘脑中进行手术。值得庆幸的是，这些肿瘤并不常见；笔者注意到，由于某些原因，胶质瘤大多数都倾向于远离基底节。第 14 章讨论了一些必要时进入深层结构的建议。

下面是一些关于这一解剖结构的观察，它们与这本书的其他部分有关，并且在基础解剖学教科书中通常不会提到。

* 壳核位于颞角正上方。
* 岛叶位于壳核的外侧，覆盖壳核的整个外侧表面。

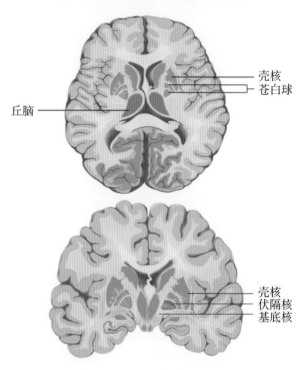

右侧标注（上图）：
壳核
苍白球
（左侧）丘脑

右侧标注（下图）：
壳核
伏隔核
基底核

▲ 图 3-32　显示了基底节和深部结构与大脑其余部分的关系

* 内囊后肢位于壳核深处和丘脑外侧。
* 内囊的后肢从其前部的内侧起始，但当它到达后部时相对在外侧。内囊的后部接近于三角区的岛叶内。
* 尾状核和丘脑使侧脑室外侧壁变得凹陷。
* 尾状核直接覆盖在前穿质上。这意味着，只要在尾状核头前方工作就不会遇到它们，术者看到的动脉是局部的 ACA 分支。

- 基底前脑结构（如基底核和伏隔核）位于尾状核头的外侧和下方。

- 隔核位于胼胝体前部正下方的额叶内侧。

- 丘脑直接覆盖在中脑被盖之上，这强调了在丘脑手术期间必须保持在中脑被盖之上的必要性。

- 如果画这样一个六个面的立方体，就能将如下深层结构完全封闭在内：①立方体底部是穿过颞角顶部的轴向界面；②立方体的顶部是穿过岛叶上界（即环岛沟的顶部）延伸到胼胝体的轴向界面；③前面是从尾状头前面的岛阈延伸出来的冠状面；④后面是通过侧脑室房部的冠状面；⑤侧面是一个沿着岛叶皮质表面的矢状面；⑥侧面是一个平行于侧脑室和第三脑室的侧壁。这个"安全立方体"应该在头脑中引导术者在进入大脑深部之前三思而后行。这并不是说不会在这个立方体之外引起问题，但至少，要避免这些结构彼此断开或切断它们的关键连接（图 3-33）。

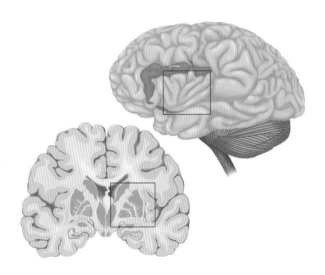

▲ 图 3-33　"安全立方体"的示意图

这个"立方体"显示大脑包含的深层结构的部分边界，如基底节和丘脑。这并不是说在"立方体"之外工作就能保证安全，也不是说在"立方体"之内工作总是不好的，只是把这个中心可视化，有助于思考如何避免在不知情的情况下不经意地进入这些区域

（一）深层结构的功能注意事项

基本上，几乎所有的高级大脑功能都需要通过基底节和丘脑发出信号。因此，在它们内部进行任何手术都必须极其小心。

（二）深部胶质瘤手术的重要特征

如前所述，并不是所有位于深部的肿瘤都像术者认为的那样涉及大脑的深部结构，应该仔细检查 T_2 图像。图 3-34 展示了一个完全位于壳核内的肿瘤示例，该肿瘤应与实际上不累及基底节的其他颞叶交界区肿瘤或缘上回肿瘤进行对比。

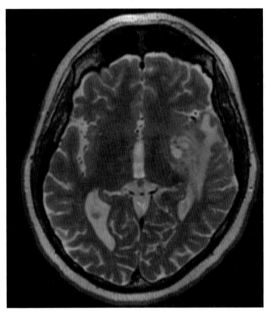

▲ 图 3-34　位于基底节内的胶质瘤图像

我们已经展示了许多肿瘤的病例，这些肿瘤似乎位于大脑深部，但实际上并不是，值得注意的是，胶质瘤通常避免进入基底节。这个肿瘤是这一规则的例外

第 4 章 脑外科手术中的宏连接网络
An Introduction to Macroconnectomic Networks in Cerebral Surgery

一、概述

基于宏连接（macroconnectomics）和功能网络的思维是胶质瘤手术合理决策的基础，本书及其试图阐述的理念均以此为基础。因此，尽早定义这些术语或许是值得的。

连接组学（connectomics）旨在尝试建立人脑连接图。这种尝试很有雄心壮志，并且可能会提供关于人类认知如何运作的关键见解。但是，目前它们的临床用途有限。除了尚未完成这些事实外，它们提供了一些我们目前还无法利用双手或头脑来提升手术效果的细节和复杂性。除非拥有更好的激光器或更好的大脑，否则在紧要关头时我们无法使用这些海量信息来做出必要的决定。

宏连接是我们中心创造的一个术语，用于描述我们为更好地进行脑部手术而研究的一种连接组学，这是一种涉及通过大连接进行大量信息传输的连接解剖。换句话说，我们的目标不是要了解每个神经元的连接，而是要了解大的连接和重要的连接。宏连接方法的基本原理有三点。第一，如果没有其他领域的技术进步来处理这样规模的数据，那么利用具有数十亿个映射连接的大脑地图的实际能力是有限的。第二，这种复杂程度的地图可能还需要一段时间才能完成和注释，与此同时，我们对语言、视觉和注意力等基本大脑功能下的主要大脑连接的理解也知之甚少，因此须在寻求完美模型之前解决脑外科日常实践所必需的大量知识空白。第三，对笔者而言，大脑中任何地方似乎都不存在这样一个单独的神经元，当它被切断时会导致临床功能的缺陷，尤其是无法恢复的神经元。换句话说，临床上相关的缺陷通常需要在它们变得明显之前使大量神经元在网络中脱离。

简而言之，在进行宏连接胶质瘤手术期间，我们的目标是了解功能网络及其主要连接，并以维持网络功能的方式进行切除。

从脑外科功能网络的角度考虑，意味着计划和实施脑外科手术时，需伴随这样的理念：更高的认知功能需要大脑结构的协调，每个结构都作为一个子处理部分为整体的成功输出做出必要的贡献，为了保护功能，必须在解剖学层面上对这些结构及其相互联系加以保护。

某些复杂的大脑功能位于一个或两个部位的想法与功能成像数据相矛盾。功能成像数据显示在大多数高级任务中有多个共同激活的区域。神经心理学数据显示，神经心理综合征（即失语症、失用症等）的复杂和微妙的变化往往伴随着大脑的不同部位受到不同程度的损伤。我们大多数人都注意到手术的神经心理改变是"无法解释的"。笔者认为，当一个患者有类似的神经心理缺陷时，通常可以通过从网络的角度来思考大脑功能，而不是认为大脑功能局限于大脑的某个部分或某个特定的脑回。

二、复杂性和大脑网络的介绍

一个多世纪以来，神经外科一直在用大脑模型来研究人脑，这种做法不仅是错误的，而且笔者认为这基本不可能是对大脑的正确看法。局部化理论，即某些功能是由大脑的特定部分来执行的，就像许多过时的模型一样，通常这确实会得到一些好的预测，如在大多数人的中央前回发现初级运动功能。然而，如果盲目地遵循这种模式将会失败，特别是在那些结构重组的患者身上，而且它几乎没有能力朝着一个我们不会无意中损害更高认知功能的世界努力，因为这并不符合该模式提出的理念。笔者提出了这样一个观点，即如果要改善神经外科手术的结果，就需要接受其"复杂性"，并开始围绕着我们正在神经网络的周围做切除的观点来重建想法。

"复杂"不仅仅意味着一个系统有很多部分，很难被研究或者很难被理解。手机的结构是复杂的，但手机本身并不"复杂"。在正式定义中，"复杂"系统是指由不同的、相互连接的、相互依赖的和能够适应的部分组成的大型网络。换句话说，要想变得"复杂"，一个系统需要有一个由相互连接的实体组成的网络，这些实体通常以非线性的方式对彼此的活动做出反应。在这个社会中，我们面临着大多数持续存在的问题：股票市场的行为、经济、神经科学及癌症蛋白质组学等，这些都是主要存在的复杂问题。换句话说，我们很难用线性思维来解决非线性复杂问题。值得注意的是，许多最早的研究复杂性的开创性论文都有不到 20 年的历史，目前有关的数学理论还处于发展阶段。

"复杂"系统表现出一些在线性、随机连接或规则互连系统中看不到的独特属性。最值得注意的是，复杂系统表现出一种称为"涌现性"的性质，即一个"复杂"网络及其非线性动力学在宏观尺度上表现出不可能通过各部分及其各自相互作用的简单总和来验证预测的行为。更高的认知功能，甚至是意识本身，都是涌现现象，不能简单地通过观察单个神经元动作电位的激发 / 抑制的二元状态来预测。

复杂网络的另一个特征是在它们的静态和动态结构中存在幂律数学分布。尽管大多数变量都受到多个正态分布或接近正态分布（即钟形曲线）的独立变量的影响，但复杂的系统通常以幂律形式变化，这意味着分布曲线的尾巴很长。身高是受许多主要独立因素影响的变量，并且大致呈正态分布。这意味着我们会发现，当平均身高偏离几个标准差

时极端离群值的可能性接近零。例如，在历史中记载从来没有一个 10 英尺（1 英尺 ≈ 0.30m）高的人，而 20 英尺或 100 英尺高的人是不可想象的。如果将身高按幂律分布，那么身高 100 英尺的人并不常见，但是偶尔我们会看到一个。这意味着非常极端的离群值很少见，但有可能出现。

大脑节点的连通度（即一个区域所连接的其他区域的数量）并不完全符合幂律分布，但它更接近于宽尾分布，而不是正态分布。这意味着，虽然大脑的大部分区域主要与邻近区域相连，但少数区域（所谓的中枢）与大量区域紧密互连。

关于复杂网络的最终观察结果显示它们具有很好的鲁棒性（robustness）。对脑网络进行删除研究，即从网络中删除节点以确定对网络的影响，该研究表明幂律分布的网络对随机删除具有很高的弹性，这意味着路径长度保持相对稳定，不受单个节点丢失的影响。但是，对连接最紧密的节点进行针对性攻击（即删除相对较少节点）时会导致脑网络的破坏。而这种长期以来一直主导着我们思维的功能区和非功能区的二元对立之间具有惊人的一致性，它为笔者思考问题提供了一个更好的模型。

鲁棒性也可以解释一些神经系统的早期恢复问题（除大脑肿胀的解决外），因为大脑网络可能找到了一种不需损伤区域也能完成认知任务的办法。这也可能是胶质瘤导致大脑重组的一个关键方式。

三、小世界网络

Watts 和 Strogatz 于 1998 年发表了过去 20 年来科学界的开创性论文之一，在本书写作时，这篇论文被引用了 32 000 多次。在这项简单而优雅的研究中，他们研究了完全规则的格子图（每个节点最初只与其相邻节点连接的图），并使用计算机模拟随机地重新布线一个连接。他们发现，路径长度（表示图中任意两个节点之间的平均连接距离）以非线性方式迅速减少，当只有一小部分连接重新布线时，路径长度会大幅下降。他们称这种现象为小世界现象，它已经被证明是包括互联网、社交网络和大脑在内的各种复杂网络中的一个共有的组织模型。换句话说，不管研究领域如何，复杂性都受到

共同的数学原理的支配，而数学在很大程度上是由小世界的拓扑结构驱动的。

有大量证据表明大脑网络遵循小世界的组织模型。这意味着连接的主要模式是模块化的，也就是说大多数区域与其相邻区域的连接最为紧密，模块之间的互连主要通过高度连接的节点连接，偶尔也会使用连结器节点，其主要功能是确保需要同步其活动的两个远程区域之间没有延迟同步。

复杂网络经常被证明是自我组织的，这意味着它们通常没有一个负责驱动复杂网络中激活或抑制结构的主导区域。例如，没有谁能真正控制全球股市的活动。小世界组织模型是一个大脑能以最小的能量消耗实现其静态和动态目标的逻辑解释。从静态上讲，使轴突最短的区域是最有效的，因此大部分区域应该主要与相邻区域相连。然而，正如 Watts 和 Strogatz 所证明的那样，只需进行几次远程连接，路径长度就会大幅下降。大脑中的路径长度等于突触的数量，两个遥远的区域需要越来越多的突触来进行交流，而这会减慢长程传导，增加噪声，增加能量消耗，小世界网络是围绕这些相互竞争的需求来进行自我组织的结果。

有许多方法可以描述大脑网络；然而，目前最容易被我们用于外科手术的方法集中在主要的白质通路上，因为它们对广泛的大脑网络的正常运作起着至关重要的作用。考虑到这些神经束是两个节点模块相互交流的主要方式，因此有理由得出结论：它们在认知功能中扮演着与其在每毫升组织中含量完全不相称的重要角色。

四、静态与动态连接

研究大脑网络及其架构，试图推断信息流的方向，并确定这是向我们展示大脑如何工作的主蓝图，这种想法是很吸引人的，但现实往往复杂得多。如果不了解它们的功能，结构连接是没有意义的。有关功能连接的研究告诉我们，大脑的功能连接是不断变化的。例如，标准静息状态下 fMRI 提供了两个区域相互作用的统计证据，这是确定功能网络位置的基础。然而，对所谓的动态功能连接的更细致的分析表明，这种方法类似于在汽车比赛中打开相机快门持续曝光数分钟，然后指出最模糊的噪点。大脑根据上下文和认知任务不断地改变它的活动模式，虽然 A 区和 B 区可能在某些任务中协同活动，但 A 区、C 区和 D 区可能需要共同激活。

显然，搞明白一个复杂的静态网络就已经很困难了，更别说所有情况中还存在数千个可能的亚稳态了。这应该是超级计算机的工作，解决这个问题的数学工具在不断发展。需要注意的是，大脑活动的动态配置受到静态大脑网络可能性的限制。换言之，如果 A 区、B 区和 C 区没有以某种方式直接或间接连接，则它们无法相互通信。在更好地理解动态连接之前，至少最好不要将关键部分从网络中断开。然而，我们应该始终展望未来，为了真正理解如何改善我们的结果，需要不断改进大脑模型。此外，它还强调了抛弃旧模式的迫切需要。

五、节点、边缘、中心和富节点区

目前临床上脑外科医生还没有可用的图形理论方法。大脑图形分析将大脑的连接简化为一种点线式的图形格式，由节点组成，节点表示特定的大脑区域，边缘表示它们之间连接的线条。这种圆形并不需要对该区域进行高水平的显露就能识别出节点是灰质结构，边缘是轴突 / 白质。如何准确地将大脑分割成节点的最佳方式是一个有争议的概念，但几乎在所有的系统中，大多数节点都是大脑皮质的一部分，丘脑和其他皮质下核的节点也包括在一些图中。不管怎样，虽然一个图不一定反映由不同节点所执行的信号转换的性质，但它确实允许对连接组的整体组织进行一些基本的假设检验。

图形理论中的一个关键问题是关于中心的定义，换言之，就是一个广泛连接到许多其他区域的节点，因此被假定为涉及众多系统的路径。有几种方法可以定义这样一个中心。度中心性是指连接到一个节点上的其他节点的数量。这很简单，但忽略了一个事实：与高连接节点的连接应比与外围低连接节点的连接更重要。这一问题可以通过如特征向量中心性和页面等级中心性的度量方式来校正，这些度量方式考虑了邻近区域的连通性。封闭性和中间状态中心性考量图中穿过一个节点的最短路径数。此外，彼此高度相连的节点构成了所谓的"富节点区"。

神经科学中的"中心"是否指的是我们应该避免去破坏的大脑部分呢？如果是，什么措施是最好的？这些是未知的，需要进一步研究。值得注意的是，一些较知名的初级皮质，如初级运动皮质和初级视觉区域，它们既不是中心，也不是富节点区。其他脑区，例如以其在语言中的作用而闻名的 44 区，则绝对是中心。根据对大规模网络（如大脑）上随机攻击与针对性攻击的数学测量结果，保留中心可能对于防止认知网络崩溃至关重要。

六、大脑的哪些部分是真正的功能区

几十年来，神经外科医生已经将大脑世界分为功能区和非功能区，其分界线是当切开、切除或损伤大脑时是否会有明显的临床问题。在这个大脑功能如何组织的概念模型中，诸如运动带这样的区域，损伤会导致运动障碍，那么这样的区域是"功能性"的，因此最好避免；而大脑的其他区域，如右前额叶，可以安全进入。

这是一个组织大脑功能的系统，简单易学，与常识和科学研究完全不一致。笔者认为大脑中可能没有合理的"沉默"区域。大脑的所有部分可能并不是进化成装饰物、脑脊液海绵或减震器，而是进化为执行某种神经功能的部分。因此，大脑的所有部分在某种程度上都是具备功能的，并且发挥一定的作用。如果术者对此持怀疑态度，花点时间和一个右额叶严重受损的家庭成员交谈，术者可能会确信失去这部分大脑会产生一定的影响，只是在手术后的恢复阶段，这些影响并不明显而已。

这并不是说大脑的功能是随机分布的，或者说大脑皮质的某些部分不比其他部分更能忍受伤害。一个不准确的科学模型如果缺乏一些信服力是无法持续多年的。只是我们目前所采用的模型无法预防神经系统问题，尤其是在涉及更高的大脑功能，如运动和语言等系统的情况下。

一个更好的解释来自网络和复杂性科学。对小世界网络模型的研究表明，这个问题不仅比我们努力思考的问题更复杂，而且需要计算机的工作来处理大脑的巨大并行性和复杂性。不同的节点可能需要在不同的环境下与不同的网络进行协调，以实现特定的目标。

七、如果这是真的，脑外科手术怎么可能实现

当然，我们从多年的经验中得知，并非所有的脑损伤都会导致临床上明显的问题。此外，笔者并不是想说因为担心整个大脑都是功能性的，我们就应该把胶质母细胞瘤留在大脑中。相反，笔者认为我们应该基于这样一个观点来做出这样的决定：所有的大脑切除都需要在肿瘤切除和潜在的功能后果之间进行权衡。此外，考虑到一个大脑区域可能参与以大脑远端为中心的网络的功能，这种权衡应该基于对功能网络确切组织的更细致的评估，而不是"功能区"与"非功能区"模型所能产生的结果。换句话说，我们必须切除部分大脑才能切除胶质瘤；应该根据对邻近大脑网络风险的现实评估，而不是根据特定大脑区域减瘤术的相对益处来决定切除哪些部位。

这种权衡被 Hughes Duffau 称为"肿瘤 – 功能平衡"，笔者认为，如果合理应用，这是胶质瘤手术中最重要的一个方面。脑地形图、白质纤维束成像和宏连接知识，都是平衡特定病例解剖和功能考虑的工具，并最终用于做出明智的选择。

值得注意的是，随着我们对大脑功能解剖、网络组织和宏连接的理解越来越深入，认为大脑的某些部分完全没有后果或功能风险的想法变得有问题，应该用新的观点取而代之。从特定患者的功能和肿瘤学的出发点考虑，我们正试图将手术的功能后果降至最低，让功能性网络尽可能发挥其作用。

神经通路 – 拓扑理念

神经通路 – 拓扑理念（hodotopy）是指功能网络可以包含多个并行互连的站点，但是网络的某些部分可能比其他部分更为关键。图 4-1 展示了理想的 hodotopy 的功能网络示意图，该网络由中间的不可牺牲的中心、外围的可被牺牲的节点和相互连接的白质组成。这并不是说切除外围节点绝对没有影

响。笔者认为这样做往往会带来巨大的短期影响，而且在某些情况下，经常将其归结为"脑肿胀"的暂时性缺陷。实际上这可能是移除节点对整体网络功能的影响，而在某些情况下，缺陷的解决需要数周时间，可能会延长到脑肿胀消除的典型时间进程之外，也就是通过大脑网络学习来补偿节点的丢失。这种现象和脑肿胀可能会产生混合效应，这显然是一个很难用现有技术研究和回答的概念。

因此，当我们试图保护一个 hodotopy 大脑网络时，必须了解哪些大脑结构代表了中心，换句话说，确定哪些是必需的且不能补偿的，哪些不是。类似地，网络通常具有多个互连，这些互连可能都是必要的，也可能不是，因此保护大脑网络的目标可能不是避免任何白质被破坏，而是在知情下切除以避免切断网络中的重要连接。以这种思维方式，大脑功能定位（brain mapping）可以被重新定义为用一种系统的方法来研究不同的皮质和皮质下结构对于网络正常运作和最终输出重要性。换句话说，大脑功能定位是一种在保留必要的中心和连接的同时修剪网络的方法。

在图 4-1 中，如果两个中心之间存在两个连接，那么其中一个可能是多余的。这在许多情况下是不正确的，因为并不总是两个连接都携带相同的信息。同一类型信息（如视觉信息、语言相关信息）的不同方面的并行处理能被很好地描述，并且某些大脑结构在比较来自两个或多个来源的信息以调节其他输出方面的作用在神经科学中也是众所周知的。

最后，重要的是要了解什么样的结构可以构成中心，以及中心对网络的实际功能是什么。功能最明显的中心是末端效应器和初级皮质。例如，手的初级运动皮质是许多系统的中心，特别是运动控制和练习功能，因为控制精细动作的能力对这两种功能都是必不可少的。同样，对初级躯体感觉皮质的损伤，会消除这个中心对运动控制系统、时空系统，甚至对语义语音等系统的作用，因为它可以消除通过触觉提示识别对象的能力。因此，虽然这些系统在没有某些输入的情况下可能会在一定程度上运行，但它们也可能无法正常运行。

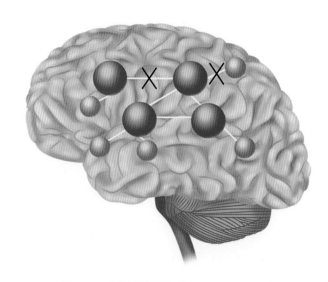

▲ 图 4-1　功能网络组织中 hodotopy 的示意图

在这个概念框架中，功能性网络由网络的基本中心（蓝色）、相关的（但最终不是必需的）节点（红色）及其互连组成。虽然移除或断开网络的任何部分都可能在短期内造成神经功能缺损，但如果保留了基本中心（蓝色），相关节点（红色）的丢失最终可以得到补偿。因此，脑胶质瘤手术的目的不是避免神经功能缺损，而是给患者留下一个最终可以恢复的神经网络

另一种类型的中心是关联型皮质。关联型皮质对网络的贡献可能没有初级皮质那么明显。一些缺陷并不总是显而易见的，尤其是在没有先进的神经心理学测试的情况下。这可能就是为什么我们的大脑结构概念认为这些区域是"非功能性的"，因为当出现问题时，它们并不会表现得明显，而且在许多情况下它们可以得到补偿。但是，关联型皮质显然是许多神经功能系统的中心，在网络中它们的缺失可能会导致复杂的问题，这些问题可能很难弄清楚。每当一个家庭成员描述奇怪的行为，错误的判断，或在传统神经外科预后统计中被称为"听从命令，并移动四肢"的情况时，笔者假设一定有某种关联型结构是这种功能发生所必需的。例如，后颞叶（特别是在大多数患者的左侧）包含了关于词义的语义知识集合。这个语义区在历史上被称为Wernicke 区，但它比这个历史解释赋予它的范围要广泛得多，也是一个多方面的区域。它与初级听觉皮质的接近暗示了它发挥了语言记忆和语言处理的缓存作用，但是它作为一个参与了许多与语言有关的功能系统的中心，这是毋庸置疑的。虽然它不是

主要的效应器或初级感觉皮质，因此不能直接移动嘴、喉或手，但它仍然是说和写的关键中心。

最后一种被忽视的中心包括皮质下结构，如丘脑、基底节和基底前脑等。皮质连接和长纤维束通常被认为主要负责白质的连接，但神经外科教学传统上忽略了这样一个事实：大脑的许多部分通过皮质–丘脑–皮质连接或通过基底节回路相互联系，在如何安全操纵大脑的教学中很少包含这一事实。笔者假设我们对这一点的忽视可能解释了一些缺陷。丘脑肿瘤和损伤可能导致类似于右顶叶损伤的忽视综合征，这一事实表明丘脑的某些部分可能是这一环路的中心。

八、冗余

人类大脑的联系似乎是无限的。几乎大脑的每一个部分都至少向丘脑的某一部分发送一些神经元，而大脑的大部分以某种方式与其他大多数部分相连。然而，尽管有这一事实，基于所在的大脑部分，神经功能是可以合理预测的。例如，尽管额叶和枕叶之间相互连接，但笔者还没有看到额叶下部手术导致的偏盲。除了额枕束携带的信息肯定与视辐射不同之外，这也意味着，与视觉处理有关的基本网络中，额叶与枕叶的连接是冗余的。

因此，虽然大脑的互连数量非常复杂，超出了人脑的处理能力，但这些相互联系中的很大一部分很可能对大脑的正常功能或至少是可接受的功能并不是必要的。虽然保持一个人与生俱来的完整连接结构是最好的，但在癌症的背景下，许多连接可以在不改变整体结果的情况下被牺牲。在某些情况下，失去这些轴突连接可能会消除与另一个不同连接并行处理的通路。在其他情况下，切除大脑的一部分可能会减少执行类似功能的神经元数量，但不会低于可补偿的储备量。这得到了虚弱程度或视觉损害程度随运动或视觉系统损害程度增加而变化的临床观察结果的支持。这一事实有力地说明，不太可能有任何一个轴突被切断后导致特定类型的密集神经功能缺损。因此，笔者的方法强调维持大体连接和神经纤维束的完整性（在临床上比考虑每个微观连接更有可能），我们的主要目标是保持主要连

接，尤其是要避免切断旁路连接，这些连接将被移除的组织与通向大脑不同部位的组织相连。

大脑的双半球性质提供了大脑冗余的另一个主要来源。虽然某些高级大脑功能，如语言功能，显示出半球偏好，但是大多数可能是双侧半球处理的，在许多情况下能在一定程度上弥补对侧的损失。许多左侧大脑中动脉大面积卒中患者仍然保持着一定的语言能力，这一事实有力地证明了即使在高度偏侧化的大脑功能中，对侧代偿也在一定程度上发生。

尽管有这种双侧补偿的能力，但在考虑神经功能及其相关网络时，必须仔细考虑对侧补偿能力及补偿失败的潜在风险。首先，笔者告诉自己的住院医生"双侧的损伤"是不好的，如下所示。

- 双侧额叶受损 = 运动性缄默症。
- 双侧颞叶受损 = 短期记忆丧失。
- 双侧顶叶受损 = 严重时空功能障碍。
- 双侧枕叶受损 = 失明。

双侧损伤可导致严重的脑功能缺损，这在单侧脑损伤中并不常见，这一观察结果有力地支持了这样一种观点：对侧可以补偿许多关键的脑功能，特别是一些更高级的处理功能。然而，同时我们知道，这并不总是可靠的。从接受颞叶切除术的患者那里了解到，颞叶切除术是最可靠的补偿性脑叶切除术，许多患者无法承受另一侧的记忆负荷，可能会出现不那么引人注目但仍然可以测量的记忆问题。此外，一侧额叶不能总是承担另一侧的认知负荷、行为负荷或动机负荷。当一侧脑叶切除时，对侧脑叶不能始终承受全部负荷，这一事实在某些情况下会导致手术的暂停。

最后，从康复和术后恢复的角度出发，考虑对侧补偿以及如何实现这一点至关重要，尤其是在胼胝体周围操作时。一个值得注意的例子是辅助运动区（SMA）。移除 SMA 会导致严重的神经系统功能紊乱，大多数患者通常在几周内恢复。然而，切除 SMA 和胼胝体的相应部分会阻止这种恢复的发生，可能是因为阻止了对侧 SMA 的补偿和接管。因此，如果不考虑大脑的网络解剖、补偿和恢复，严重和永久性的结果可能随之而来。

九、重组

重组是脑胶质瘤外科医生最好的朋友，但如果没有清醒的大脑定位，它可能是外科医生最大的敌人。一些脑胶质瘤常会引起戏剧性的大脑重组，这往往对患者有利。任何胶质瘤理论上都可以引起重组，但这在低级别胶质瘤，尤其是少突胶质细胞瘤中更为常见。笔者认为高级别胶质瘤的生长和进展比大脑将功能移出该区域的能力要快，而且很多胶质瘤在脑组织发生重组以前就已经形成。

归根结底，不可能通过扫描脑胶质瘤患者来预测重组是如何发生的，以及在重组区域中能切除多少肿瘤。重组的典型趋势是将功能从肿瘤中移出，或者肿瘤扩展并移位功能组织，但是在测试患者之前，所有的猜测都是无效的。

关于大脑中任何一个通常很关键的部分重组成为不重要的部分的想法都是推测性的，但是一些推测还伴随着一些想法。这其中，一个比较老旧的想法是：瘤体中心高密度的胶质瘤细胞把正常的脑组织挤走（图 4-2A），只在瘤体边缘残留着一些有功能的神经元细胞。然而，这并不能解释为什么在意想不到的脑回中可以找到网络的重要中枢，以及为什么在某些情况下我们能够完全移除一些患者的关键脑回（在许多情况下，这些脑回看起来与正常结构非常相似）而不会造成缺陷。

另一种可能是轴突发芽（图 4-2B），这一点得到了笔者的观察结果支持，即主要纤维束的终止点通常预示着高度重组的大脑中大脑功能的位置。还有一种可能性是随着时间的推移，动态的功能连接改变会增加突触的强度（图 4-2C）。我们从 fMRI 的工作中了解到，在某些情况下，某些网络中的功能连接性每分钟会快速变化几次，而且功能重组可能会从一个动态重组开始，随着时间的推移而增强。

十、康复

如果你没有遇到一些暂时的功能问题，可能是没有充分切除的肿瘤。大多数知情的患者在知晓所有事实的情况下都不会选择降低总生存率以避免那些只需几周的治疗就可以改善的神经功能缺损。

在以 hodotopy 为基础的手术范式中，胶质瘤的大多数手术都会牺牲部分功能网络，这涉及切除大

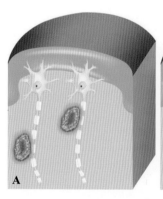 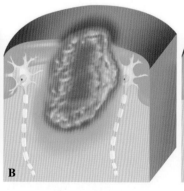 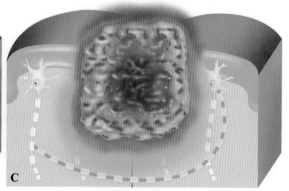

▲ 图 4-2　这些图展示了一些关于如何在不破坏网络和消除大脑功能的情况下，将看似重要的大脑部分移除的想法。把肿瘤看成是一个弥散的肿块的想法忽略了一个事实，即充满胶质瘤的脑回看起来像是扭曲的大脑，而不是一个清晰的肿瘤。因此，有必要考虑一个通常很重要的脑回（或其他大脑区域）如何变得不重要
A. 肿瘤累及皮质，两个典型的正常神经元与肿瘤细胞混合。在这种情况下，肿瘤已经浸润到正常的大脑，如果不消除该区域的脑功能，就不能切除肿瘤。这可能是胶质瘤早期的初始状态，也是以后所有胶质瘤的典型浸润边缘。B. 密集的肿瘤细胞使正常神经元向外移位的一个例子。细致的手术技术可以在不引起神经损伤的情况下切除大部分肿瘤，因为在这种肿瘤的中心，大部分是壁对壁的肿瘤细胞，中间没有神经元细胞。但不能认为这些肿瘤的边界也是这样，因为它们通常不是如此。例如，胶质母细胞瘤的坏死中心没有正常脑组织，但是假设这些肿瘤的边界组织之中也没有正常脑组织则是愚蠢的，而这些边界组织是肿瘤的增强部分，这也是要积极切除的最重要的部分。C. 另一个不同的例子展示了被肿瘤细胞吞噬区域的两个神经元。重组和出芽导致相邻神经元形成连接，这使得它能够接管以前由这些肿瘤累及的大脑区域所提供的功能

脑的大块区域。在某些情况下，一些功能性的区域也会随之被切除。原则上的目标不是在手术后的第二天有一个完美的患者，而是让患者在康复治疗后最终恢复正常或接近正常。这涉及保留神经功能网络所必需的中心和关键连接，以使重组、补偿和其他恢复机制最终可以恢复网络的功能。Sughrue 第一和第二定律（第 2 章）是围绕着避免通常会给患者留下不可恢复的网络从而导致长期残疾的问题而建立的。

我们告知患者，短期问题很可能出现，我们的计划通常着眼于长期。康复是可预期的，在理想的情况下，我们在术前阶段就开始计划康复的问题。

十一、逃离神话

笔者将脑胶质瘤神话思维定义为对脑胶质瘤手术中安全、不安全和不明智的操作和决策的解释，这些操作和决策源于常见的教学或直觉。以上教学或直觉比起目前神经科学对大脑如何组织和工作的理解显得不完整或者不一致，或者与实际尝试过这些操作的人的经验相矛盾，也可能两者都有。和所有神话一样，它的核心也有一些真实的部分，可以解释在没有更好的模型的情况下对世界的一些观察；然而，神话最终应该被更好的模型所取代。

接下来，笔者提供了另一种观点，采用一个基于宏连接网络和当代神经科学的模型来解决这些神话的问题。

（一）神话 1：远离运动、语言及视觉皮质，一切都没有问题

正如大多数人普遍持有但不准确的观点一样，这也有一定的道理。手术期间最好不要越过运动带，如果不注意这一点，很可能会导致外科医生立即获得负面反馈，从而确定这是一个坏主意。

这一简单解释的问题在于：首先，虽然它们很容易理解和传授，但忽略了一些同等重要的事实，那就是这些系统是如何工作的，最终导致了一些病例的失败。例如，切口避开了运动皮质，但是却带有一些角度，滑入下降的运动纤维中，这种脑回下切除肯定会导致问题，而且问题往往比越界直接切

除运动带更糟糕（图 4-3A）。其次，保留运动带及下降的运动纤维却在运动带的两边进行切除，同样会引起患者偏瘫，因为用于驱动和控制运动带的运动计划系统也被切除（图 4-3B）。最后，小脑、感觉皮质、基底节缺乏输入（及其他输入）可能会导致四肢虽然可以移动却无法行使正常的功能。当患者"四肢能活动"时，我们常常会表扬一下自己，但是当患者家属问起为什么患者不能在没有帮助的情况下行走时，我们会耸耸肩，把原因归结为类固醇、脑肿胀、年龄、患者的体质及放疗等。这种结果与理想结果的区别在于保留运动皮质与保留相关感觉运动网络中心。

事实上，复杂的大脑功能需要几个关键脑区的交流，这通常包括基底节、丘脑或其他皮质下结构。为了保持良好的功能，仅仅保留那些最具功能性的部分是不够的。也许不可能在所有情况下都能以理想形式保留大脑功能网络，"四肢能活动"也许是我们能做的最好的；然而，如果我们承认这是大脑的实际工作方式，我们将离目标更近。

（二）神话 2：如果肿瘤位于功能性脑区，就无法进行手术

这几乎是不正确的，而且很少有经过深思熟虑的手术而不能使患者情况好转。在大多数情况下，只有肿瘤很小，并且沿着一个关键的白质纤维束走行，如上纵束（SLF），使得手术的收益比起造成的不良后果远远不值得的情况下，手术才不能够提供什么帮助。

此外，保持在疾病的自然病程是重要的，尤其是考虑功能手术可能带来风险的时候。笔者经常告诉住院医生，唯一一比因切除运动带胶质母细胞瘤导致的偏瘫更糟糕的是，运动带中的胶质母细胞瘤仍然存在。常识认为，在腿部运动皮质内留下胶质母细胞瘤并不能提高患者长期行走的机会，当然对他们的整体存活率也没有帮助。因此，将肿瘤留在大脑区域的决定，应该是有意识地认为，将肿瘤留在脑后可以挽救这种功能，而这种权衡是对患者最大利益的考虑。因此，将一部分低级别恶性肿瘤保留在一个语言功能区，仅能达到 97% 的切除率而不是

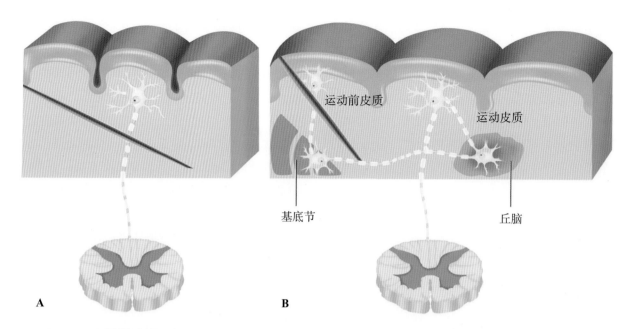

运动前皮质

运动皮质

基底节

丘脑

A

B

▲ 图 4-3　我们常被教导，保持运动功能的秘诀是定位运动皮质，而不是越界。这张示意图描述了只关注运动皮质可能会让术者失败的两种方式，这应该可以作为其他大脑网络的一个例子

A. 这张图描述了一个运动神经元在白质中向下方的脊髓下降，一个错位的脑组织的切除痕迹（如图所示）从运动皮质的前方进入，但是它向后转入了下降的运动纤维，这产生了移除更大面积运动皮质的效果；B. 这张更详细的图显示了一个运动计划神经元（SMA 或运动前神经元）发出信号向下到达基底节，然后发出信号到丘脑，丘脑最终发出信号到运动皮质。此示意图显示了将运动规划区与基底节断开的效果，这可以显著扰乱这个运动网络

100% 是合理的，而对一个患有运动带胶质母细胞瘤的偏瘫患者进行开放性活检，因为它在"运动带"中，却没有意义。同样地，为了避免细微的记忆问题或记忆颜色的名称而留下大部分 2 级胶质瘤可能不是一个最佳的选择，因为恶性转化为胶质母细胞瘤最终会导致同样的问题。

很明显，关于什么是适当取舍的决定是相当复杂和充满个人情感的。例如，大多数人会用颜色命名来换取更长的寿命，记忆是一个大脑网络解剖结构不清晰的功能，而且不清楚是否可以牺牲该功能而不损害更重要的网络。此外，与高级别肿瘤相比，部分 2 级胶质瘤保留功能的时间较难预测。因此，在某些情况下，残留部分 2 级胶质瘤后保留的功能可以持续数年，而相比较来说，不受控制的胶质母细胞瘤可能会在几周或几个月内就使术者试图保护的功能丧失。

因此，最佳肿瘤 - 功能平衡方案不仅仅是为了保存功能而残留肿瘤，而是为了在合理的时间段内保留关键功能。只有当这样做能够真正达到有意义的保护或有意义的功能的目的时，我们才应该接受

减少肿瘤切除的程度。无论我们做什么，都没有理由残留肿瘤去挽救 1～2 周后就会消失的功能，当然也没有理由残留肿瘤去挽救已经失去的功能。

（三）神话 3：为了保护更高级的大脑功能，我们只需要对具备这一功能的大脑进行皮质功能定位，而不是切除该部分

这在一些胶质瘤外科医生中更像是一个精致的神话。许多人对保护更复杂的功能感兴趣，而不仅限于对侧肢体的活动。为此，已经有许多与神经心理功能相关的测试被创建，并被应用于神经外科手术中。

与以前的神话不同，这是真实的，而笔者目前也参与其中。笔者确实同意应该尽可能地保留更高级的功能，并且进行皮质功能定位是开始朝着这个方向努力的方式。

然而，一个版本的神话是，我们只能以一种间接的方式刺激大脑，然后找出那一部分的功能。另一个版本是，我们应该总是测试所有的功能，并在切除上设定界限以保留所发现的任何一种功能。在

现实中并不是所有这样的测试结果都是真实的，很多都与测试条件有关，或者是由于不同相关功能系统的中断造成的。例如，导致语言障碍同样会干扰大多数其他测试，使得在某些大脑区域进行特定类型的功能定位变得困难。

目前，我们无法尝试以可靠、集中的方式保存许多复杂的大脑功能。笔者建议，尽管这是我们的最终目标，以下建议还是提供了一些框架，说明应该如何引入新的想法和测试，从而最终形成一种肿瘤 – 功能上有依据的方法来评估这些功能，并在切除更多肿瘤的愿望与保留大脑功能的愿望之间保持平衡。

Sughrue 关于试图发现和保存更高级大脑功能的建议

为了使一项功能能够被集中精力找到并保存，较高的大脑功能应该包括以下几个方面。

• 值得保存，这样使得减少切除范围变成更好的选择。

• 拥有能够被明确理解的功能网络，并对执行该功能必不可少的结构及其必不可少的相互联系有所了解。

• 拥有对功能正常的测试，至少部分患者可以在手术室中合理地进行该测试。

• 拥有对功能异常的测试，在系统受到干扰时能可靠且方便地观察到异常。

这些建议将在后文中进行更详细的讨论。可以说这些并不是功能测试的最终结论，但它有助于缓和引进新技术和新思想的热情。事实上，如果缺乏一个了解这个功能的解剖框架，就不能挽救这项功能，正如当你不了解动眼神经的作用和解剖位置时，你就不能在中央颅底脑膜瘤手术中避免造成复视一样。此外，它还强调了实际测试的重要性，这些测试具有明确和快速的结果。最后，它强调了在整个手术过程中，我们总是在进行肿瘤 – 功能交换，我们不应该为了微小的、理论的或不现实的功能目标而放弃肿瘤切除。通过在这个框架下工作，我们可以不断地改进技术，并随着理解能力的提高而保存更多的大脑网络，但同时，不要允许关于功能保留的错误想法降低我们的效率，从而分散我们的目标。

第 5 章　脑白质解剖
White Matter Anatomy of the Cerebrum

一、概述

脑白质解剖一直以来都吸引着神经外科医生们的兴趣，但新近出现的技术方法让我们可以提出新的问题，并解答以前无法回答的问题。特别是弥散张量成像（diffusion tensor imaging，DTI）和弥散波谱成像（diffusion spectrum imaging，DSI）技术的提升，我们现今可以回答脑组织如何通过不同的纤维束连接其他部分脑组织，并使之体现在三维成像中。因此，这增加了在宏观尺度上对功能性大脑网络进行大体解剖学理解的可能，对于神经外科手术有着深远的影响。

本章内容相当于一个脑白质解剖的资料集。部分信息和内容在其他图书中也有介绍，但本章大部分内容是通过笔者自己研究小范围局部纤维束连接获得的。这些纤维束连接的功能，尤其是与肿瘤手术的关联，将在其他章中讨论。

二、主要的皮质 - 皮质纤维束

我们从主要的皮质 - 皮质纤维束开始描述，一方面是因为其具有非常重要的功能，另一方面是因为深入理解它们，可以为小范围纤维束和脑回下白质解剖提供参照。

一些非常有帮助的研究采用放射冠和基底节作为参照（图 5-1），将主要的纤维束分为外侧传导束和内侧传导束，它们都类似地由前向后走行，但内侧传导束包括了连接两侧大脑半球的胼胝体纤维。放射冠核心的纤维主要为前后走行，包括皮质脊髓束、丘脑脚的纤维及其他纤维。

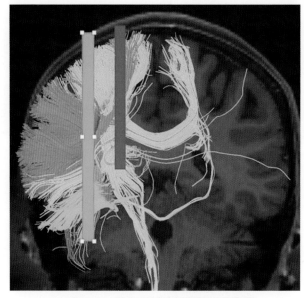

▲ 图 5-1　脑白质系统的冠状位示意图

红线粗略地将其分为外侧、中间和内侧纤维系统。外侧系统包括上纵束、下额枕束、下纵束、视辐射及钩束。这些纤维大部分都是前后走行的神经轴。内侧系统包括扣带回、穹窿和胼胝体，其为前后走行或联合左右两侧（胼胝体）。中间系统包括皮质脊髓束，丘脑脚及其与皮质的连接，以及皮质与基底节的连接，所有这些结构组成放射冠。这些纤维束呈前后走行。也有纤维束穿行这些系统，如额斜束、中纵束、外侧丘脑脚和交叉语言回路。但是大部分纤维束如图分布

除了提供传导束分类方法以外，这种方式还迫使我们以不同的途径来思考如何进行有创性操作。比如脑室侧方的传导束形成一道墙，阻挡了直接由侧方向深部目标入路的方式。这使得我们为了避开这些大的连接纤维束，而选择与直觉相反的、更远的入路来抵达脑室（图 5-2）。另外，图 5-3 提供了一个病例，表明在紧急情况下，选择最近的入路清除血肿对患者的远期功能恢复可能是不利的，而当时在没有图像导航的条件下采取了经岛叶入路，避

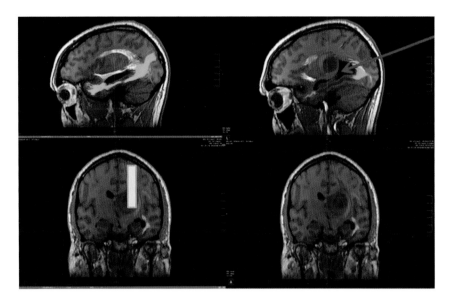

◀ 图 5-2　许多病例中，通常认为最短的路径就是最佳的路径

但仔细回顾白质的解剖后会发现，这种方法是错误的。这些图片表明，通向脑室最佳的入路并非直接的外侧入路（这样会穿过 SLF 和视辐射），而是红箭标出的更靠后、靠内、路径更长的入路。这条入路与外侧纤维平行，在内侧和外侧纤维之间多为一些白质的局部纤维，很少与其他部分有连接

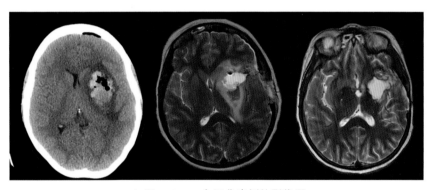

▲ 图 5-3　一个经典病例的影像图

照片来自一个左侧基底节区淋巴瘤患者，术后发生了明显的左侧基底节出血，照片显示了术前和术后的影像图对比。患者由于脑疝征象被发现脑出血，然后从恢复室送回手术室。在没有 DTI 影像的情况下，我们选择了一个经岛叶的较难的角度进行了操作。血块和大部分肿瘤都被清除。术后患者完全恢复了语言和运动功能，并且在随访中也没有发现任何神经功能障碍。这表明即便在急诊手术中，保护主要的神经纤维束也有重要价值。这也证实了在 SLF 和 IFOF 之间存在一个经岛叶的入路

开传导束，从而保留了患者的远期功能。

（一）外侧传导束

1. 上纵束（SLF）

我们从上纵束开始，因为它是主要的外侧传导束，也是左右我们思考功能网络和胶质瘤手术的关键传导束。它是脑内占据大幅空间的大型传导束，保护它才能够让患者不成为一个"废人"。包括语言、神经抑制、神经冲动、注意力等神经网络结构的初级中枢需要通过上纵束来进行交汇，这表明从上纵束核心切入几乎是最损害一个人神经功能的方法。

上纵束有 4 层，包括外侧的弓状纤维、上纵束Ⅰ、上纵束Ⅱ和上纵束Ⅲ。分辨它们之间的区别可以很大程度地帮助理解其与其他功能团的广泛连接。但在手术中无法对其进行分辨，因此需将其当作单一大的纤维束对待。

上纵束很容易被错误地看作 C 形，因其与大脑半球的 C 形相仿，但实际上它大致是 Y 形。它的顶叶分支较为粗大，且在顶下小叶的神经网络中起着关键作用，如传导神经冲动等。

该分支构成大多数顶叶中部切口的侧边缘，因此必须要知道上纵束的末端连接有缘上回、顶下小叶、额中回及额下回的三角部分。神经外科医生尤其需要注意上纵束也连接左侧半球主要的语言中

枢，因此笔者将左侧上纵束视作言语构音和语法方面的一条"高速公路"。但上纵束所包含的功能仍然比上述要复杂得多，而且它负载的信息也比这多得多。

很长时间我们自己也忽略了上纵束的风险。在清除基底节血肿时很常见，有人会选择选择最短的路径来清除血肿（而这通常会穿过部分上纵束），然后将不良预后归咎于血肿。仔细回顾白质解剖后就会发现从这里入路是多么愚蠢。我们现在考虑一个更好的前内侧通路。

上纵束在大脑半球外侧筑起了一道墙，让直接侧方的入路变得充满挑战。

2. 普通患者的上纵束解剖

首先要说明，以下关于正常上纵束的位置描述均来自没有胶质瘤的患者解剖研究，而这与经常出现大的传导束毁损或者重构的胶质瘤患者的传导束有很大差异。在图 5-4 中提供了上纵束大概的形态，但要警惕这很可能与患者的上纵束（或者其他传导束）形态不一致。

上纵束的核心通常在感觉和运动皮质下方与侧脑室平行前后走行，而上纵束的膝部在深处弯向缘上回。上纵束的终点有三个主要的分支，其中颞支止于缘上回、颞中回和颞上回；额支大部分止于额中回及额下回；顶支大部分止于顶下小叶及顶内沟。

上纵束的走行更像是巴士路线而不是飞机航线。我们这种基于解剖和图像的方法，局限在于无法可靠地定义来自覆盖皮质的小纤维束。这些来自覆盖皮质的小纤维束很可能从不同部位汇入到上纵束，因此上纵束更像是巴士路线，有许多的入口和出口。

上纵束主要走行在白质的核心部位，深藏在其上覆盖的脑沟之下，仅在分支抵达皮质的部位会出现在浅层。因此笔者基本不会在脑沟底部以上发现它。

此外，上纵束和其他传导束穿过侧方向后抵达内囊、岛叶，向深部抵达颞顶枕叶交界，使得这部分成为脑内功能最复杂多变的区域。

3. 下额枕束（IFOF）

这条传导束路径很长（图 5-5）。它由前向后走行连接枕下和额叶。同样，最好将它看作巴士路线而不是单一的连接。它最主要的特征是在岛叶底部走行，刚好高于颞叶主干，在岛叶边缘的前方钩回放射状走向额叶。这种走行方式决定了岛叶的手术入路。

下额枕束在枕叶的起始点多位于舌回和楔回，在枕前切迹向钩绕，并作为一个整体跨过 TPO 结合部，之后与下纵束分离，在岛阈前上缘弯曲后，其纤维束发散开来。这些纤维束连接额上回，并在

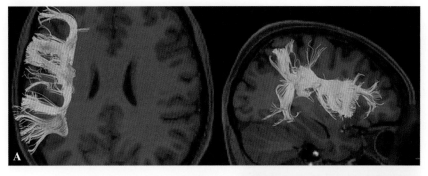

◀ 图 5-4　上纵束解剖，包括传导束成像（A）和包含三个分支的简单示意图（B），以及用白色球标注的传导束终点影像图（C）

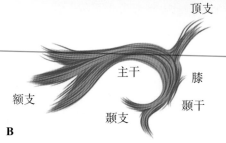

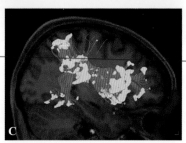

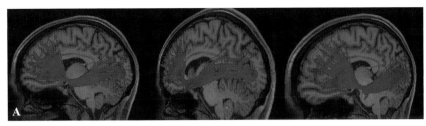

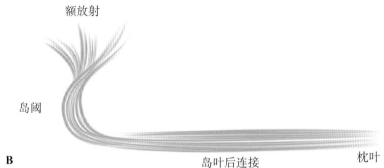

额放射

岛阈

B　　　　　　　　岛叶后连接　　　　　　枕叶

◀ 图 5-5　下额枕束的解剖（A）和下额枕束传导束的解剖示意图（B）

额上回与大的长的脑回交互。同时也与额下回有交互，与额中回也有少量的交互。

下额枕束基本位于颞顶枕叶连接的交叉部，走行于上纵束的膝部、深部和视辐射的浅部。与上纵束一起围住岛叶，这个框的前壁和下壁是下额枕束，后壁和上壁是上纵束，而岛叶则在这个"框"内安全地工作（图 5-6）。

4. 上额枕束

这条传导束由外侧向扣带回走行，很久之前就被定义和描述。Yasargil 第一个质疑，这条传导束是人为划分的，其实并不存在。我们纤维束的研究也表明，这一区域并没有发现连接额叶和枕叶的传导束。大部分连接视觉冲动和额叶计划区域的是上纵束，这也表明顶叶在使运动系统理解视觉信息方面有重要的作用。

5. 视辐射

这可能是神经外科医生较为熟悉的传导束之一（图 5-7）。视辐射对于手术最重要的解剖意义可能是，视辐射参与了侧脑室外侧壁构建，因此从根本上阻止了简单地依据位置结构选择手术入路的想法。

还需要提出的是，视觉系统很可能很大部分是在与丘脑枕的交互中来实现其功能的，而丘脑枕在视觉呈现过程中有重要作用。这些纤维束与视辐射走行基本一致。在本章中有很多这样的例子值得注意。

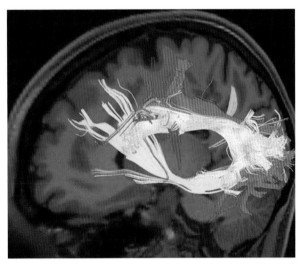

▲ 图 5-6　图示由上纵束和下额枕束组成的"框"包围岛叶，形成岛叶窗口

6. 下纵束（ILF）

下纵束是从颞叶到枕叶呈前后分布的，走行在梭状回深部及颞 / 枕叶表面以下（图 5-8）。这条传导束并没有明显阻挡从外侧进入深部的入路，但它是胶质瘤扩散的一个普遍路径。

它的起始部连接颞下回和舌回，部分纤维向上延伸到颞极。

7. 钩束

我们大多人都清楚这条传导束走行在岛阈之中，连接额叶和枕叶。特别的是它还连接额下回三角部至颞前叶（图 5-9）。

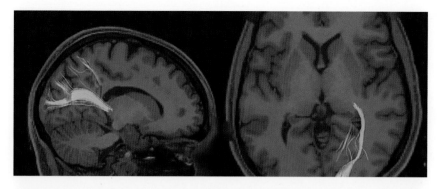

◀ 图 5-7　视辐射的传导束解剖图

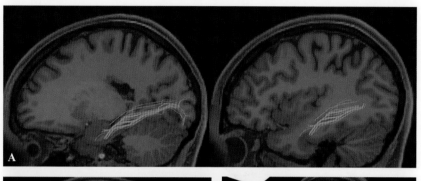

◀ 图 5-8　下纵束的传导束解剖图

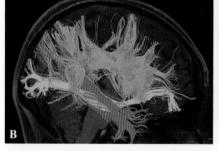

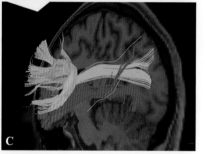

◀ 图 5-9　钩束的传导束解剖图

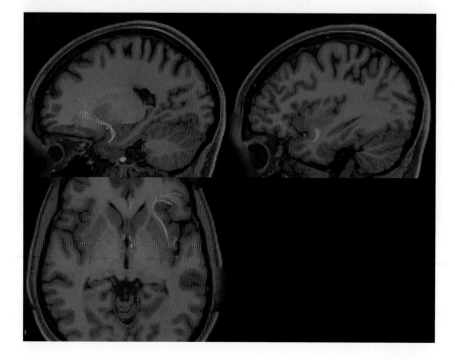

因其走行与下额枕束相近，导致它们两者的功能经常被混淆。其主要临床意义是胶质瘤利用它经岛叶从颞叶扩散到额叶。

8. 上额枕束（SFOF）

上额枕束命名是因为早期的传导束解剖认为它是从额叶到枕叶的小型传导束。后续的解剖质疑它的存在，我们的研究也未能证明这条传导束的存在。我们认为早期的上额枕束是内侧上纵束的一部分，或者是人为定义出来的解剖结构。需注意的是，并没有很多直接的信息冲动将视觉信息传递到运动计划区域（这是上额枕束预期的功能之一）。

（二）内侧传导束

1. 扣带回传导束

这条传导束被熟知是因为它包含在海马记忆回路中，连接扣带回皮质和海马回形成环路。当然，这是扣带回的功能之一，但它在注意力神经网络（如默认模式网络）中同等重要甚至更重要。因此，在中线附近手术时操作要特别小心。

扣带回传导束是一个 C 形传导束，分布在扣带回皮质、扣带回峡部及海马回（图 5-10）。它主要的分支去往额上回和顶下回（可能是默认模式网络的一部分）。

2. 胼胝体

这是连接双侧大脑半球的大量 C 形传导束（图 5-11），从前向后包括嘴部、膝部、体部和压部。大部分的胼胝体纤维连接对侧相应的功能区。例如，大量的纤维连接双侧的额上回、顶上小叶和内侧枕叶。还有许多连接对应的外侧皮质（如额中回和额下回），也有一些连接非对应的功能区（如笔者接下来会提及的额斜束，它将额中回、额下回连接到对侧的额上回）。

胼胝体的连接可以通过分成五份来记忆。膝部和前 1/5 连接额前内侧皮质，第二个 1/5 连接运动和运动前皮质，第三个 1/5 连接顶叶皮质，后 2/5 连接枕叶皮质（图 5-11）。理解胼胝体与扣带回的关系也非常重要。胼胝体分别从下方、外侧、上方包绕扣带回和扣带并指向它的目标（图 5-11）。因为胼胝体和扣带回几乎互相垂直没有交错，它们相关

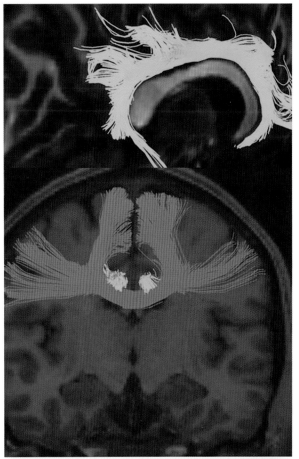

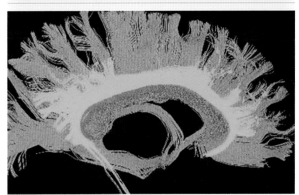

▲ 图 5-10　扣带回传导束的解剖图

的脑回也仅偶尔有交互（也有不同皮质），所以在尸体解剖时没有多少难度就把它们互相分开。这对如何安全移除蝶状胶质瘤有重大意义。

（三）"斜形"传导束

这些传导束不能简单地被归类为外侧、内侧或垂直传导束（放射冠/丘脑脚），因为这些传导束与它们都有交叉。它们是内侧脑结构与外侧交互的主要途径，但在纤维示踪技术出现前它们很难被发

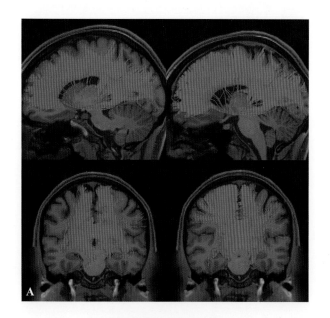

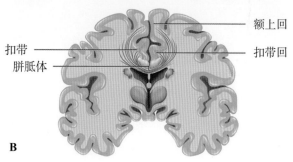

扣带

胼胝体

额上回

扣带回

▲ 图 5-11　胼胝体的传导束解剖图（A）和胼胝体的示意图及其与扣带的关系（B）

现，也逃脱不了手术中被切断的命运。

1. 额斜束（FAT）

这条传导束（图 5-12）近期才被描绘出来，但明确的是它很重要，因为它连接了辅助运动区域和运动前皮质以及语言表达区域。这是一条穿行放射冠的大的纤维束，连接了额上回后部（特别是辅助运动区）与额中回、额下回（特别是三角部和盖部）。它斜形穿过白质深部纤维（包括上纵束等），很可能在意志和行动转换间起到作用，比如言语始动。我们最近也注意到一个斜形的传导束走行在胼胝体内，连接额上回与对侧的运动前区的额中回和额下回。笔者推测它对于恢复辅助运动区（supplementary motor area，SMA）综合征有重要作用。

2. 中纵束（MdLF）

因为它既不在上纵束也不在下纵束，因此命名为中纵束（图 5-13）。它可能更适合枕斜束（occipital

aslant tract，OAT）这个名字，因为它与额斜束（FAT）相似，由内侧系统向外侧系统走行。

它主要连接楔叶上与颞上回。最符合逻辑的解释可能是它连接了背侧视觉通路（这些区域有后处理皮质）和语言区。

3. 语言交叉环路

这是我们在皮质映射定位工作中发现的小的传导束，有重要的临床意义。它经胼胝体后部与压部间穿行，连接双侧颞叶后部语言区。它的损害可能可以解释仅有失读而没有失写的综合征。我们当前也在相关皮质下的定位工作中努力寻找和保护它。在第 6 章有更详细的描述。

三、脑回分层解剖

脑胶质瘤手术成功的关键是避免损伤大的白质纤维束。大量的纤维束中断往往导致影响深远的神经功能障碍。但是随着笔者对脑白质解剖更深入的研究，笔者投入更多努力研究脑回之间的联系，而较少研究传导束与传导束之间的关系。这是出于这样一种考虑：如果在脑沟下切断了运动语言皮质和与之相关的传导束，那么就算对它们分别进行保护也是没有意义的。由此类推，许多脑神经网络需要连接基底节、丘脑或者其他皮质下结构才能正常工作。但这些交互并非来自上述那些大的皮质 - 皮质传导束，而是通过脑回级别的成像才能看到的丘脑 - 皮质、皮质 - 基底节等更小的传导束。此外，观察脑回与脑回之间的交互，可以得到其他方法无法获得的见解。最后要说明，并不是所有神经网络的工作都依赖长的大的传导束，许多系统功能在局部网络连接中就可完成。例如，要详细理解如何在运动带中进行手术，就要理解运动带如何与附近的脑组织形成网络连接。

我们的皮质映射定位数据来自人类神经连接数据库中的弥散波谱成像数据。前文已经说明，这些数据基于主要的神经连接，因此无法表现所有脑区域间的连接。这部分的许多连接是微小的，笔者甚至怀疑切断单根神经元都可能导致临床上可观察到的神经功能障碍。因此笔者将对白质解剖的探讨集中在如何观察证实并合理地解释它们的连

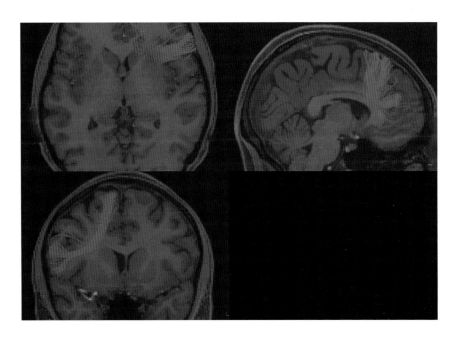

◀ 图 5-12　额斜束的传导束成像解剖图

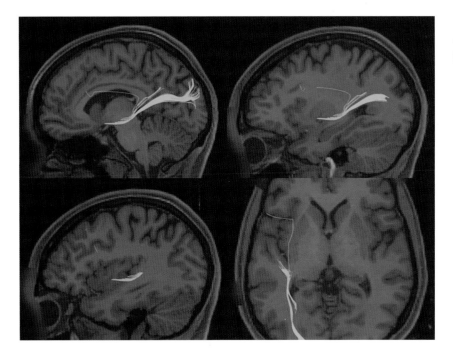

◀ 图 5-13　中纵束（也称作枕斜束）的传导束成像解剖图

接。据笔者所知，当前还没有类似的详尽的定位图出版。

四、脑回通用的连接方式

脑回内的白质可被看作插向皮质的三叉戟式的结构（图 5-14）。小的白质纤维在脑回中心汇合形成三叉戟的中心，然后穿过脑沟下形成 U 形纤维与邻近的脑回形成连接。而皮质发出的长距离纤维

如同三叉戟的杆，伸向脑室和脑的其他部位。抛开示意图，U 形纤维并不总是对称的，也并不总是会离开它发出的脑回。需要提醒的是，脑回是一个概念，它往往被脑沟划分开，而短 U 形纤维可能从来没离开过我们定义的脑回。长距离纤维也不一定总是直的或者单一的，它可能会分叉或弯曲汇入更大的传导束中。尽管如此，示意图仍然是一个让我们理解传导束发出形式的非常简单而有帮助的方式。

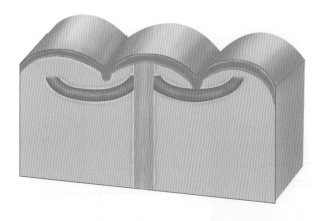

▲ 图 5-14　白质纤维束离开脑回的示意图

长距离传导束非常复杂，但基本可以划分成三类。

• 皮质 - 皮质：包括了上述的传导束以及许多小的区域连接。

• 皮质 - 基底节：这类传导束较小，连接皮质和基底节，基本是从皮质传入基底节。

• 丘脑 - 皮质：它们既可以是传入也可以是传出纤维，可以是感觉传入的初级换元皮质，或者经常是皮质 - 丘脑 - 皮质环路，间接地协调两个皮质区域的信号。

后面两类很少有大的传导束丛，至少在邻近的脑回下白质中是如此的。它们经常跟着其他皮质 - 皮质传导束形成一个系统。当这些传导束接近目标皮质时，它们会在中央形成大的连接穿过传导束，而且没有一个明显的标志来定位它们，还经常混入以相同方向走向类似区域的更大的传导束，这让它们更加难以辨别。但毫无疑问，许多皮质通过基底节 / 丘脑或者其他网络环路形成交互，以实现神经功能。因此，这些神经网络定位图引发了一个特别的观点，那就是我们无论何时都应该定位重要的皮质及其与深部结构的连接。

五、脑回的解剖

（一）额叶

1. 额上回

为了更好地说明，我们将这个大的脑回由前向后分为四个部分，在讨论运动区域解剖时也包括了该脑回后内侧的运动辅助区域。

内侧额极区域（图 5-15A）主要包含了从前向后的局部及与额上回连接的传导束。其中，长距离的传导束通过胼胝体膝部通向对侧相应的脑回。

我们发现额上回后部区域（图 5-15B），通过下额枕束连接枕叶的舌回。它们从后外侧分出，加入额眶纤维一起汇入下额枕束。在内侧有一束纤维在胼胝体膝部上方穿到对侧额上回对应的位置。也有小的纤维与尾状核头和壳核腹侧连接，通往内囊的前肢。它也有许多内部 U 形纤维和一些连接到额中回相邻部分的局部连接。

第三部分的顶点分别指向头侧和尾侧（图 5-15C）。额斜束是它的主要传出路径，之后弯向外侧与额中回、额下回连接。它也同样有纤维束从胼胝体体部上方穿过，连接到对侧的对应区域。除了内部连接以外，它也有与扣带回前方的连接，这可能是组成默认模式网络的一部分。而其与基底节及丘脑的连接很少。

额上回后部（图 5-15D）有条更大的额斜束向前向下走行，连接额中回和额下回。胼胝体纤维也同样通过我们所说的斜形传导束连接双侧的额上回、额中回和额下回。笔者个人认为这条传导束对于 SMA 综合征的恢复有重要作用，但是这很难去证实。它与扣带回和额中回也有小的纤维联系。

2. 额中回

我们同样将额中回分为四部分。前部（图 5-16A）基本是同额上回前部和额下回三角部的局部连接，有一小部分汇入了上纵束。

第二部分（图 5-16B）的纤维从额中回出来向下向后发往尾状核头和丘脑，而汇入大的皮质 - 皮质的纤维束较少，大多是局部连接。

第三部分（图 5-16C）的额中回纤维大部分汇入了上纵束，终止于顶叶和颞叶。这部分分支向后向内侧弯曲汇入主要的传导束。这是额叶后外侧切除避免损伤上纵束的关键点。胼胝体的连接大多走向了对侧的额上回，部分去往额中回和岛叶前部。也有通过额斜束通向同侧的额上回。小部分在进入胼胝体前弯向了丘脑。这一区域还有许多与额下回

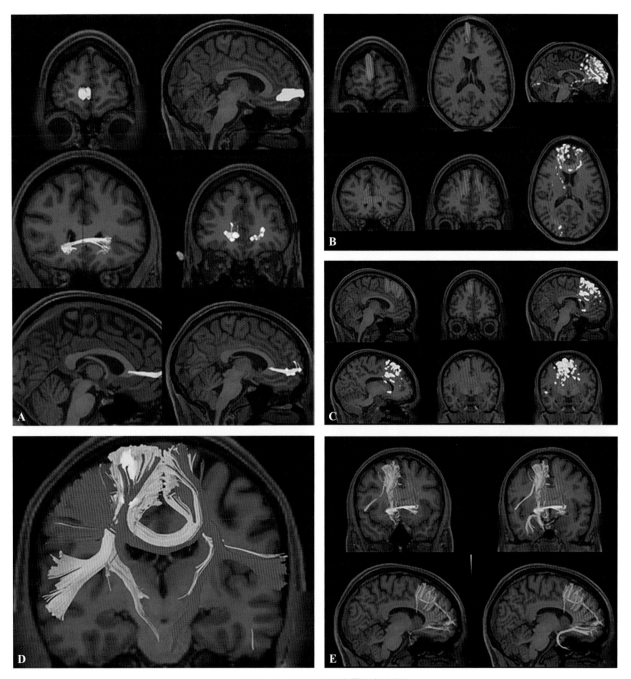

▲ 图 5-15　额上回的传导束解剖图

出于简化的目的，图片被分成四部分。A. 内侧额极区域的 ROI；B. 额上回后部区域的 ROI；C. 第三部分的 ROI；D. 额上回后部的 ROI（SMA）；E. 四个 ROI 的合成图

三角部、额中回的局部连接，也有小部分与丘脑的连接。

额中回后部（图 5-16D）也参与到了上纵束。这些纤维向上然后向后走行。同样它们的胼胝体纤维连接对侧的额上回和额中回。特别是它有一个大的下行分支去往额下回。

3. 额下回

前部（图 5-17A）是前后走行的纤维。许多上行的纤维参与到上纵束与缘上回、梭状回和颞下回的连接中去，也有通过下额枕束连接舌回，通过胼胝体膝部连接对侧额上回 / 额中回的纤维。

后部（图 5-17B）的额下回眶部中心区域发出的连接，大多随着下额枕束从脑回出来直接向后往

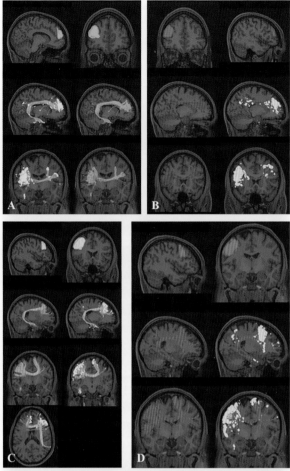

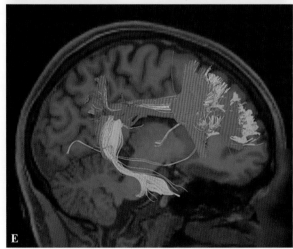

▲ 图 5-16 额中回的传导束解剖图

图片被分成四部分。A. 前部的 ROI；B. 第二部分的 ROI；C. 第三部分的 ROI；D. 后部的 ROI；E. 四部分 ROI 合成图

舌叶和岛叶下部走行。这部分与眶额回也有交互，但与胼胝体交互很少。

额下回的三角部（图 5-17C）发出向后内侧的分支到上纵束，并终止于颞叶和顶叶。其主要的纤

维经额斜束与同侧额上回连接。这部分与额中回及眶额皮质有广泛的局部连接。大部分情况它连接到对侧的额上回。

额下回岛盖部（图 5-17D）的解剖让我们惊讶。我们预计它会连接上纵束，因为它是著名的 Broca 运动语言区。但并非如此，它大部分纤维通过斜形传导束连接额上回的皮质。有一些额中回和岛叶的局部连接，如脑回内连接一样。额斜束和上纵束在此交叉，是难以区分它们的主要挑战。但是 DSI 传导束成像让这成为可能。

4. 直回

直回的大部分（图 5-18）通过后外侧发出的钩束和颞上回相连，还有一些很微小的胼胝体和局部的连接，但没有发现其与基底前脑、尾状核或丘脑存在连接。

5. 胼胝体下回

这个小的脑回（图 5-19）有一些小的传导束与胼胝体下带状束连接。没有明确的证据表明它有大的传导束与基底节连接。

6. 眶额皮质

这些脑回从前往后可分为三部分。最大的传出纤维通过下额枕传导束传出。前 1/3 汇入下额枕束，部分向外拐进入颞中回（图 5-20A）。它与额眶皮质的中间部分有相互的连接。

此外，中间部分（图 5-20B）也发出纤维汇入下额枕束，止于颞中回。

后 1/3 也经下额枕束（图 5-20C）发出，但更多止于舌回而不是颞中回。眶额皮质区域没有大的传导束走向基底节或丘脑。

（二）颞叶

1. 颞上回

颞上回发出大的分支在视辐射内上方走行，连接顶上小叶和楔叶、楔前叶（图 5-21）。它们与颞中回、颞下回有小的连接，虽然它与 SLG 和缘上回相连接，我们没有发现它与角回有许多连接。

2. 颞中回

颞中回的前部有类似的大的分支越过视辐射止于舌叶。它们也通过下额枕束与眶额皮质连接，还

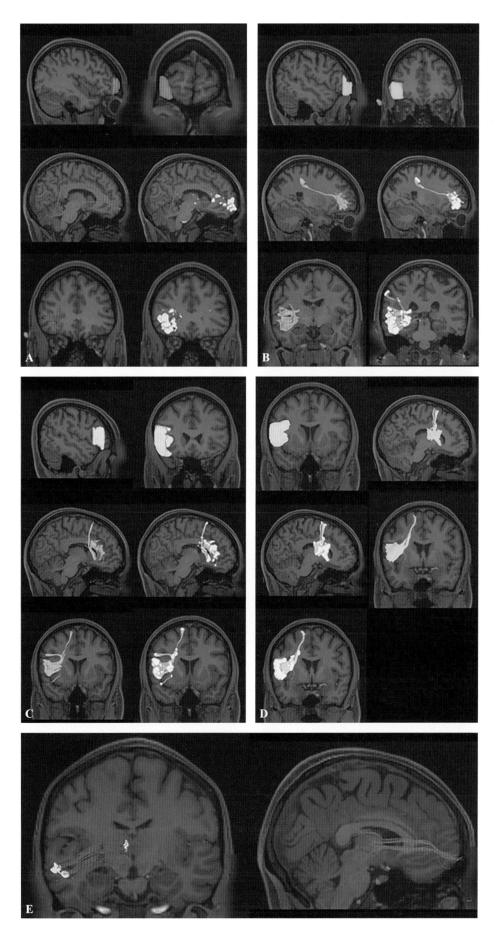

◀ 图 5–17　额下回的传导束解剖图

A. 前 1/4 的 ROI；B. 第二个 1/4 的 ROI；C. 第 三 个 1/4 的 ROI；D. 后 1/4 的 ROI；E. 四部分 ROI 合成图

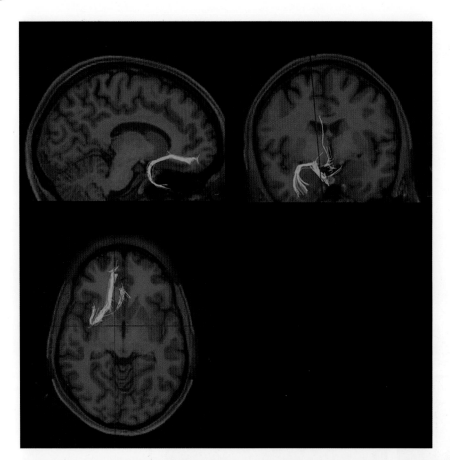

◀ 图 5-18　直回的传导束解剖图

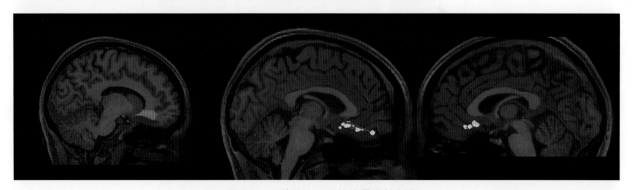

▲ 图 5-19　胼胝体下回的传导束解剖图

有一些局部的连接（图 5-22）。

后部有类似的分支通过中纵束与楔叶、顶上小叶连接。

3. 颞下回

颞下回发出的纤维汇入上纵束（图 5-23），与额下回、额中回连接。也有局部纤维连接角回、颞上回和颞中回。

4. 梭状回

目前难以发现梭状回的传导束，我们仍在努力研究它的解剖。

5. 角回

虽然普遍认为角回与语言功能有关，但我们没有发现明确的证据表明它与上纵束或下额枕束有明确的连接（图 5-24）。其主要的纤维向下向内勾住颞中回的后方，在向外侧走行的上纵束内。这当然不能排除它参与语言功能的可能，但它可能处在一个更大的语言系统里，只不过目前没有直接的连接这些区域的证据。它还有一些与顶上小叶的连接。

6. 缘上回

缘上回（图 5-25）的传导束主要参与上纵束，

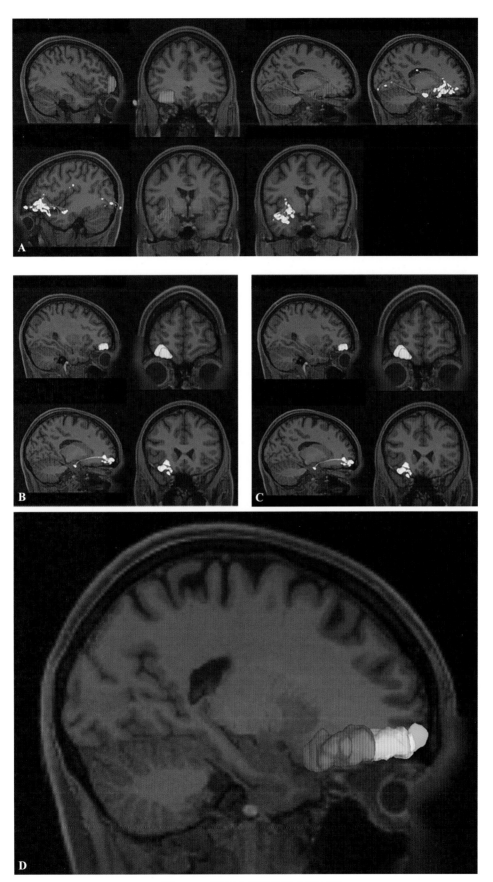

▲ 图 5-20　眶额皮质的传导束解剖图

图片被分成三部分。A. 前 1/3 的 ROI；B. 中间 1/3 的 ROI；C. 后 1/3 的 ROI；D. 三部分的 ROI 合成图（译者注：原著有误，已修改）

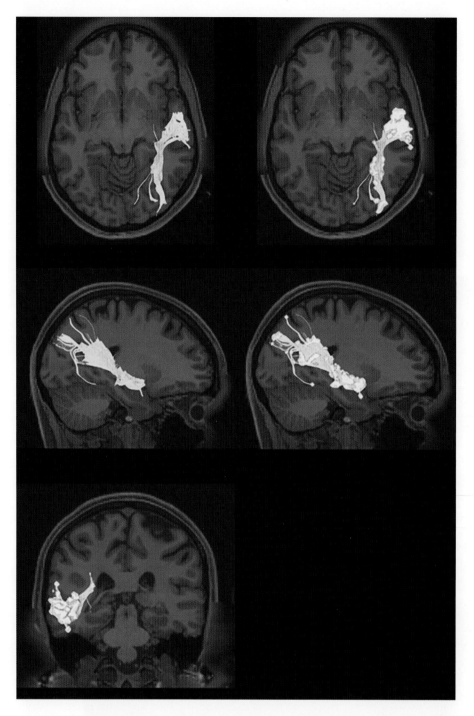

◀ 图 5-21 颞上回的传导束解剖图

连接额下回和颞上回，构成上纵束的下侧部分。它也有与顶叶（尤其是顶内）的局部连接。

如图 5-25 所示，缘上回和角回发出的纤维呈特殊的蛇形，发出后进入皮质下的白质。

（三）枕叶

1. 楔叶

我们分两部分研究楔回，一部分包括视觉皮质，另一部分则是楔叶上部。因为将视辐射绑定在一起会让研究更困难。

楔叶上部纤维先向外再向前进入白质深部（图 5-26A），内侧的纤维贯穿枕叶向内，穿过胼胝体连接到对侧的对称区域，而头部的纤维向前从丘脑脚进入背侧丘脑和外侧膝状体核。这一部分还有许多与舌回、楔叶下部的局部连接。

楔叶下部（图 5-26B）接受视辐射的连接。它

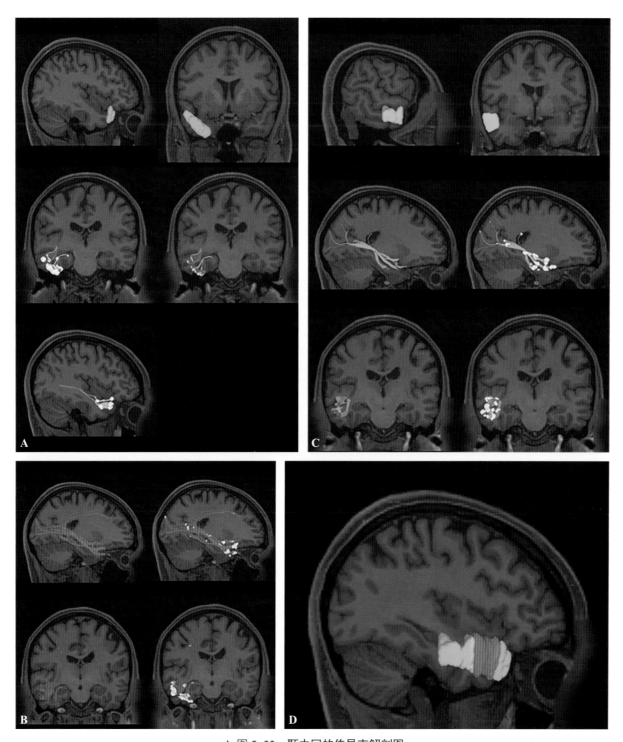

▲ 图 5-22 颞中回的传导束解剖图

图片被分为三部分。A. 前 1/3 的 ROI；B. 中间 1/3 的 ROI；C. 后 1/3 的 ROI；D. 三部分的 ROI 合成图

也有类似的向内向前的分支进入胼胝体压部，抵达对侧的楔叶和舌回，外侧纤维连接背侧丘脑。它与邻近的舌回和楔叶也有许多局部连接。

2. 舌回

舌回相比楔叶下部有更多通往对侧距状沟的连接（图 5-27）。除视辐射外，它还有通往胼胝体压部的纤维和向前通往丘脑脚的分支。下额枕束连接舌回与许多大脑的其他结构，包括眶额皮质、颞中回、颞上回、额中回及尾状核头。这些广泛的连接让舌回参与众多不同的神经功能。

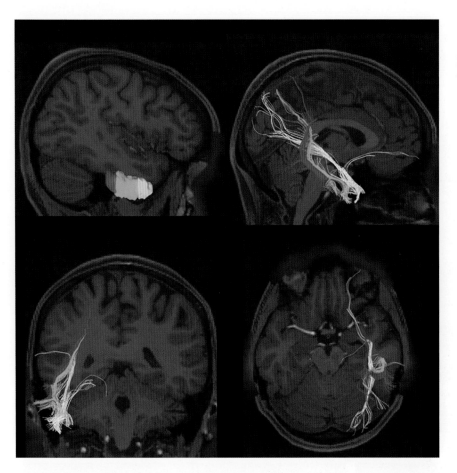

▲ 图 5-23　颞下回三部分的 ROI 在同一张图上的传导束解剖图

3. 外侧枕叶皮质

外侧枕叶皮质缺少一个统一的形态，因此将它作为一个整体来描述（图 5-28）。

外侧枕叶皮质内部有许多 U 形纤维连接，在前下区域形成半联合的传导束，通向两个方向。部分纤维通向颞顶枕叶连接点，汇入下额枕束，更多纤维向下弯到颞枕下连接处。这有点类似腹侧视觉通路（见第 6 章）。

（四）顶叶

1. 顶上小叶

顶上小叶的连接复杂多样，但都有整合多种感觉的功能（图 5-29）。除了局部连接外，顶上小叶也连接楔前叶的上部，接受来自背侧通路的信息，而这些通路是由一系列位于旁正中枕叶皮质上方互相交互的脑回组成。

它最明显的连接是往前的分支，通过内侧上纵束连接感觉区和额中回后部（运动前区），而其直接与运动区的连接很少。极有可能视觉位置信息与运动计划区域的交互，受躯体感觉和本体感觉的双向调节。

顶上小叶中也有大的向下的分支去往丘脑和尾状核头，还有一个大的分支与角回后部连接。

2. 楔前叶

楔前叶（图 5-30）让我们有些意外。楔前叶主要的连接是与丘脑、基底节和脑干的连接，以及少量与邻近脑回连接的局部连接。它的上部参与了背侧视觉通路，但其主要还是连接到较低级的结构，且没有长距离的连接。我们的前期工作尚未发现这一区域的重要性。

3. 顶下小叶

尽管它与顶上小叶和楔前叶邻近（图 5-31），顶下小叶有完全不同的连接。主要向前向内通过扣带回连接额上回。它很可能是默认模式网络的一部分，在第 6 章有更多相关讨论。

4. 感觉运动区

(1) 感觉区：将感觉区划分成两个主要的部分来

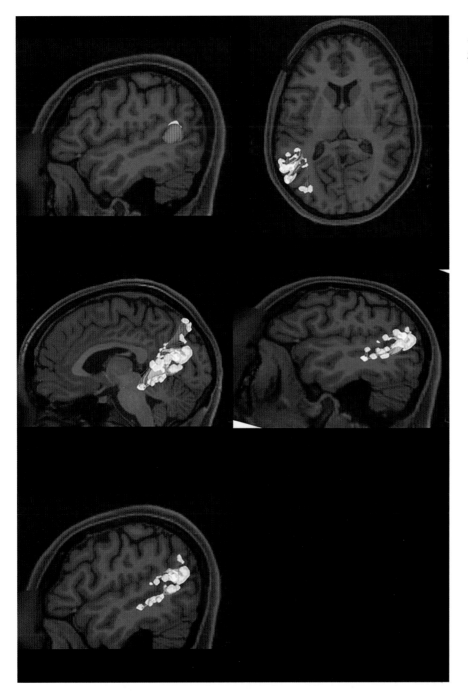

▲ 图 5-24　角回两部分的 ROI 在同一张图上的传导束解剖图

讲解，因为它们有不同的连接形式（图 5-32）。上 2/3 形态如同 "花束"，主干走向丘脑，在感觉区散发开来。感觉区与运动区、顶下小叶及对侧对应区域均有连接。

下 1/3（面部区域）接受来自丘脑的小的向外弯的传入纤维。它通过外侧的上纵束与缘上回、运动皮质及额下回（运动前区）有广泛的局部连接。这些传入纤维与语言功能有明确的关联。

(2) 运动区：运动区被划分为三个区域（图 5-33）。上 1/3 区域与基底节、丘脑、对侧运动皮质、感觉皮质、辅助运动区、运动前区以及皮质脊髓均有广泛连接。

往下部分，主要是与感觉皮质、运动前区形成 U 形的局部连接，以及一些与额下回三角部的连接，而与皮质脊髓束的连接较少。

最下部分主要与中间运动皮质部分、运动前

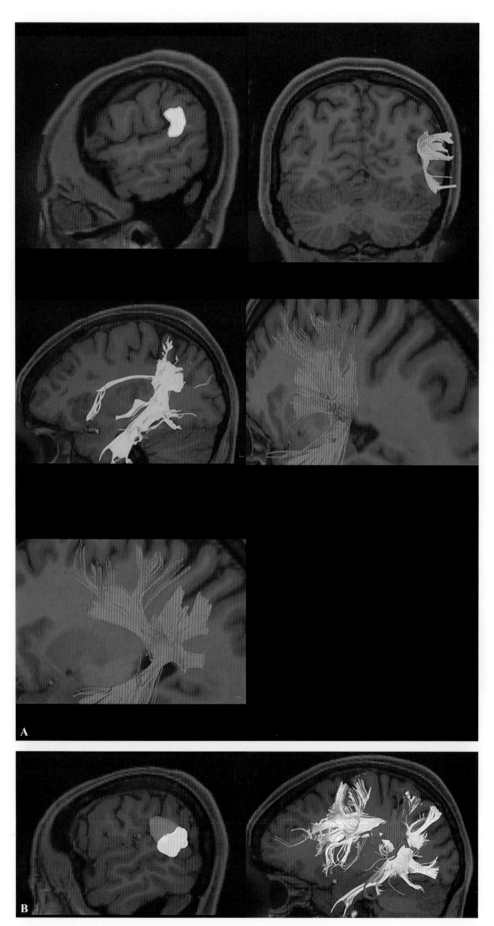

◀ 图 5-25　缘上回的传导束解剖图

A. 缘上回在两张 ROI 中的解剖，下图紫色的 ROI 是纤维束从脑回发出的放大图；B. 缘上回（蓝）和角回（黄）的解剖，上纵束用白色标记以显示它们相互的连接方式

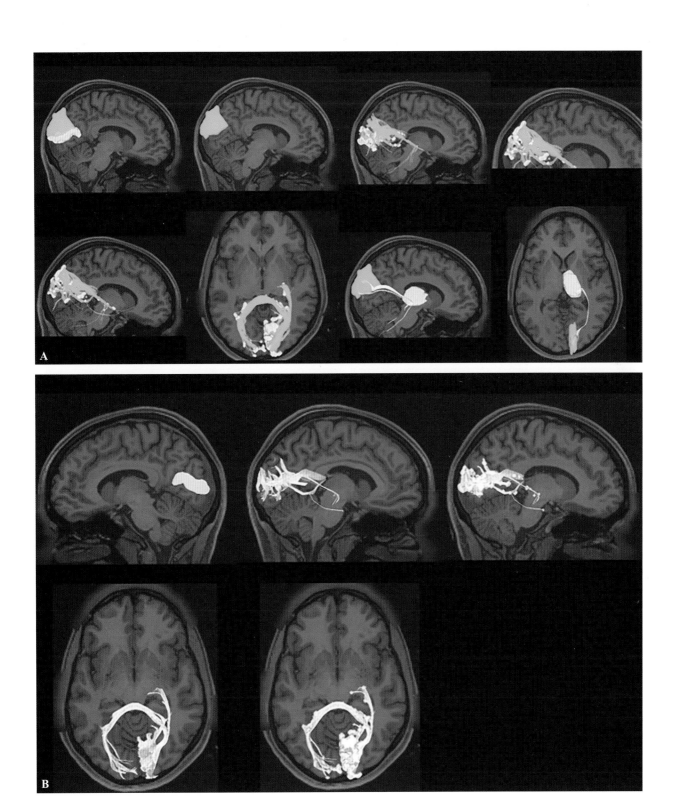

▲ 图 5-26　楔叶的传导束解剖图

A. 楔叶上部（不是视觉主要的皮质）的解剖图；B. 楔叶下部跨越距状沟的解剖图

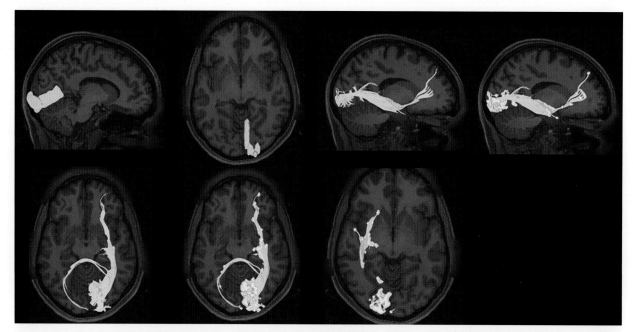

▲ 图 5–27　舌回的传导束解剖图

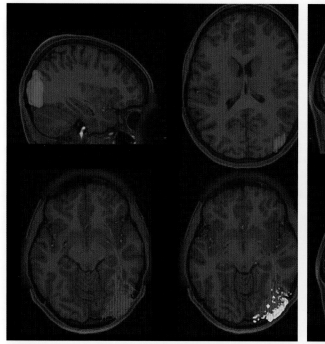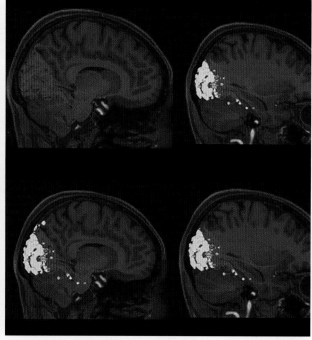

▲ 图 5–28　外侧枕叶皮质的传导束解剖图

区、感觉皮质产生连接。运动前皮质在此区域内存在所谓的"Broca 区"。

（3）辅助运动区：辅助运动区在前面（图 5–15D）已经讲述过了，但在此再强调一遍。辅助运动区是内侧额上回。辅助运动区的纤维束有 3 条主要的分支，即内侧支穿越胼胝体连接到对侧辅助运动区和

运动前区（通过额斜束），中间支与基底节和皮质脊髓束连接，外侧支组成同侧的斜形传导束。而长距离纤维主要走行在放射冠，仅有少量的 U 形纤维与相邻前后的皮质连接。

5. 扣带回

扣带回似乎是个有着简单连接的脑回（图 5–34）。

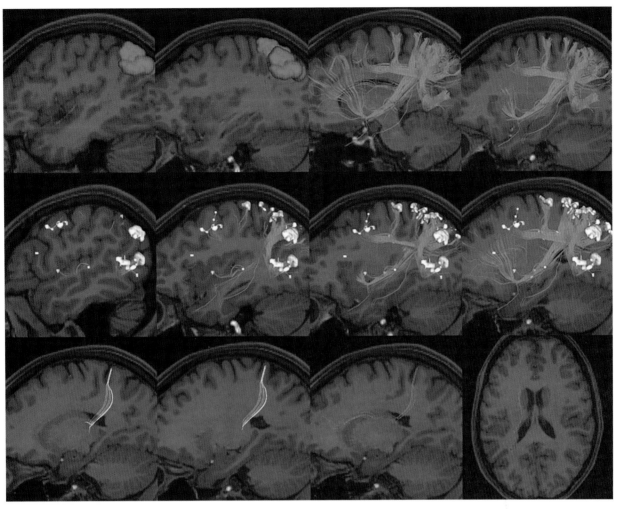

▲ 图 5–29　顶上小叶的传导束解剖图

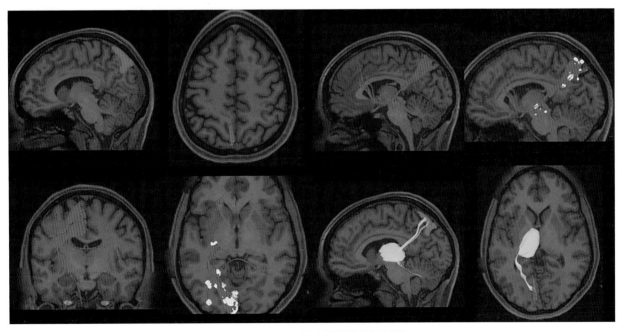

▲ 图 5–30　楔前叶的传导束解剖图

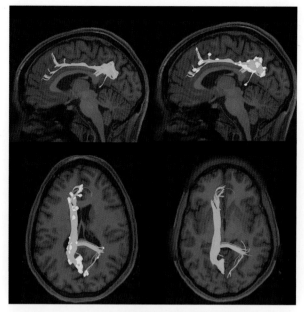

▲ 图 5-31　顶下小叶的传导束解剖图

它是一个 C 形的脑回，主要的连接都在扣带回内部，仅有非常少量的连接围绕扣带回。例外的是额支发出后连接内侧的额上回，顶支上升汇入顶下回。

因为有这些例外，否则扣带回就是连接额叶基底前脑和隔核的皮质，最终止于海马旁回。

6. 深部结构的连接

(1) 尾状核：尾状核的主要部分都在尾状核头。尾状核头的主要分支向前指向额中回的前部（图 5-35）。它与顶下小叶之间也存在连接。

(2) 壳核：毫无疑问，壳核接受皮质广泛的连接（图 5-36）。有趣的是，主要是来自旁中央的皮质，包括辅助运动区、额上回区域、顶上小叶和对侧的辅助运动区。它也有一些与运动前区额下回的连接（见第 6 章），但比辅助运动区的要少。

(3) 丘脑：纤维束传入或传出丘脑主要有 5 条路径，即丘脑脚（图 5-37）。前脚通过内囊前肢通向额叶前部；上脚很宽，其内侧作为皮质脊髓束，而外侧连接扣带，它的头部向上连接到扣带回、额上回、感觉运动皮质和中央旁小叶；后脚从前方包绕着丘脑中央部分，勾向枕叶，它承载着视辐射丘脑与视觉系统的双向连接；下脚较短，连接到眶额皮质、杏仁核和岛叶；外侧脚向外连接颞叶外侧，包括颞上回和缘上回。

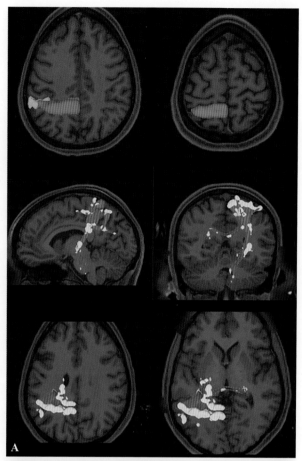

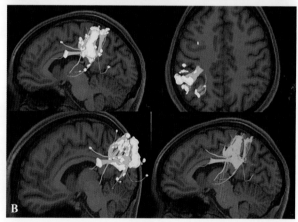

▲ 图 5-32　感觉区的传导束解剖图

图片被分成两部分。A. 内侧 1/2 的 ROI；B. 外侧 1/2 的 ROI

六、连接交叉点

回到宏观的层面，大脑整体的传导束的观察对选择安全的手术入路非常重要。由此，大的关键传导束经过的关键区域被标注（图 5-38）。换言之，在这些区域即便切除一小部分脑组织也可能导致大脑多个区域连接的中断。

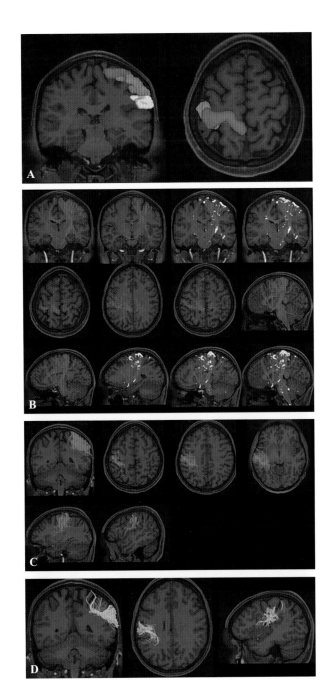

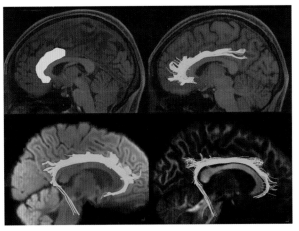

▲ 图 5-34　扣带回的传导束解剖图

另一个交叉点位于额下回、额中回后部的深面，在岛叶的前面的附近。在这一小块区域，除了上纵束的额支，还有下额枕束的分支、额斜束及其交叉纤维。

最后，最大的交叉点位于额叶后部的中线。从表面往下切，会切断额斜束、部分连接辅助运动区的胼胝体、扣带回以及部分丘脑脚。

笔者要说明的是，这些交叉点过去常以一些名词来定义，如 Broca 区和 Wernicke 区以及辅助运动区。在笔者看来，这是使用病变数据将功能归因于特定皮层区域的一个重大共同问题，因为在交叉点的病变具有以小病变引起广泛网络损伤的能力。

七、最后的要点

这是笔者所知的最详尽的关于白质解剖的数据。这并不囊括整个脑白质的解剖，而是根据本书需要所做的特定内容的详细解剖。例如，笔者没有用大量篇幅介绍穹窿或者皮质脊髓束，因为笔者认为本书的读者大多对此都很熟悉。此外，因为技术原因也没有介绍岛叶、梭状回、海马旁回，因为它们难以用传导束追踪影像技术发现，当然我们也仍然在努力之中。笔者没有选择放一些推测性的内容在书中，特别是脑内一些不关键的区域。这些区域只是当下没法获得详尽的影像细节，未来将会有更多的讨论和关注。

▲ 图 5-33　运动皮质的传导束解剖图

图片被分成三部分。A. 标注三部分的区域；B. 内侧 1/3 的 ROI；C. 中间 1/3 的 ROI；D. 外侧 1/3 的 ROI

最著名的自然是颞顶枕叶（TPO）连接点，它位于岛叶的后方，颞中回、颞上回后部的深面。在这一小块区域有可能切断（由浅及深）角回、颞中回、上纵束、下额枕束、视辐射、丘脑后脚以及内囊后肢的连接。任何人都不应该损害此区域。

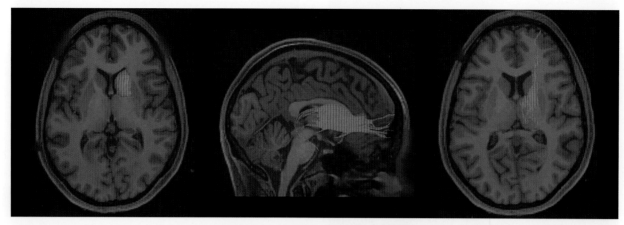

▲ 图 5-35　尾状核头的传导束解剖图

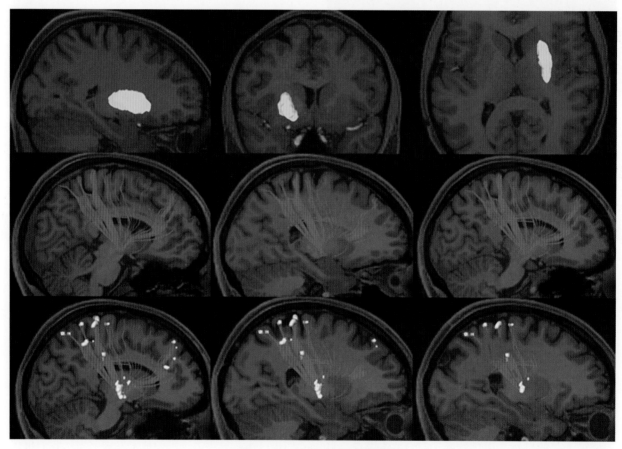

▲ 图 5-36　壳核的传导束解剖图

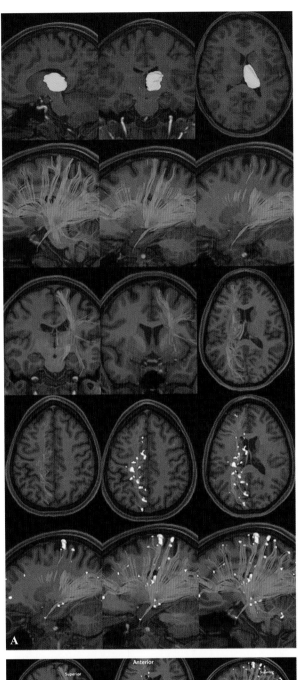

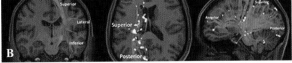

▲ 图 5-37　A. 丘脑的传导束解剖图；B. 标记的 5 个丘脑脚

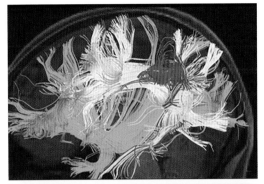

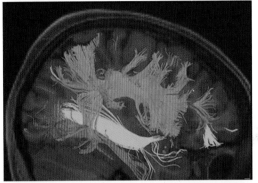

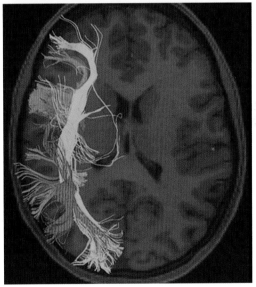

▲ 图 5-38　多个外侧传导束在同一张图片中的传导束解剖图

注意多条传导束经深部去往缘上回和额下回

第 6 章　大脑的功能网络
Functional Networks of the Human Cerebrum

一、概述

在本章中，笔者将大胆尝试将连接组学（connectomics）数据整合成人脑网络的相干模型。需要承认的是，现在列举的一些数据在未来可能需作修改，因为这些数据仍处于研究阶段。

尽管试图以不完全的数据去建立一个有关大脑的高级功能是如何运作的世界观是非常具有挑战性的，但据此的潜在收益仍是比较可观的[1, 2]。目前，我们在做脑部手术时，只有少量大脑运作的粗略模型，而且许多数据都来自几十年前，早于磁共振成像，更不用说功能性磁共振成像了。几乎可以肯定的是，一个不完整的解剖模型至少比没有模型要好。此外，虽然功能性磁共振成像和其他类型的脑成像技术为我们了解这些大脑高级功能是如何组织的提供了一些方法和手段，但确切的解剖结构未能得到明确的定义，也缺乏对确切的连接组学的了解。弄清楚某个功能大致位于额叶外侧可能在研究中有用，但在外科手术中仍存在数毫米差距，对保留神经功能而言仍显得杯水车薪。

本章的目标是以特定的大脑高级功能为基础，进一步讨论如何在手术中保存大脑功能，从而提供一个高级的大脑解剖学框架。正如在没有明确的假设时，你不能确定或否定一个想法，如果不尝试将现有数据整合到相干的框架中，就无法构建合适的模型。这一章内容是笔者所知道的第一个在对外科学和解剖学均有用的框架中演示高级大脑功能解剖的尝试，希望这将是对这些模型进行批判性修订和改进的漫长未来的开端。

二、方法和假设

如果留意那些试图总结大脑功能网络中的每一个单独连接的模式图，如运动网络，你会惊讶于它是如此复杂以至于人们无法在日常实践中真正有效应用[1, 2]。此外，大脑的每一个部分与其他部分在微观层面几乎都有一些潜在联系。尽管如此，作为神经外科医生，我们从经验中知道，术中一些明显带有组织损伤性的操作对大脑功能并没有过多的破坏，因此可以肯定的是，这些连接中有许多可能是多余的或者至少是可以弥补的。假设有其他类似的神经元保留下来以弥补损失，那么在大脑的任意地方，所有单个的神经元或小的神经元集合在不造成功能缺失的情况下都可以被切除。

这些网络并没有试图解释人类大脑中相关位点之间的每一个可能的联系，也没有试图囊括在一个或另一个研究中提及的被激活的每一个大脑区域。根据一些研究，基底节、基底前脑、上行血清素能（5- 羟色胺）系统，或者小脑很可能被放入这些回路中。此外，我们必须削减一些部位，我们想要关注什么是维持大脑功能所必需的或核心的。过分坚持对连接主义的严格解释并无益处，重要的是在手术后患者是否具有想要保留的神经功能。

在人类连接组学分割方案（human connectome parcellation scheme）中，我们所有的工作都以连接学为基础。虽然这并不是划分人类皮质的唯一方法，然而它是基于极高质量的数据建立起来的，并且是一种明智的、数据驱动的方案，除了识别新的区域之外，还与许多以前的方案相关联。在第 3 章中可以看到有关的例子，当然要彻底描述这些领域，需要一本专业书籍，而这也并非本书的重点。

因为这些模型是针对临床使用的，而不是关于脑功能的全面图谱，笔者开始遵循以下方式制作这些图谱。

- 利用神经心理学和功能成像学结合笔者自己在唤醒手术方面的经验来创建一个关于神经网络大致应该包含什么的基本概念。

- 我们进行了坐标元分析，以确定在标准化坐标空间中统计激活的位置。这项技术允许我们结合从 fMRI 和临床文献中发表的坐标来制作一张大脑活动的重要位置的统计图。

- 在这个坐标空间中，将人类连接组的分割方案转换为创建分割 ROI。然后，将这些 ROI 与基于坐标的元分析得出的激活估计值进行匹配，根据这些研究确定哪些区域被激活。

- 然后，利用纤维束跟踪成像来识别连接这些区域的纤维。这为网络创建了一个主干。需要注意的是，主干并不意味着我们已经确定了网络中涉及的所有可能的站点。可以肯定的是，人脑高级能力的创造涉及网络之间的相互作用。例如，视觉、语义和面部运动系统之间的相互作用是命名物体的必要条件。

（一）运动网络（图 6-1 至图 6-3）

这个系统是神经外科医生最熟悉的，因为在我们的整个职业生涯中，一直在确保患者肢体运动自如。从基本运动皮质的角度思考对我们来说不陌生也不新奇，然而笔者认为我们大多数人对运动系统的看法还是在某些程度上过于简单，从运动的角度来看高估了一个"四肢能动"的患者到底有多棒，而且在某些情况下，我们使用四肢的目标面临严重风险。简而言之，你不能将运动区与其他部分的网络连接分隔开，使其独自存在并期望保留手部活动，这往往是我们不能解释（在运动区完好的前提下）手臂为什么不能正常活动的根源。

首先讨论运动系统，因为它是许多其他网络的中心部分，因为运动输出对于许多表明它们正在工作的网络是至关重要的。很可能大脑的最核心的神经功能单位必须在某一时刻接触运动系统，以产生临床可观察到的结果，尽管这可能是间接的。对于崇高的思想和边缘系统之下的大多数系统来说，这是一条短而直接的路径，所以在研究其他系统之前，详细了解这个系统是很有价值的。

主要参与者

（1）初级运动区（M_1）：对于大多数神经外科医生来说，运动系统等同于 M_1 和皮质脊髓束，如果有人问，我们会再加上基底节和小脑。这里无须赘述，脑回是运动功能最终效应器的关键，因为它提供了皮质脊髓轴突的大部分而且它的损伤后果在临床上显而易见。

有趣的是，有证据表明，在进化过程中它不是最初的运动部位，因为它来自一个比辅助运动区（SMA）更年轻的谱系，而辅助运动区也参与构成皮质脊髓束。这是合乎逻辑的，因为它在协调复杂的调节运动中起着关键作用，比如手指的交替运动，而对于仅需半侧身体运动的低等动物来说这是不需要的。在笔者看来，它也论证了为什么 SMA 综合征在早期阶段比皮质运动区损伤表现得更严重。

（2）辅助运动区（SMA）：它位于额上回（SFG）内侧面后部，在运动区的前面。数十年来，尽管它在运动规划中的确切作用尚需进一步研究，但其对于运动规划无疑起着重要作用。考虑到在早期阶段 SMA 综合征的严重程度通常是严重偏瘫和缄默症的结合，至少笔者认为可以说它在运动启动中起着重要作用。

有文献表明，在长期的随访中，90% 的情况下 SMA 综合征会好转。根据笔者的经验，它确实有所改善，但是笔者认为在我们从 SMA 区域切除更多的肿瘤之前，一些观察值得我们先暂停下来细究一番。第一，笔者的经验是，恢复并不总是完全的，也就是说，这些患者经常没有达到正常的基线。无论从运动、语言或意志的角度，这些患者都没有达到正常的基线，笔者怀疑在许多研究中这些患者被计算在 90% 的"恢复"中。第二，即使是自由的定义，10% 的患者仍然会永久地左侧偏瘫和（或）缄默。第三，恢复可能包括对对侧运动系统的接管，

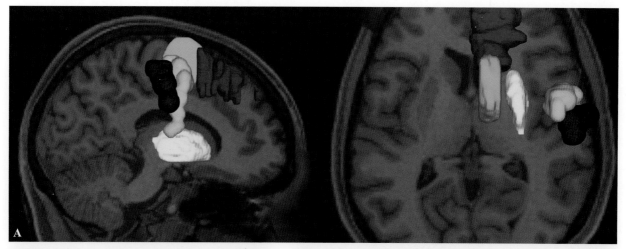

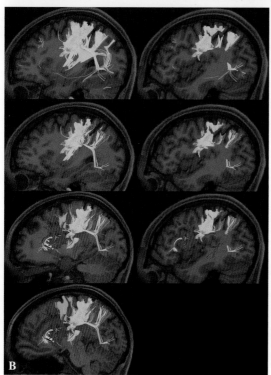

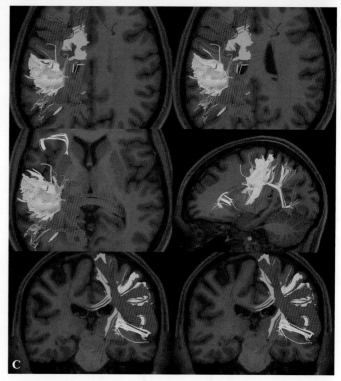

▲ 图 6-1　运动系统的解剖。模型在这些序列图像中以序列的方式逐步建立，这样就可以区分出每个组成部分相对的分布

A. 面部运动区显示用于构建此模式的 ROI 包括面部运动区（浅蓝色）、面部感觉区（深蓝色）、运动前区（红色）和 SMA（绿色）。这些颜色用于地图中相应的区域。B. 网络的构建顺序：①第一组图用浅蓝色表示面部运动区纤维，纤维弯曲的内弯通过下行的运动纤维可以看到弯曲进入界面绕着岛叶运行；②第二组图片用深蓝色表示感觉区增加的交流，这两个区之间的双向通信是惊人的；③在第三组图片中用红色标出了运动前区。值得注意的是，除了与 SMA 的交流是通过 FAT 和运动区，还有一种交流是通过外侧 SLF 和 SMG 绕过岛叶的顶部，黄色纤维突出显示运动前区和基底节之间的交流，这代表了"Broca 区"和左侧基底节之间的联系；④最下面的一组图用绿色表示 SMA。与此网络运行的 FAT 通信垂直于此网络，而纤维则指向界面。C. 网络的最终视图和基底节交流的不同视图

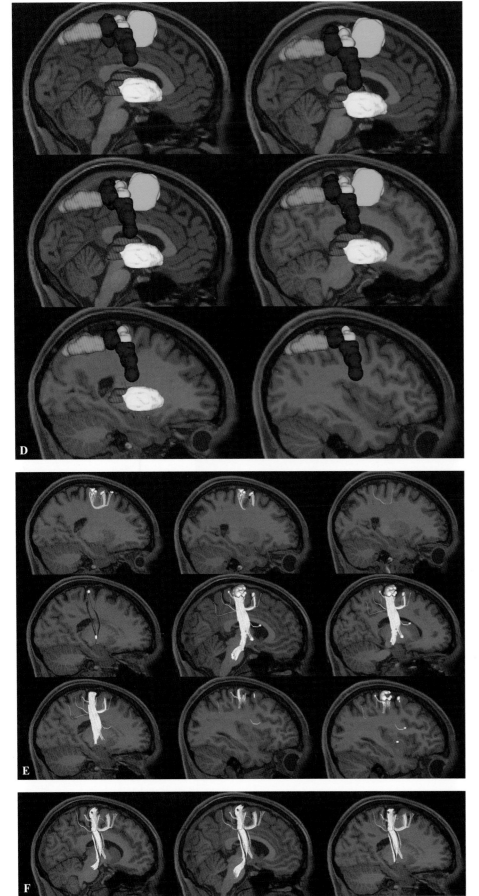

◀ 图 6-1（续）　运动系统的解剖。模型在这些序列图像中以序列的方式逐步建立，这样就可以区分出每个组成部分相对的分布

手 / 手臂运动系统

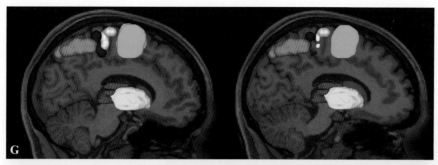

◀ 图 6-1（续）　运动系统的解剖。模型在这些序列图像中以序列的方式逐步建立，这样就可以区分出每个组成部分相对的分布

腿部运动系统

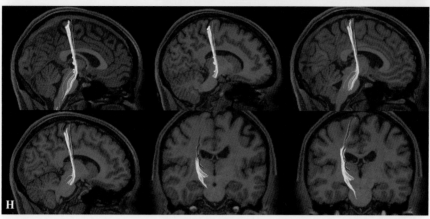

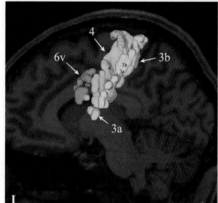

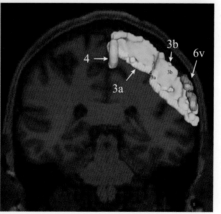

切断胼胝体纤维可能会阻止恢复的发生（详见第17章）。第四，最重要的是在癫痫领域，SMA 是大脑可以牺牲的一部分，然后一直等患者恢复，因为癫痫手术切除的通常是皮质，没有必要按时间表做任何其他治疗。胶质瘤并不仅仅是皮质性的，大多数情况下患者需要进行辅助治疗，这段时间通常比 SMA 综合征的恢复时间要短得多。

在大多数情况下，笔者认为最好是把它留在网络中，尽管相应的切除在整体上并不会产生重大影响，但这也不能证明这样的做法是合理的。

传统上，真正被认为是 SMA 的区域有 4 个：6 前内侧区（6ma）、6 后内侧区（6mp）、额上语言区（SFL）、辅助和扣带眼区（SCEF）。

（3）运动前区（PMA）：在运动区前部额下回和额中回的这些部分，是许多神经功能系统进入运动系统的入口，包括言语、实践和时空系统。

它众所周知的作用是将组织运动信号发送到下游效应器（如运动区），它与其他系统相互作用的一种常见方式是作为一个比较和评估信息的判断者，决定各种信息流通路的相对重要性。

人类连接体数据表明，在外侧人脑凸面的原始的 Brodmanns 6 区可以被看作是三个簇。

• 背侧运动区：位于后侧神经纤维区与运动区交界处旁边的 6 前区（6a）和 6 背区（6d）。

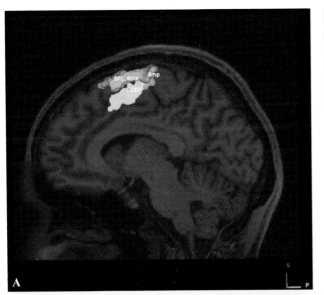

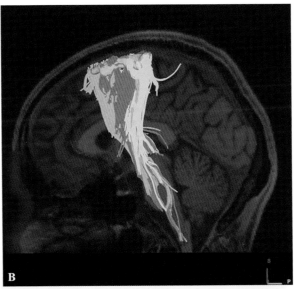

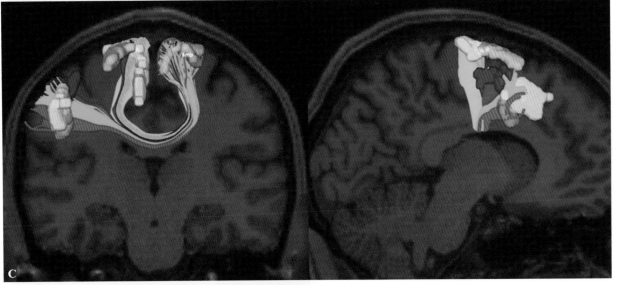

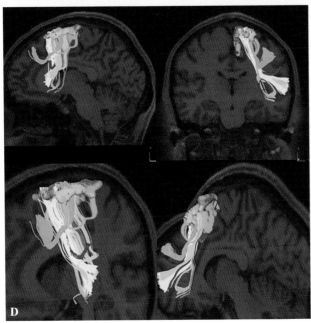

▲ 图 6-2　辅助运动区域的网络图

A. SMA 包含 4 个主要亚区：辅助扣带眼场（SCEF）、额上语言区（SFL）、6ma 和 6mp；B. 显示了这些区域与皮质脊髓下行纤维的连接；C. 显示对侧的 SMA 区域和对侧运动前区的连接；D. 显示了这些区域与 FAT 系统的联系

• SFG 束：它们位于中央前沟，靠近与 MFG 的连接处，包括 55b 周围的额眼区（FEF）和运动前眼区（PEF），55b 区显然是一个新的语言区。

• 腹侧运动前区：包括位于 IFG 的盖部的 6 侧区（6r）和 6 腹侧区（6v）。

(4) 基底节：壳核、苍白球、丘脑下核和黑质是运动系统的主要部分。这不是一本关于运动障碍的书，所以我们将不多赘述回路的直接和间接途径的细节，以及它们在正常运动的调节和运动起始中的作用。如果你的目标是保持良好的运动功能，那么就不

应该仅仅只关注基底节的各个部分之间的工作，尽管在第 14 章中有描述说在特定情况下可以完成。

对于胶质瘤手术的实践来说，更重要的是基底节对运动规划区以及其他区域传入接受的观察，如果破坏运动规划区域，切断它们与基底节的连接，运动回路很可能会受到严重干扰。

(5) 小脑，丘脑 VA/VL 核：要实现协调流畅的运动需要小脑的参与，这是众所周知的事情，无须介绍。大部分与幕上脑相关的是下行皮质小脑束，它与皮质脊髓的 / 皮质延髓的纤维平行并通过丘脑

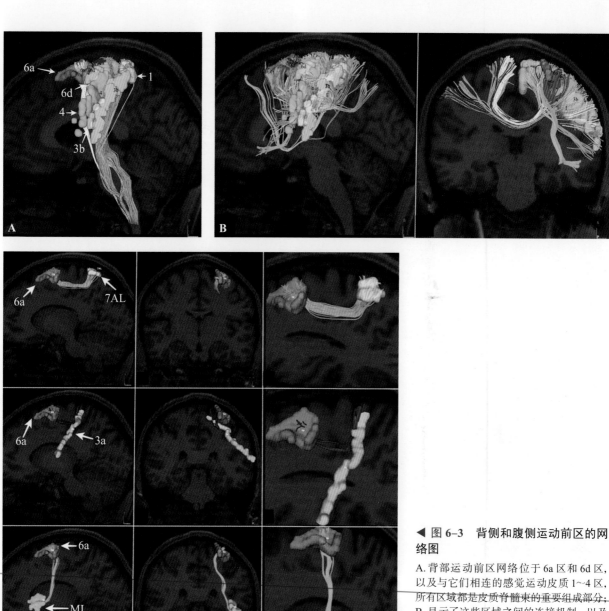

◀ 图 6-3 背侧和腹侧运动前区的网络图

A. 背部运动前区网络位于 6a 区和 6d 区，以及与它们相连的感觉运动皮质 1~4 区，所有区域都是皮质脊髓束的重要组成部分；B. 显示了这些区域之间的连接机制，以及它们在胼胝体之间的通信；C. 显示通过 FAT、胼胝体和交叉 FAT 与 6a 的远处外部连接

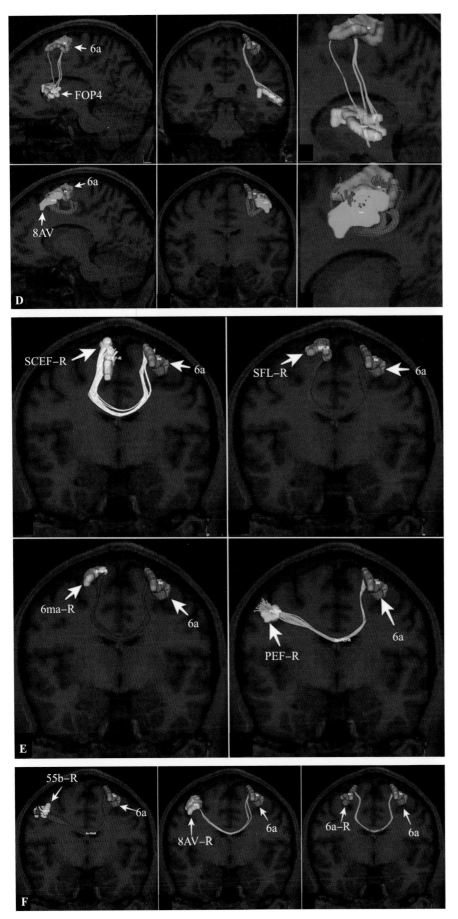

◀ 图 6-3（续） 背侧和腹侧运动前区的网络图

D 至 F. 通过 FAT、胼胝体和交叉 FAT 显示 6a 的远处的外部连接

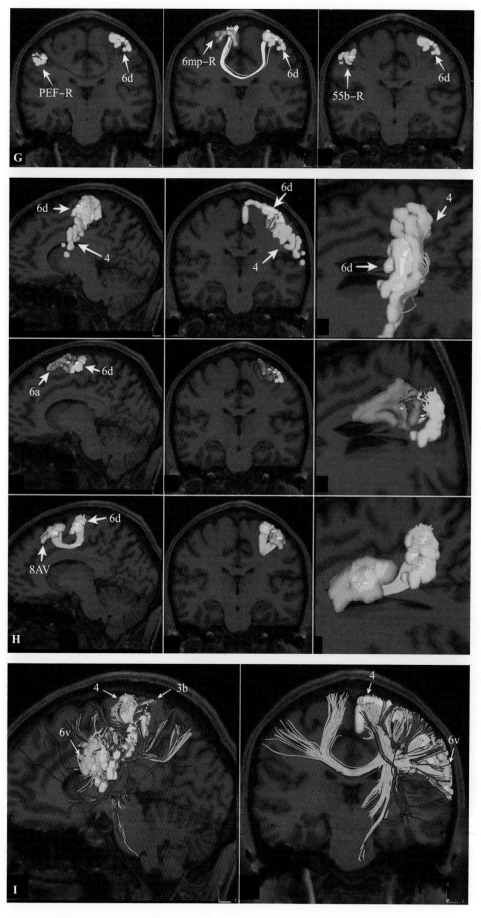

VA/VL 核进入运动单元的上行传入，然后通过丘脑脚向运动系统发送纤维。

(6) 躯体感觉皮质：多年来，在笔者的印象中大脑皮质映射定位找到感觉区域的目的就是清楚地知道哪里是感觉区。显然，最好是避开皮质感觉区，但糟糕的是往往带来腿和（或）手的麻木。笔者怀疑许多人仍在用这些说法来思考，但如果在会议上被提问，没有人可以大声说这是一个好主意。

这个想法的问题在于，中央沟不是脑侧裂或一个深的裂隙，而是运动区和感觉区之间的紧密的双向的通讯。众所周知，本体感觉和触摸是有效控制动作的关键，尤其是手部。让一双无法控制的手保持运动功能，然后为自己鼓掌，这是毫无意义的，因为这相当于"同时用四只手鼓掌"一样。神经外科手术是困难的，我们不应该也不能去纠结于我们造成的所有问题，但同时也不应该忽视它们的存在、拒绝追求更好的结果。

这个事实突出了我们思维中一个关键的缺陷，而这个缺陷只有通过仔细思考大脑连通性的研究才能发现。多年来，我们努力减少对大脑的伤害，并发明了许多技术来减少大脑的损伤。其中的一个方法是利用蛛网膜下腔，另一种方法是使用经脑沟入路来让脑轨迹长度最小化。在许多情况下，经脑沟入路是很有意义的。但是就像所有的格言一样，它们不应该被盲目地应用。切记，脑回的底部不像第三脑室的底部，它具有神经网络，主要是皮质和 U 形纤维。在某些情况下，通过脑回进入中央沟，可能比稍微长一点但不切断感觉皮质和运动皮质之间联系的大脑路径损害更严重，最短路径并不总是最好的。

(7) 顶上小叶和顶内沟组：高级视觉处理一般被描述为从枕叶流出的两种基本路径，即腹侧"what"通路和背侧"where"通路。背侧通路（"where"）在楔前叶和邻近的枕叶经过渐进加工，然后输出到顶上小叶和顶下小叶。虽然这两个小叶都以时空处理而闻名，但是它们在功能上完全不同，因为顶下小叶在系统发育中更新（这些细胞结构区域可能在猕猴和低等猴中不存在），而顶上小叶的损伤会引起一种非常与众不同的综合征，即顶上小叶损害。

由于这个原因，顶下小叶常常涉及其他功能网络。

因为从视觉系统到运动系统的直接输入是比较有限的，顶上小叶可能参与整合视觉、本体感觉和躯体感觉的输入并将这些信息反馈给运动系统，它有助于塑造运动。大量的研究已经将顶内沟及其分支与个人及个人以外空间的映射区联系起来，将其在视觉引导下塑造手部运动，使手在到达、抓握和操纵过程中保持连贯的目标。

顶上小叶的功能似乎是紧密的双向连接，因为它的损伤通常是可以接受的，虽然存在光学共济失调的现象（意思是患者不能准确地将手移动到视觉定向目标），但应该指出这个脑回的部分结构对手的使用可能很重要，我们以前在这方面工作时遇到过患者出现相关协调不佳的情况。

顶内沟及其分支的另一个作用，可能是存储我们的时空地图的地方，除了 SLF 内侧部分的常见位置可能需要经顶内沟，通常情况下我们在选择这个沟作为通往侧脑室入路之前应慎重。

（二）网络的解剖（图 6-1 至图 6-3）

以 SMA 为起点，SMA 纤维以三个主要束的形式离开脑回。外侧束是连接 SMA 和运动前区的 FAT（额斜束），位于额中回（MFG）和额下回（IFG）的后部。中间束垂直下降，形成皮质脊髓束，并与基底节相通。内侧束进入胼胝体，绕着扣带回和扣带。

胼胝体纤维的有趣之处是因为它们混合了连接双侧 SMA 的同型纤维，以及连接 SMA 与对侧 MFG 和 IFG 的异型纤维（称之为交叉 FAT 通路）。笔者怀疑这种途径对于 SMA 综合征的恢复是必要的（它允许另一侧的接管）。这也是笔者认为胼胝体的蝶状胶质瘤很可能仍然不能手术，或至少不能把它们安全切除的根本原因。

FAT 是运动规划系统的一个主要组成部分，因为它是 SMA 和 PMA 联系的主要通路，尽管笔者了解它，但是笔者怀疑这是一个不需要进入运动区就可以导致偏瘫的路径。

运动规划位点是通过垂直的、顶端定向的纤维束来和基底节进行交流的。因此，运动系统的下行纤维通常始于运动区的前面。它们有直接连接运动规划区和运动区的 U 形纤维连接，再经丘脑脚把这些信息带回运动区。

感觉信息可能通过两种途径进入运动网络。首先，中央沟包含了初级感觉区和运动区之间的 U 形纤维通信。其次，顶上小叶和顶内沟通过 SLF 的内侧部分将处理过的信息发送到额中回。

在运动网络附近的手术解剖学

- 运动网络比运动区和运动纤维更广泛，因此运动映射区应该在运动区的前部或后部开始，我们寻找的理想的终点应该结合运动的许多方面，而不仅仅是做出"是/不是"的决策。在某些情况下，不能总是保留本体感受功能，应该根据实际情况做出这些决定，并把运动映射看作是对运动功能各个方面的全面整合的研究。

- 运动系统周围的切口主要是冠状面切口和直切口，它们和运动皮质及基底节、丘脑和小脑源之间的下行和上行路径平行。

- 切断内侧 SLF 会对运动产生影响。

- 如果术者发现自己已经通过侧方进入了侧脑室，那可能需要谨慎。因为有太多的神经纤维束位于这条通路上，至少丘脑上脚可能已被损伤。

两种通路网络：语言、实践和忽视

基本架构：笔者已将这三个网络组织在一起，因为它们在解剖结构和相关的皮质上有惊人的相似之处，更有趣的是在信息处理方式上都有着惊人的相似之处。因此，了解一个系统就可以对其他系统的工作方式有深刻的见解。

笔者推测这种相似性来自于大脑的语义区，即后颞叶和顶下小叶的进化。简而言之，动物心理学长期以来的假设，即有关动物智力可以被准确地描述为全人类智力的一部分的观点是不准确的。在许多认知领域，动物的表现与人类十分相近，而其他领域则大相径庭。这表明，随着进化而增加的智力不仅仅是通过脑容量的增加而实现的，而是通过新的大脑区域和网络的创造。

虽然猕猴有顶下小叶和顶内沟，从细胞结构上看，这些结构与 Brodmann 7 区相似，然而人类的顶上小叶、角回和后颞叶要比猕猴大得多[3]。事实

上，除了额叶皮质的相对大小增加了，这也是与猴向人类迈进最明显的区别之一。因此，许多人的大脑功能都集中在这部分大脑，这并不令人惊讶。然而有趣的是，当猕猴的脑损伤实验未能为失语症或失用症提供一个可以接受的模型时，你也不会感到惊讶。值得注意的是，猕猴的皮质损伤也不能模拟人类的半损伤，因为它的顶叶损伤只能导致类似顶上小叶损伤的视神经共济失调样综合征。

三、语音网络

几十年来，我们被教导从 Broca 和 Wernicke 两个皮质区域来观察语言，这两个区由与重复有关的弓状束连接。就像许多持久但不正确的模型一样，该模型具有一定的预测能力，因为在正常人群中这两个区域是语言网络最突出的部分。因为它的预测通常是正确的，也让我们更加确认我们的信念。然而，当进行严格审查时这个模型无法被利用，特别是当用于胶质瘤手术时，胶质瘤的功能是移动的，而皮质解剖是一个很差的功能解剖预测模型。在神经外科中，除了 19 世纪的骨蜡外，笔者想不出到现在仍在日常神经外科实践中使用的其他东西，现在是时候把这种模式淘汰掉，因为它很危险。

从几十年前的失语症的研究中就可以很明显地发现，语言障碍远比这些简单的预测模型复杂，尤其是语义语言问题（命名困难）常常使语音语言问题分离（语言错乱、失语症、持续言语等问题），它们往往以类似的方式在自己的领域中退化。尤其是与痴呆相关的失语症，其中原发性非流利性失语症是阿尔茨海默病的原型，以及语义性痴呆（一般的失语症和语义知识的丢失但保持流畅性）是额颞叶痴呆一种已知的亚型。

细致的定量研究表明，在邻域缩减模式下，语音网络和语义网络的对比中，语音倾向于退化。这意味着语音常常聚集在音素和（或）语义概念紧密相连的邻近区域，渐进的非灾难性的破坏是通过集群变得更加丰富和狭窄表现出来的。在语义丢失中，这表现在会把锤子描述为"工具"或"东西"，表明这些想法被聚集在一起，患者已经失去了在邻近区域中细分概念的能力，或者他们从其他完整的

邻近区域汲取想法。在语音问题中包括了语言错乱，即无论哪一个音位的丢失会导致它被一个相近音位替换（例如把"ball"叫作"pall"），这表明语言错乱不是随机的。

（一）言语 vs. 语言 vs. 语义

有关语言解剖学讨论的令人费解和困惑的重点部分是值得讨论的。毫无疑问，人类交流的最终产物需要众多系统的相互作用，包括面部、舌头、上腭和喉部的运动系统、视觉和听觉系统、意义和语义功能系统，以及执行控制和言语记忆的高级认知系统。很可能，这些系统中许多都依赖于躯体感觉和本体感受输入，除此之外也涉及顶叶区域。因此，任何关于这个话题的讨论都需要从以下观点开始，即术语中的"说话"可能是在躯体感觉、本体感受和听觉输入的引导下，通过面部、舌头、上腭和喉部肌肉之间的运动相互作用来产生语言。术语"语言"指的是认知系统和语义系统之间的相互作用，从而决定言语的内容。语义功能的能力是根据意思对词语进行分类，显然它是语言系统的一个关键方面，也是理解的关键，而理解力和语言是紧密联系的，但很明显它们是可以通过一些损害分开的。

很明显，术中映射定位对于识别和保存语言区域是非常好的。直接电刺激引起的语言停止可能会干扰语言运动的产生。研究命名和命名障碍更接近于我们所说的学术语言，但显然这不是语法，也不是真正深入到言语的认知层面。语言也有可能比言语更具冗杂性和适应性。无论如何，重要的是我们开始把言语和语言区别开来。

（二）主要的参与者（图 6-3）

语义领域

这个主题将在本章和其他地方不断重复，在众多网络的中心，这些区域组成了一个紧密相连的局域网。它的功能可能是大脑积累的概念仓库，它可以利用这些概念来完成像说话、找到工具或者找出你周围事物的形状的更高的能力。认知神经科学将这种记忆称为"语义记忆"，考虑到它靠近颞叶，以及它在根据经验存储信息的作用，这种记忆可能是有用的，但是这也会让人困惑，因为它们不是明确

的记忆，例如如你的幼儿园老师是谁、"鸟"这个词的意思、创造这个词的音位、鸟长什么样以及关于鸟的事实（或者至少和储存这些想法的地方有关）。

值得注意的是，关于邻域密度的神经心理学观察突出了一个观点，即在语义存储中存在多个位点。事实上，在语音映射中经常会出现这种情况，在这里常常会发现多个命名位置，并且可以跨越后颞叶的一个重要区域。在得出阴性结果之前，它提醒你需要对可疑站点进行多次测试的想法：仅仅因为"球"没有储存在那里，并不意味着其他词语也没有。

大脑的语义区位于颞上沟（STS）后面和颞中回（MTG）的 HCP 区域 STSdp、TE1p 和 PHT。需要注意的是，这些并不在语义通路中。

(1) 运动前区：如果用足够的电流刺激左侧运动前区的腹侧，就会导致语言障碍。通常情况下，这个部位在大多数人的额下回后部，但重要的是不要仅根据脑回解剖就假设它在那里，特别是对于胶质瘤患者。

这个区域向运动区发出指令，告诉它是用面部、嘴、舌头、咽部和喉部的哪些肌肉发出声音来组成语音。然而，双重路径表示，运动前区在把双模型变成连贯语言时，它可能起到纠正或比较的作用。

(2) 基底节：无论他们是否完全认同这个想法，但每一个造成 Heubner 动脉梗死并导致尾状核头受伤的人都有基底节在语言中起作用的想法。尾状核缄默症的不断改善表明这是可以补偿的，也提示我们，在我们的网络中我们应该考虑基底节。

(3) SMA：缄默症是 SMA 综合征的一个显著组成部分，是指完全或近乎完全不能说话（与失语症相反，失语症患者通常会说话但说不好），强烈地暗示了 SMA 在产生意志性言语中的作用。

(4) 运动和感觉区：除了明显的需要移动嘴和舌头来说话之外，最近的研究已经将这些脑皮质与语言产生的一些认知方面联系起来。运动区和动作动词的产生有特定的联系，这是令人惊讶的但又合乎逻辑的，因为它是行动的地点。注意，SLF 直接运行在这两个区的下面。

• 55b 区

这个区域位于中央前回，在 MFG 的后面，它

主要强调了 HCP 的分割工作，显然是一个与语言相关的区域。目前认为它是喉部的运动区。

值得注意的是，视觉网络是高度双向的，脑胼胝体后部的 2/5 负责确保这一点。笔者相信这对于理解 IFOF 的基本部分是很重要的。

- 听觉网络

颞上回（STG）和颞横回这个系统与语义区和 44 区直接相连。显然，它在理解中有作用，但是，它与 44 区直接相连表明它在调节说话的音调和音高方面有一个更复杂或者是更有趣的作用。

- 8C 区和 IFJa 区

在 MFG 和 ISF 后面的这些区域可能是执行控制型区域，这些区域显示出与其他语言区域的联系，并提出了一些关于它在语言产生中的作用的有趣问题。

- 顶叶

Geschwind 首次提出了人类语言映射区这个区域，它在语言中的作用尚不清楚，甚至卒中数据都可能来自于 SLF 弓状系统的损伤。我们的数据表明，几个顶叶区域包括角区 PFm（2 倍于 DMN），顶叶沟区域 AIP、SMG 区和侧裂周围语言区（PSL）都在语言产生中起作用。是否有必要为语音产生或更复杂的功能提供感觉整合到目前还不清楚。

四、网络的解剖

（一）双流模型和限制（图 6-4）

观察发现，额颞叶痴呆患者通常会发展为一种流利但不理解的语言障碍，这种语言障碍定位于左颞极，以猕猴视觉处理的双流模型为模型，开始了一系列的努力来定义语言的"双流"模式（尽管这个模型不能很好地解释人类视觉处理的特征，例如与两股神经束平行的明显的外侧枕叶系统，以及通过 VOF 神经束紧密相连的背侧和腹侧神经束）。加上颞叶切除术所见的语言缺陷，最初归咎于海马，在激光消融这一结构后，现在必须将其归因于手术中被切除的部分，以及通过直接电刺激清醒的大脑来显示岛叶下区域的异常事件。我们的模型显然需要改进，以解释这一区域的某些结构。

没有人怀疑 SLF/ 弓状复合体及其成分在左后

IFG 和左后颞叶的作用，模型的不同之处在于它们假设的腹侧流通路的性质，通常被称为语义流通路。至少在笔者参加过的讲座中，已经提出了各种双流模型，可以总结如下。

（二）Duffau 模型（图 6-4）

腹侧流通路由 IFOF 承载，IFOF 将语义信息携带到 IFG，而颞极的贡献最小。

（三）Mesulam 模型（图 6-4）

腹侧流通路涉及视觉系统和颞极之间通过 ILF 的通信。这通过钩束与 IFG 沟通。

（四）Catani 模型（图 6-4）

后颞叶的语义区通过 MTG 中的一系列局部纤维与颞极进行通信。颞极通过钩束与 IFG 通信。

（五）我们自己的模型

语义任务中激活位点的 Meta 分析（需要根据意义对对象进行分类的任务）中，激活左侧 STS（STSdp）和后部 MTG（TE1p、PHT）中的预期区域，还有 44 区、8C 区、55b 区、顶叶区域 PFM 和 AIP 以及 SMA 区域。这些都可以很容易地显示为弓形束和上纵束直接连接（图 6-4）。我们没有发现语义功能中颞极被激活的报道。

听觉系统涉及大 Heschl 区和 STG（图 6-4），这是与语义系统平行的 44 区和其他语言区的直接连接。它还通过一大束 U 形纤维直接连接到 STSDP（图 6-4）。

我们没有发现任何语义区域与颞极之间的直接联系，也没有发现 IFOF 和语义区之间有任何联系。这些联系很有可能太小了以至于无法通过纤维束成像检测到，但是很难假设说，这些联系真的是如此重要的语义路径，以至于它的丢失会导致功能缺陷，因为我们正在使用的高质量 HCP DSI 数据也可以检测到如此多的大型纤维束的连接。也很难假设多连接路径与单连接路径并行运行就可以实现相同的基本输出（语言），因为这样的双路径随时可能会关闭。虽然这两个论点都不是不可能，但在笔者看来似乎不太可能，因为与已被证明是可靠的关联观察相比，这些解释是不完善的。

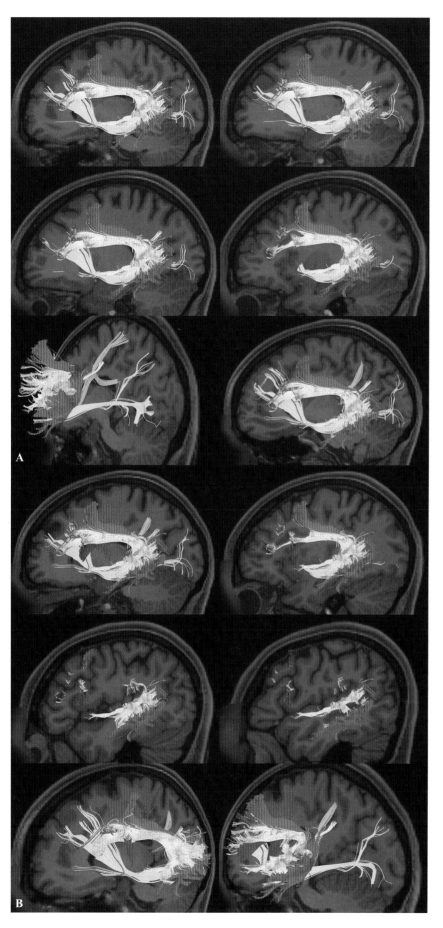

◀ 图 6-4　语言网络的网络图
A. 图片展示了针对双流语言模型的建议模型；请注意，所有模型都同意 SLF / 弓状系统在语言的音位和句法方面的作用，并且仅在其提议的语义转换机制上有所不同；B. Duffau 模型提出了 IFOF 的语义路径

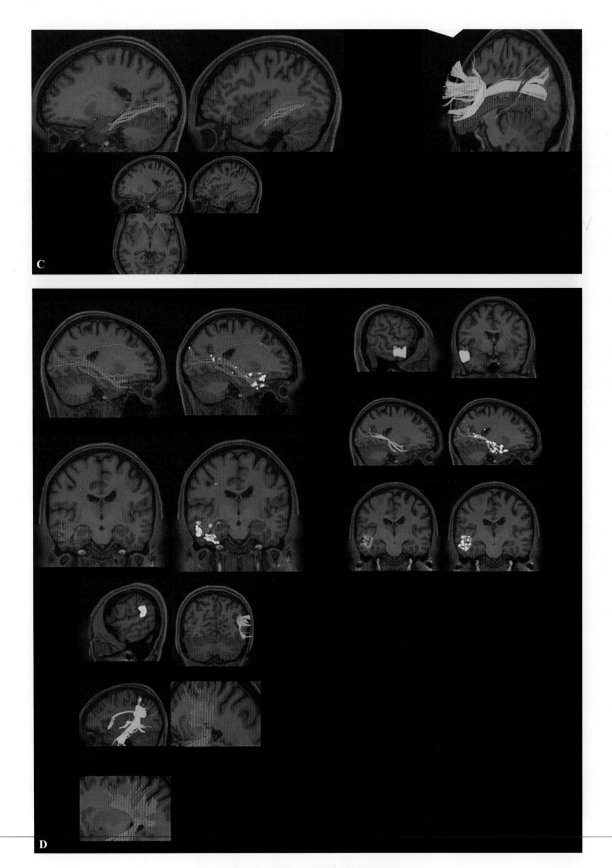

▲ 图 6-4（续）　语言网络的网络图

C. Mesulam 模型假设这"一流"首先涉及通过 IFOF 视觉转移到颞极，然后通过钩束转移到 45 区；D. Catani 模型表明，语义信息通过颞中回的小束流向颞极，然后通过钩束与 45 区通信

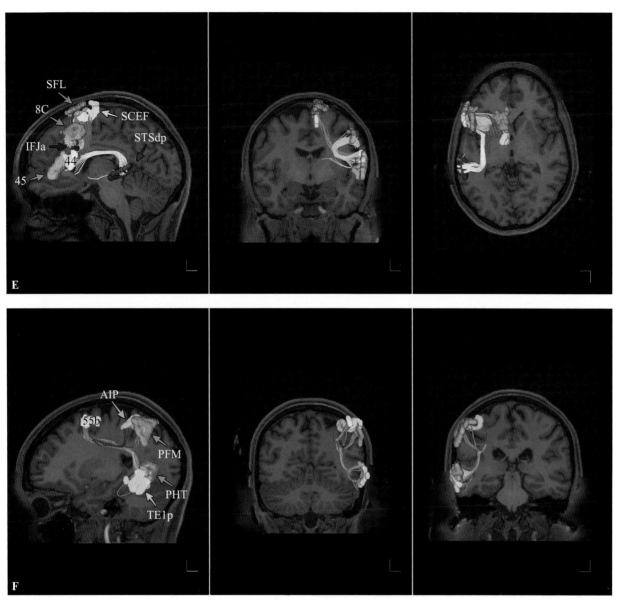

▲ 图 6-4（续）　语言网络的网络图

E 和 F. 我们基于 Meta 分析的模型提出了一种不同的机制。语义区域似乎位于后颞沟（STSdp）和后 MTG（TE1p、PHT）中，它们分别通过弓形（44）和 SLF 第 2 部分（55b）与 44 区和 55b 区通信。注意区域 8C 和区域 S 的连接。我们找不到任何证据表明这些区域与颞极或 IFOF 的纤维有任何直接通信，这表明主要语义路径已连接到 SLF 系统

1. 颞极在语言中的作用

图 6-4 显示了 MTG 前部 TE1a 区的静息状态功能连接图，表明 MTG 和颞极有一小条带，似乎在功能上与 STSdp 语义区和颞极相连。有趣的是，这些区域似乎也在 DMN 的同一波长上发射。我们已经研究过这些区域，它们似乎在言语工作记忆和记忆提取中发挥作用。人们越来越多地认为 DMN 在语言的某些认知方面起作用，因此可以解释这一点。它还认为，虽然这些区域可能在语言处理的认知方面发挥作用，但它们不是一个流通路，因为没有串行视觉处理意义上的信息流通路。

那么 ILF 和 IFOF 呢？显然，这些连接到有趣的区域，如颞极（ILF）（图 6-4L）和 45 区（IFOF）的 TGD。虽然这些都是流"通路"思想中有趣的想法，但问题在于细节，因为这些连接几乎完全将这些区域连接到 $V_1 \sim V_4$ 区域，这是早期的视觉处理区域。在笔者看来，像语言这样的高级功能不太可能利用诸如线条方向（$V_1 \sim V_4$ 的分辨率级别）这

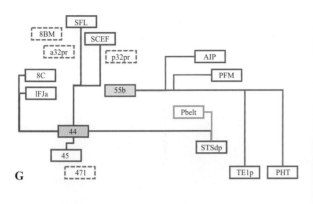

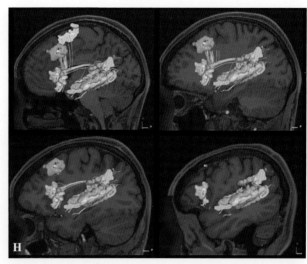

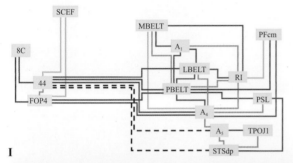

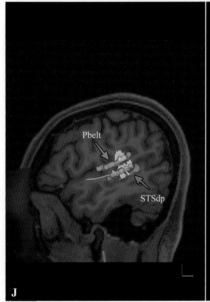
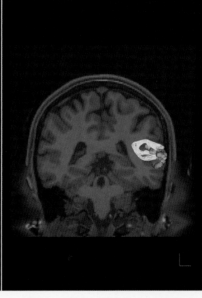
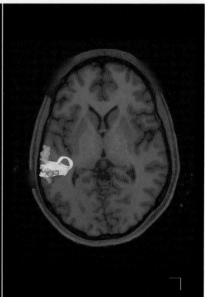

▲ 图 6-4（续）　语言网络的网络图

　　G. 这些联系的地图显示了语义区域的主要联系。H. 听觉网络还具有与语言区域平行的一组连接。I. 听觉网络图。J. 该图像表明，岛叶下区域包含 Heschl 回中的 p 带与 STSDP 之间的通信、STS 中的一个语义区域

样的视觉信息来命名对象并赋予意义。更好的解释是，这些区域在视觉处理中起着自上而下的作用。至少它严重质疑了"流通路"的概念。

　　2. 应用语言功能的机制（命名、阅读和书写）

　　命名涉及视觉到语义再到语言的转换。最可能的通信点涉及视觉集线器 FST 和 PH 之间的通信（图 6-8），以及它们的邻近结构 PHT 和 TE1b 之间的通信，还有 FST 和 PF 与 SLF 系统的连接。

　　阅读（图 6-5）使用与命名类似的视觉与语言连接，但笔者发现纯词汇处理地点通常比语义地点更靠后也更靠下。枕颞叶系统和腹侧视觉通路似乎与此密切相关，在某种程度上，命名与此联系较少。

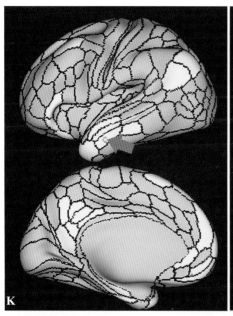
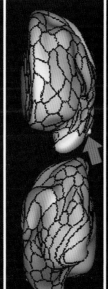
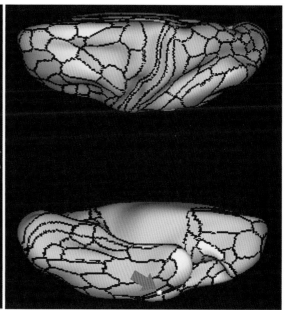

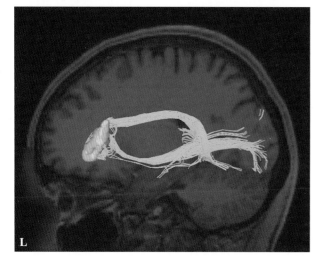

▲ 图 6-4（续）　语言网络的网络图

K. 静息状态功能连通图，显示与颞中回前部 TE1a 区共同激活的区域。这张地图表明，颞极和前 MTG 与语义区 STSdp 和 45 区共同激活，这将支持 Catani 模型，但它也与 DMN 的区域密切相关。结合观察这些区域在语义任务期间不激活，而是与语言记忆相关的任务，我们估计前颞区的作用比仅仅是第二个流通路更复杂，并且可能是默认模式系统的一部分。L. 颞极区 TGD 和 45 区的地形图显示，这些区域通过钩状连接，并通过 ILF（TGD）和 IFOF（45）连接到枕极。虽然这似乎支持 Duffau 或 Mesulam 模型，但重要的是要注意，这些连接几乎完全与 V_1～V_4 区域有关，V_1～V_4 是非常早期的视觉区域，这表明这种关系比仅仅是视觉到语义传递要复杂得多

　　显然，书写是一项不同的任务，它涉及不需要视觉输入的文字到字形的转换。它可能产生于语义系统，其方式类似于自发言语，并与下文讨论的实践系统相辅相成。

　　3. 语音网络附近手术的影响

　　• 在这一点上应该很明显，语言网络是非常广泛的，因为大脑的许多部分需要相互作用。通信以执行语言网络的所有潜在动作，这就是为什么言语任务值得在大脑的大部分部位进行测试的原因之一。

　　• 语言网络在左侧岛叶胶质瘤的手术中占主导地位，因为这两个网络都非常接近岛叶的边界。

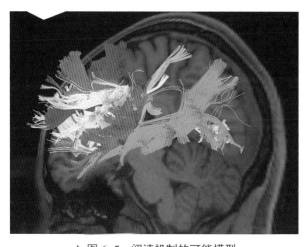

▲ 图 6-5　阅读机制的可能模型

注意通过枕颞系统的腹侧视觉流通路的贡献。请注意，此模型基于 Duffau 模型

- 失读无失写综合征，即枕叶损伤合并胼胝体压部损伤导致不影响书写而不能阅读的失读综合征，与视觉分离机制相同。笔者发现这似乎是由于交叉语义环的影响。

- 虽然在大多数人中，语言是典型的左侧功能，但网络是双侧的，至少有运动和视觉系统的互连（即使语言来自左侧，但也需要舌头和嘴巴的左半部分和右侧一样正常运动才能说话）。因此，虽然这在右侧语言患者中更为紧迫，但网络应该在两边都进行研究。

五、实践系统

失用症在大多数人中是一个左侧问题，它在很大程度上与失语症聚集在一起。因此，不费吹灰之力就可以得出这样的结论：实践可能发生在类似的环路中，并在类似的网络上工作[5]。

自从早期的描述以来，失用症通常按以下方式进行分类。

- 概念性：无法计划和排序多步骤任务，非常典型地与弥漫性大脑疾病（如神经退行性疾病）相关。

- 意识运动：不能计划和执行单步运动任务，这不是由于视力障碍、运动无力或其他混淆性缺陷造成的。不能使用锤子就是一个例子。

- 肢体运动：传统上，不能准确地执行超负荷学习的精细运动任务。

概念性失用症没有被很好地理解，除了最具侵袭性的胶质瘤之外，通常它无关紧要，所以笔者不会试图在我们的模型中解释这一点[5]。

否则，笔者将放弃这个分类，因为它通常对大多数人来说是令人困惑的，我们大多数人认为的失用症，基本上是意识运动性失用症。在意识运动性失用症中，有多种类型，这些类型可能对机制更具信息性。这些包括不能模仿其他动作的失用，阻止在没有设备的情况下使用假想工具的失用，不使用实际工具的失用，以及所有这些都受到损害的全局失用。

有趣的是，最近的研究已经将实践最初是如何发生的分成了两个相互关联的机制。

- 机械知识：这是关于物体形状、物体物理性质和机械角度的观察的集合。例如，经验告诉我们，平刃的坚固装置可以装进螺丝头，然后旋转螺丝。这就是我们如何计算出类似性能的替代设备可能解决这个问题，以及我们如何放弃使用一张纸或牙刷来解决这个同样问题的任务，因为他们缺乏合适的形状和硬度来完成这项工作。机械知识是我们用来解决问题的事实的集合。

- 功能知识：这是关于工具和操作以及它们是如何工作的事实的集合。例如，即使我们不在这个设备面前，我们大多数人也能用语言来描述螺丝刀是用来拧螺丝的，或者是如何执行军礼的。换句话说，这是关于工具和操作的语义知识。

有趣的是，机械知识和功能知识的问题可以双重分离。一个例子是，患者不能描述工具的作用，也不能模仿它的用法，但他们能够在工具实际存在的情况下使用工具（因为他们拥有导航任务的机械知识）。相反，有些人可以说出工具的名称并描述工具的用法，但不能成功地使用它。

网络解剖（图 6-6）

实践相关活动的最终共同途径是运动网络，特别是手部运动区。这个网络的关键枢纽似乎是顶内沟，它通过 SLF 与系统的其余部分通信。有趣的是，额叶的目标是 44 区和 8C 区，这使得它与语音非常相似；然而，它的 SMA 组成区域是 6ma，而不是 SFL。

在 Praxis 网络附近手术的后果

- 在大多数情况下，节省语音就意味着节省实践，因为网络是如此紧密地联系在一起。值得注意的是，失语症或失用症可能导致映射任务的配合不佳，手术期间应考虑这一点。

- 实践功能主要源于顶叶，即使语言映射是否定的，也应该在这些区域进行测试，因为皮质位置可能不完全重叠，结果可能是微妙的。

六、忽视网络

忽视，我们都知道它是什么，但很难确定一个符合其所有特征的定义。事实上，在思考如何命

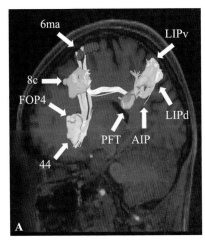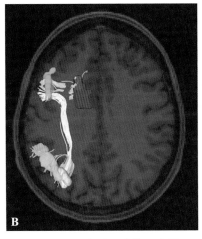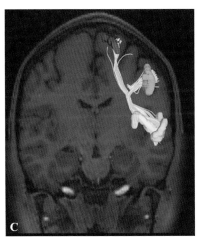

▲ 图 6-6　实践网络的网络图

它是一个基于 SLF 的左侧网络，主要涉及顶内沟和许多语义 / 语言类型区域，如 6ma 区、44 区和 8C 区

名这个网络时，笔者决定忽视它，因为它不是一个纯粹的时空问题，尽管肯定涉及时空问题，它也不是纯粹的注意力问题，尽管这个问题显然涉及注意力。笔者认为，最好不要试图过于简单地描述忽视功能在普通人身上所起的作用。

首先，重要的是要跟上我们对忽视的理解的最新进展，也就是它不是什么。首先，它不是消退，这意味着当出现同侧刺激时，不注意对侧的刺激。在较大的病变中，消退伴随着忽视，但两者被发现是双重分离的，因为消退是顶上小叶的问题。它也可能不是线偏分测试的同义词，后者也与忽视双重分离，并更多地定位于视觉处理区域和角回，可能导致人们看到线的左边比右边短。这些症状与忽视的频繁共存很可能是由于这些区域的物理位置接近，通常位于同一血管区域内。

真正的忽视是一种半侧空间注意力不集中综合征，表现为运动和（或）感觉形式。感觉注意力不集中的形式有几种亚型。一种形式被称为以自我为中心的忽视（或者称为空间中心忽视），这是我们通常将其与忽视联系在一起的一种形式。这些患者忽视左半脑空间的物体，无法阅读页面左侧的单词等。另一种形式是局部中心忽视（也称为以对象为中心的忽视）。这种类型的患者并不是单纯的忽视整个左侧，而是忽略了物体的左侧。有趣的是，这些患者会忽略对象的左侧，即使它被放在右侧视野内，这强烈表明存在一种双重路径，既从相对于个人的坐标系上的自我中心的角度来处理时空意识，又从非自我中心的角度来处理时空意识，其中将单独的对象作为整体实体来分析，并且坐标系相对于对象进行分析。重要的是，一篇文章将以自我为中心的忽视与 SLF/ 弓形复合体联系起来，将非自我中心忽视与 IFOF 联系起来。此外，以前关于忽视的文章已经证明，卒中引起的忽视的恢复取决于脑室周围白质损伤程度，这提示忽视与白质网络疾病密切相关[3]。

关于忽视的侧别 [3, 6, 8, 9]

虽然左侧损伤可以导致忽视，特别是丘脑，但忽视绝大多数是右侧问题，特别是关于顶叶的皮质损伤。最简单的第一个想法是，这是一个右侧的网络，这就是为什么右侧受伤会导致问题，好像疑惑就解除了。但这样看待这一点的问题是，与语言不同，语言实质上是偏侧化的，以至于涉及两侧的单侧损伤（失语症患者不能用嘴巴的左侧说话），右侧的单侧损伤只会导致左侧忽视，而不是忽略两侧。这有力地辩称，网络在某种程度上是双边的，但右侧占主导地位，如果它的功能受损，左侧无法弥补。

笔者将要提出的一个有趣的假设是，忽视系统是 SLF 和 IFOF 在低等动物中的最初用途，随着言语和实践的开始演变，它们开始将忽视系统从这些区域挤出，如果向下倾斜，最终留下一个无法补偿右侧的左侧。显然，这很难证明，但这是一个有趣的想法。

到底什么是忽视

显然，最容易的事情是将该网络称为时空网络，因为它可能部分是由于未能传输关于自我中心和(或)非自我中心网格上的 3D 空间的坐标的信息。但是，一些丘脑或内侧额叶损伤患者存在忽视，这让人怀疑没有注意力的成分。此外，顶上小叶类似地处理背侧视觉流通路，它不仅与顶下小叶 /STG/ MTG/ 角度系统的双通路模型平行，而且它（SPL）通常也能耐受一些损伤，而不会导致像更外侧的系统那样严重的临床症状，因此这是一个纯粹的时空系统的想法受到质疑。

笔者认为，在缺乏关于这个问题的确切解剖的更多信息的情况下，我们看待这一问题的最佳方式是，顶颞交界处的这一部分涉及从复杂的多模态和关联皮质的比较信号的转换，关联皮质提供各种类型的视觉输入（包括方向性、运动、旋转等特定神经元）、听觉输入、躯体感觉、小脑、本体感觉（创建网格所需的眼睛、头部、颈部和手臂位置数据）的处理，将这些信息转换为与有效交互所需的更简单的输出。

关键区域

• 缘上回

这是不一致的；然而，它很可能是网络的一部分，特别是代表着 3D 空间的自我中心。

• 颞上回 / 颞中回

这些脑回通常是语义网络的一部分，语义网络可能执行与左侧类似的转换，只是对象识别被转换为以该对象为中心的坐标，而不是像左侧那样创建名称。

• 运动前区

这些是 SLF 网络的主要连接部分，笔者在这些大脑皮质中发现了目标抵消任务的忽视部位。

• 丘脑

丘脑的损伤和病变会导致忽视综合征。这有力地表明了丘脑在将注意力资源分配到不同的感觉方面的作用，而丘脑的损伤可能会导致资源的错误分配。

• 网络（图 6-7）

我们对已发表的忽视研究的损伤模式进行的 Meta 分析显示，右脑灰质和白质区域在统计学上存在关联。追踪白质区域，显示它们都在 SLF/ 弓状系统中，并且它们都可以追踪到感兴趣灰质区域中相同的灰质区域。

最后的网络相当有趣。首先，我们将其与下面描述的 VAN 和 DAN 进行比较，发现虽然在点上有一些重叠，但它们不是相同的区域，忽视存在它自己的网络。该网络包含在语言系统（STSdp、AIP）、听觉网络（A$_4$）、中央执行（又名控制）网络（PF、46、p9-46v）、感觉运动网络和梨状皮质中看到的语义系统的组成部分。这强烈地表明，忽视是由于

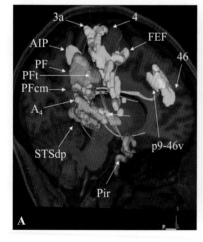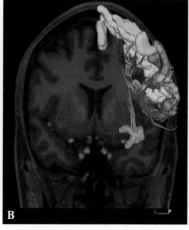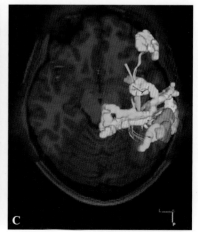

▲ 图 6-7　忽视网络的网络图

这些领域显示了对忽视患者研究中通常报告的领域进行 Meta 分析的结果。该网络是其他各种网络的组成部分的独特组合，如中央执行网络（PF、PFt）、感觉运动网络（3a、4）、听觉系统（A$_4$）、语义系统（STSdp）、额眼区（FEF）、执行区域（46、p9-46v）和梨状皮质（Pir）。它与注意力网络的实质性重叠的相对缺乏是很有趣的，并且表明它的作用是跨模式的结合，而不仅仅是注意力

SLF/ 弓状系统的网络受损造成的，该网络将感觉功能绑定到一个连贯的现实中，供执行系统利用。

七、视觉系统

视觉系统的整体组织（图 6-8）[10] 可以描述为枕叶中的四个基本簇：早期、背侧流通路、腹侧流通路和外侧系统，以及它们与大脑其余部分的联系。高等哺乳动物的视觉信息离开视觉皮质，以两条流传递到其他网络中，这一点已经在之前就已广为人知。腹侧流通路或"what"通路处理与物体识别相关的信息。

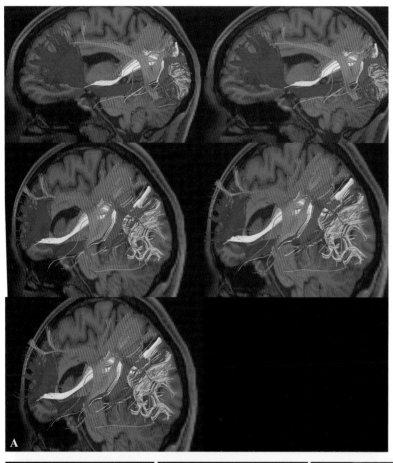

◀ 图 6-8　视觉系统的网络图

A. 整个系统的概况。小型世界网络典型区域之间广泛的网络本地互连。请注意，垂直枕束（VOF）连接腹侧和背侧流通路。还要注意流出通讯路径：MdLF，IFOF 和 ILF，以及与 SLF 通讯的某些区域。枕颞系统（OTS）是大型 U 形纤维的串行连接的集合，这些纤维将腹侧流连接到颞叶后部。
B. 研究将视觉系统与大脑其余部分连接的通路和视觉区域是最有趣的。该图像显示了与 $V_1 \sim V_4$ 的连接，其中包括 IFOF 和 ILF。令人惊讶的是，大脑的很大一部分与视觉通路的最早步骤相连接。C. 背侧流通路位于上枕叶的内侧和外侧交界处，流出 / 通信非常复杂，包括 MdLF 和 IFOF 流出 / 通信，以及通过 VOF 与腹侧通路的通信

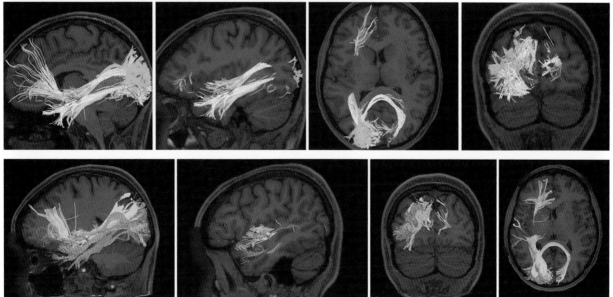

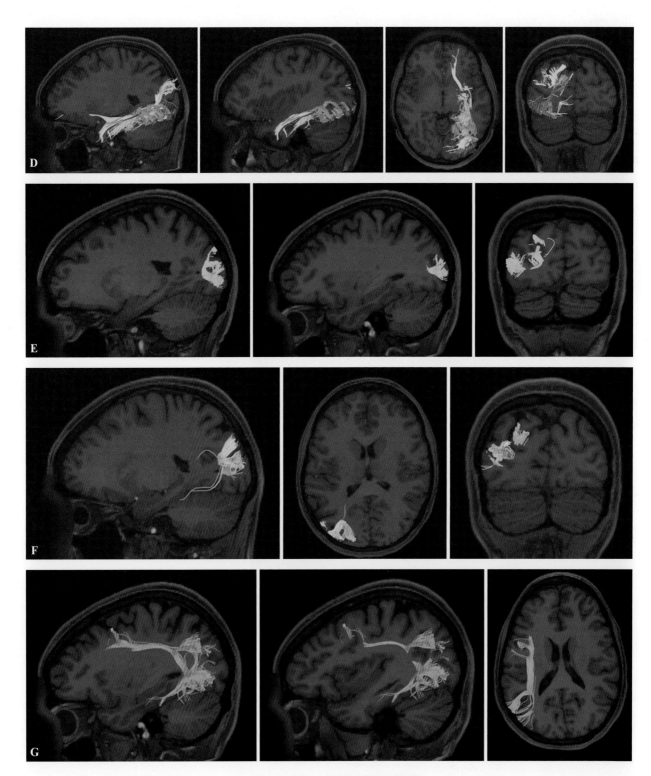

▲ 图 6-8（续） 视觉系统的网络图

D. 枕叶基底部的腹侧流通路区域主要通过 OTS 进行通信，但也通过 ILF 进行通信，并在一定程度上通过 IFOF 进行通信；E. 外侧枕叶是典型的小世界网络，这些是来自枕叶外侧区域 V3cd 的纤维束示踪图像；F. LO3 表明，大多数区域主要是与其相邻区域进行通信；G. 相对应的枢纽区域 FST

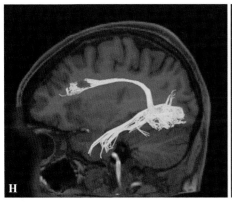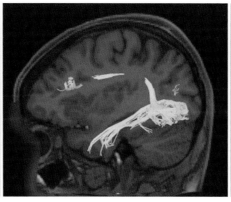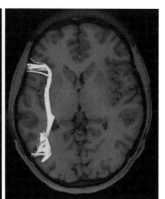

▲ 图 6-8（续） 视觉系统的网络图
H. PH 展示了广泛的连接

背侧流通路或 "where" 通路处理与物体位置有关的信息。

对于人类来说，很可能这个基本的双流模型需要进行一些修改。首先，枕侧系统只与任一流部分相关，包含众所周知的区域（如 MT 和 MST），以及高度连接的枢纽（如 FST 和 PH）。其次，这两个流通过垂直枕束或 VOF 高度相连。因此，我们利用惯例，但理解现实要稍微复杂一些。

从单纯解剖学的角度来看，视觉系统的内部联系和功能连接图是相当枯燥的。它是位于同一脑叶的 U 形纤维连接到相邻区域的一片区域，所有这些区域的时标都是相似的。换句话说，整个枕叶一起发出纤维。它的局部解剖是非常有趣的：它是四个小世界型模块的集合。基本上来说，这些区域是相互连接的，少数中枢区域与大脑的其他部分高度互连。在本讨论的其余部分中，我们将重点介绍外部连接和枢纽。

早期视觉区域

$V_1 \sim V_4$ 覆盖枕叶内侧面。它们主要通过光辐射接受来自 LGN 的输入，并通过相同的基本通路进入丘脑后脚与丘脑枕有广泛的相互联系。

最有趣的是枕叶通过 IFOF 和 ILF 与额叶和颞叶的较高认知区的相当一部分的通信是到 $V_1 \sim V_4$ 区的。最合理的解释是，这在某种程度上与视觉处理的自上而下的控制有关，但它仍然是神经科学的一个迷人之处，以非常原始的水平看待视觉输入的区域与人类认知的一些最抽象的区域存在直接沟通。

1. 背侧流通路

"Where" 通路包含 V3a、V3b、V_6、V6a、V_7 和 IFS 区，以其上角横跨枕内、外侧面之间的大脑间裂隙。与这些区域的外部交流非常复杂，涉及 IFOF 的一部分，以及连接这些区域和早期听觉区域的 MdLF。它也通过垂直枕束（VOF）与腹侧流沟通，这也是一种相当有趣的方式，因为它很大程度上绕过了枕叶外侧。

背侧流通路的终末是楔前叶和顶上小叶。前面描述了 SPL 和运动网络的联系。楔前叶与更深的结构有大量的联系，与其他大脑区域的联系较少，介入 V_7 和 SPL（后者可能是这些数据的最终用户）之间的确切原因尚不清楚，但笔者推测这与修改视觉位置信息以解释头部和眼睛位置信息从而形成稳定的视觉图像有关。

2. 腹侧流通路

腹侧流通路本身位于枕叶基底表面，主要累及梭状回皮质后部、枕颞沟、部分副沟和 PHG。它包括颞后下区（PIT）、V_8 区、梭形面复合体（FFC）、腹内侧视觉复合体（VVC）和三个腹内侧视区（VMV1、VMV2 和 VMV3）。它主要通过枕颞系统（OTS）与颞下叶的前部联系，并通过 ILF 与颞极联系。

3. 枕外侧系统

这一视觉区域包括众所周知的 MT 和 MST 区域，它们在猕猴的视觉处理中起着关键作用。它是相对模块化的，因为大多数区域只与其相邻区域通信。MT 和 MST 有一些外部联系，但明显的枢纽是前面的 FST 和 PH，它们功能联系广泛，通过 SLF 系统有广泛的通信。

八、视觉网络解剖学在外科的应用

这些系统的复杂性需要对如何处理它们进行大量的思考，以便在功能保留和手术切除之间做出合理的权衡。

视觉信息如何到达相关的效应器系统，如语义网络和通知运动网络的时空系统，这些映射只部分解决了这一问题，笔者不完全清楚的是，大脑如何在不丧失功能的情况下补偿各种损伤，特别是对通路中后期的大脑皮质的损伤。我们知道，虽然主要视觉区域或光学辐射的损伤会导致视野缺损，但在一定程度上，如果没有第二次损伤，单侧损伤不会削弱患者获取视觉信息的能力。在进行枕叶切除术或者类似的视觉系统损伤时，如何准确地将视觉信息传递到相关的区域，对顶枕区的外科手术至关重要。一些由于腹侧流通路损伤而丢失的信息流显然可以通过来自交叉语义环的对侧语义流通路来补偿，但左侧腹侧流通路损害的失读症的存在表明，这并不总是足够的。此外，在顶上小叶或楔前叶的背景下，背侧流通路补偿并非立竿见影，这还值得更多的思考。

九、"注意力"网络

准确地定义和理解注意力是什么很重要。几乎大脑的所有部分都依赖于注意力类型机制才能正常工作，大脑的所有部分都可以以某种方式帮助引导注意力[3, 6, 8, 9]。原因很简单：锥形处理是大脑皮质能够真正处理它接收到的所有信息的唯一方式。否则没有足够的神经元执行这个操作。锥形处理很好地描述了视觉系统，在视觉系统中，神经元的每一阶段都处理先前神经元的一个组合方面。例如，虽然较早阶段的神经元可以处理点信息，但较晚阶段可能会将这些点组合成一个单独的神经元，只有当一条线指向特定方向时才会被激发，以此类推，后期的神经元会发展出相当复杂的反应场。还有大量的前馈和反馈机制，它们集中和增强某些输入，而抑制其他输入。

计算机神经科学告诉我们，像这样的金字塔系统的特征之一是每一步都会在外围丢失信息[1]。通过将注意力连续地重新定向到外围的显著特征，以最终填补单一观察后留下的空白，这一点得到了弥补。在视觉系统中，这种重定向称为扫视。在其他系统中，这样的重定向也可能发生。尽管在视觉系统中很容易研究这类事情，但其在视觉系统中却并未被很好地理解。

因此，注意力是处理金字塔处理系统的信息限制的一种机制[11]。但是大脑的某些部分必须专门用来决定如何重定向注意力。其中一些部分包括较低级的结构，特别是丘脑，它根据从其他大脑区域馈送的信息和目标来屏蔽某些信息。这些下层结构还可以调节某些区域的皮质功能，以改变它们的获得和接收区。在系统内也有皮质区域反馈到网络的早期部分，以强调某些特征，并根据显著程度或其他特征去淡化其他特征。由于各种原因，其他较远距离的皮质区域可以改变特定皮质区域的增益。所有这些机制都是确保大脑区域正常运作所必需的。

尽管所有这些机制都会改变特定大脑区域的输出增益，但我们仍然需要正式调整大脑注意力的方向。以视觉为例，我们的眼睛通常被吸引到最显著的特征上，通常是被来自上丘等结构的皮质前信息所吸引。然后，它们根据突出程度的层次进行扫描，以填补第一个眼睛位置提供的间隙。大脑的一部分必须跟踪注意力已经被引导到哪里，以及下一步应该去哪里，否则注意力将被重复地无效地重新定向到最显著的特征上。这种信息被称为显著图，大脑的一部分保存着这些图，并因此引导注意力方向，因为它们的特定功能是正式注意力网络的一部分。

有两个描述良好的专注于注意力的网络：背侧注意力网络（DAN）和腹侧注意力网络（VAN）（图6-9）。DAN 是一个双侧网络，VAN 是一个右侧的额顶网络。

（一）背侧注意力网络

这个网络是最著名的注意力网络，由顶内沟 7PC、AIP、VIP、LIPv、LIPd 区域和额叶（FEF 及其邻近的 6a）区域组成，额叶位于额中回的后方，

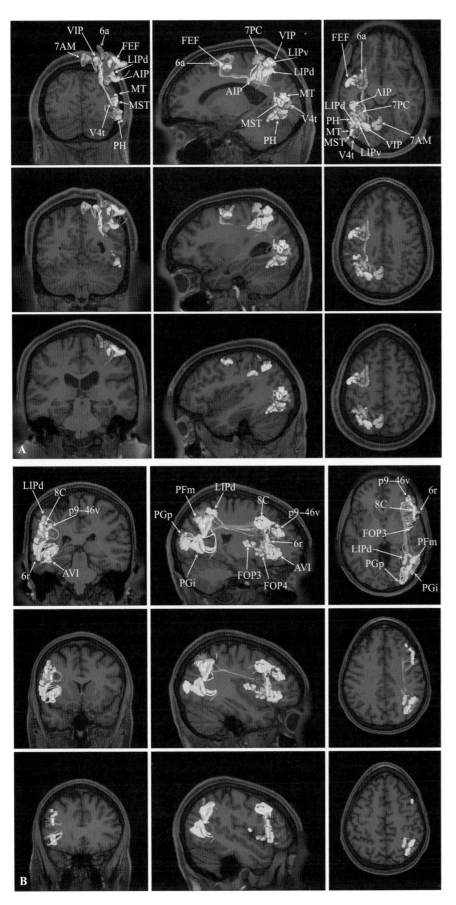

◀ 图 6-9 这些图像显示 DAN 和 VAN 的网络图

A. DAN 是一个双侧网络，涉及额眼区（FEF）和运动前区域 6a 的连接，该区域连接到顶内沟和中央后沟区域 7PC 以及枕叶外侧区域（如 MT、MST 和 PH）；
B. VAN 是一个右侧网络，它将包括额前运动区 6r 的后额叶和可操作区域连接到 DMN 的顶叶部分，包括 PFm 和 PGI 以及顶下小叶和顶内沟的部分就在运动带的前面，以及枕叶外侧区域（PH、MT、MST、V4T），这些区域很容易通过 SLF 联系起来。

注意重定向期间活跃的区域和涉及移动眼睛的区域之间的显著重叠有力地证明了额叶和顶叶眼场的主要作用是作为突出图和重定向注意力，其中一部分涉及眼睛的移动，而不仅仅是用于眼球运动的定位。

（二）腹侧注意力网络

VAN 是一个右侧的额顶网络，由额部执行区（如 8C、p9-46V）、腹侧运动前区 6r、岛盖区域 FOP3、FOP4 和 AVI 组成，它们通过 SLF 与顶区 PFm、PGi、PGp 和 LIPd 进行通信。PFM 和 PGI 是 DMN 顶侧部分的组成部分。

VAN 被认为参与了将注意力从无关的刺激中转移出去的过程。VAN 与涉及忽视的区域的重叠似乎是惊人的，当然也提出了一个问题，即这实际上是忽视网络。数据并不能证实这一点，因为这些网络只是在一些地方重叠，而忽略的似乎是它自己的网络。

十、大型执行网络

从静息状态功能连通性数据中产生的三个网络：默认模式网络、显著网络和中央执行网络，显然在从非定向行为到目标定向行为的转变中起到了一定作用[12]。在传统模型中，默认模式网络（DMN）在没有目标定向的行为发生时起作用，当需要目标定向注意时激活显著网络，然后通过这个过程激活中央执行网络（CEN）（而使 DMN 失活）。在传统模型中，当没有目标定向行为发生时，默认模式网络（DMN）起作用，当需要目标定向注意时，突出网络被激活，然后中央执行网络（CEN）被激活（而 DMN 失活）。以下是对这些网络的简要描述。研究表明，这些网络位于定义人脑功能轴的网络层次结构的顶端，其他网络功能被严格定义为与控制（CEN）轴或 DMN 轴排列在一起。因此，这些网络的组件出现在其他网络中也就不足为奇了。

（一）默认模式网络

DMN 是 fMRI 上识别最一致的网络，包含三个

核心成分：顶下小叶后部、腹内侧额叶和后扣带皮质（PCC）。网络图显示，外侧顶部涉及 PFm、PGs 和 PGi 区。额内侧部包括后部 32 个（P32）、胼胝体下 32 个（S32）、前部 24 个（A24）和延髓部 10（10r）。PCC 成分较大，包括第 7 内侧区（7m）、顶枕沟 1 区和 2 区（POS 1/2）、压后皮质（retrosplenial cortex，RSC）和全部 31 区（31a、31pv、31pd）和 23 区（v23ab、d23ab、23c、23d）。PCC 是人类半球功能连接最广泛的部分之一。额叶和 PCC 成分通过扣带连接。我们不能确定与侧顶部分有任何直接的联系，推测控制和突起网络连接可能在形成这个部分中起作用（图 6-10）。

DMN 参与大脑高级功能的许多部分和部分 MTG；海马和 PHG 通常是这个网络的一部分。笔者第一次对它感兴趣，是因为笔者清楚地意识到，保留前扣带对获得良好的蝶状肿瘤和其他额叶内侧肿瘤疗效至关重要。有趣的是，最近的工作使笔者认为，如果这些患者受伤，前扣带回的这个网络与突起和执行网络的交界处可能是问题的关键点。

（二）显著网络

这是一个相对知之甚少的网络，但它的组成部分似乎涉及额叶后内侧，值得注意的是，它的中枢是 SCEF 区、中间扣带区以及岛叶，即部分 MI。FAT 是连接这些模块的最佳候选。

DMN 通过扣带连接到突起成分，CEN 也可能在前扣带内有成分。笔者目前的想法是，这个交界区是这些网络相互通信的关键转换点，它的保存是最重要的（图 6-11）。

（三）中央执行网络

CEN 定义为与 DMN 高度反相关的网络（意味着当 CEN 打开时，DMN 关闭，反之亦然）。主要涉及额极，包括前 9 区（9a）、后 9 区（9p）、前 10 极区（a10p）、后 10 极区（p10p）、额下沟前后区（IFSa、IFSp）、46 区、9～46 背侧区（9～46d）、前部 9～46 腹侧区（a9～46v）；与顶下小叶和顶内沟相连的区域包括 PF 区、PFt 区、AIP 区、IP2 区、IP1 区（后两者位于沟的下岸）和通过 SLF 连接的顶叶盖区 4 区（OP4）（图 6-12）。

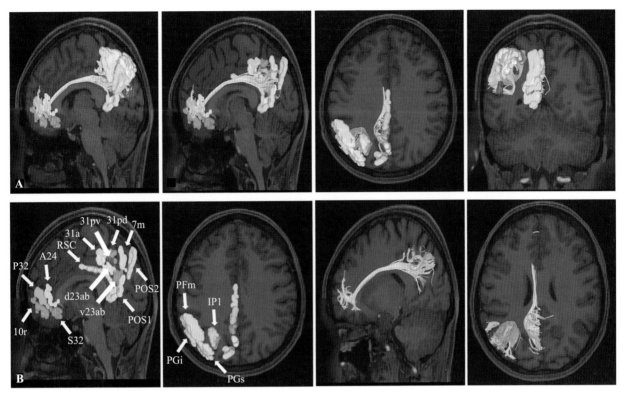

▲ 图 6–10 默认模式网络的网络解剖

A. 展示 DMN 关键枢纽的 ROI；B. DMN 的连接

十一、最终观察结果

• 现在应该很明显，上纵束参与了大量的网络（语音、实践、忽视、CEN、DAN、VAN 和运动网络）。我们不希望在胶质瘤手术中切断它，就像不希望在脑膜瘤手术中切断视神经一样。笔者会争辩说，以一只眼睛永远失明的方式剥夺患者的大部分高级大脑功能，这是最糟糕的事情了。

• 像 DAN 和 CEN 这样的网络重叠，或者忽视和 VAN，这些网络的重叠是惊人的，并引发了一些问题，即这些功能到底是什么。

• 这些网络是用大脑正常的人的数据构建的。几乎可以肯定的是，胶质瘤患者会有一个在某种程度上与这些地图不同的网络，神经束会移动，皮质部位可能会改变，但如果没有框架，就不可能了解网络在个别病例中所起的作用。如果他们能够说话，移动手臂等，那么大脑就有组织起来的网络来完成任务的基本方面，无论是在一侧还是从另一侧。

• 还存在许多我们没有尝试绘制的大脑功能。这其中有一部分是因为定义功能的方式很复杂（例如记忆映射的是哪种记忆），还有一些是因为我们对这一能力的理解很差（大脑的哪个部分参与判断，不同于以某种方式在额叶的一个一般性的声明），或者问题的极端复杂性。笔者决定投入时间所做的第一件事，是为了了解关键网络或基本功能的主干，这些功能既可以用来建立更复杂的大脑功能模型，也可以判断这些模型中没有的东西，可能是人类认知的模块。

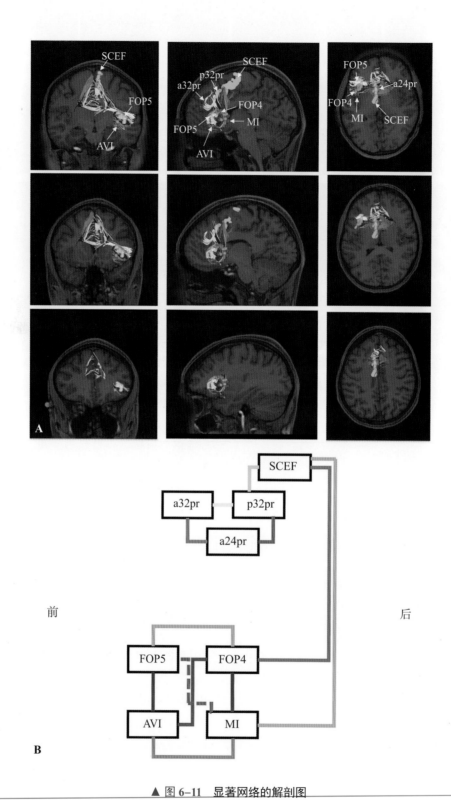

▲ 图 6-11　显著网络的解剖图

A. ROI 展示了显著网络的关键枢纽；B. 显著网络的连接

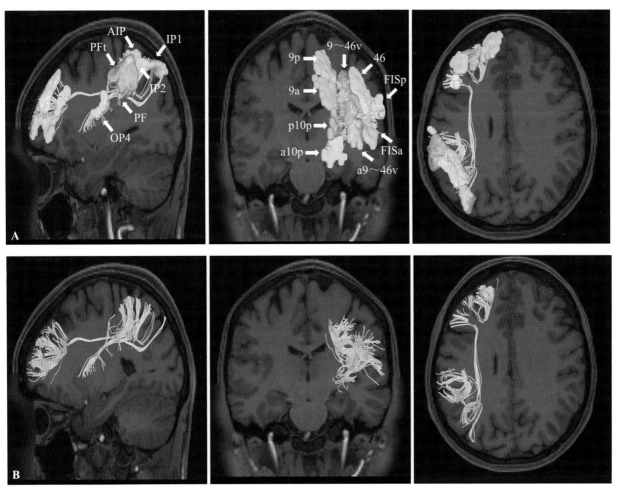

▲ 图 6-12　中央执行网络（又名控制网络）的网络解剖图

A. 展示 CEN 组成部分的 ROI；B. CEN 的连接

参 考 文 献

[1] Mangun GR. The Neuroscience of Attention: Attentional Control and Selection. Oxford University Press; 2012

[2] Bressler SL, Menon V. Large-scale brain networks in cognition: emerging methods and principles. Trends Cogn Sci. 2010; 14(6):277–290

[3] Farah MJea. Parietal Lobe Contributions to Orientation in 3D Space. Berlin: Springer-Verolag; 1997

[4] Chang EF, Raygor KP, Berger MS. Contemporary model of language organization: an overview for neurosurgeons. J Neurosurg. 2015; 122(2):250–261

[5] Goldenberg G. Apraxia: The Cognitive Side of Control. New York: Oxford University Press; 2013

[6] Pouget Aea. Parietal Lobe Contributions to Orientation in 3D Space. Berlin: Springer-Verolag; 1997

[7] Vaessen MJ, Saj A, Lovblad KO, Gschwind M, Vuilleumier P. Structural whitematter connections mediating distinct behavioral components of spatial neglect in right brain-damaged patients. Cortex. 2016; 77:54–68

[8] al Be. Parietal Lobe Contributions to Orientation in 3D Space. Berlin: Springer-Verolag; 1997

[9] Gentrilucci Mea. Parietal Lobe Contributions to Orientation in 3D Space. Berlin: Springer-Verolag; 1997

[10] Goodale MA, Milner AD. Separate visual pathways for perception and action. Trends Neurosci. 1992; 15(1):20–25

[11] Sestieri Cea. The Neuroscience of Attention: Attentional Control and Selection. Oxford University Press; 2012

[12] Sridharan D, Levitin DJ, Menon V. A critical role for the right fronto-insular cortex in switching between central-executive and default-mode networks. Proc Natl Acad Sci U S A. 2008; 105(34):12569–12574

第7章 唤醒手术脑功能定位的目标、方法及逻辑
Awake Brain Mapping: Goals, Methods, and Logistics

一、概述

很可能大多数神经外科医生（甚至一些从未做过唤醒手术的医生）都能简要地描述唤醒状态脑手术的基本步骤，并总结手术的目的。简而言之，就是在测试（典型的语言和运动）过程中用电极刺激大脑以定位大脑的重要区域，并防止在切除肿瘤或其他有创性操作时损伤这些区域。

不经常或根本不做这种手术的人往往不太清楚如何进行这种手术。其中的挑战包括如何找到关键区域，如何知道你所看到的是真实的（和如何决定忽略某些东西），以及一旦有了功能该如何处理这些信息。将电极置入大脑并不像在动脉瘤上夹上夹子或从脑干上切除肿瘤那样具有挑战性，但大脑功能定位不仅仅是用电极随机刺激大脑，而是一项智力挑战，需要明确什么是真实的，并将这些与术者实际观察到的心理地图的汇总相结合。

本章（和第8章）所提供的实用信息，主要涉及如何获取信息以及如何确定信息是否真实。本书的其余部分是关于如何处理这些信息。

二、大脑功能定位的目标是什么

大脑功能定位（brain mapping）主要用于对某一大脑结构（皮质或皮质下组织）切除前的评估。请注意，术语"切除"（cut）具有整体和局部意义。由于胶质瘤手术的整体切除（在第9章中称为断开）实际上是由一系列正在进行的小切除组成的，理想情况下，要基于上百个下一步应该做什么或不应该做什么的决定。因此，使用大脑功能定位执行断开

连接涉及大量的微型映射定位事件，以确定每个单独部分是正常的还是应该被切除。

在笔者的职业生涯中，看到了许多不同的外科医生进行大脑功能定位的案例展示，笔者认为有必要指出大脑功能定位有什么不好之处。注意，大脑功能定位很少会让手术变得更糟；但是也没有让手术好多少。如果术者能够通过一些案例理解大脑功能定位在很大程度上的无用之处，那么就可以更好地理解大脑功能定位的实际用途。

• 对侵入大脑的脑膜瘤进行功能定位：笔者不是说这是常见的做法，但笔者认为，值得讨论一下为什么这没有帮助。首先，脑膜瘤显然不是浸润性肿瘤，所以肿瘤不可能浸润大脑功能区。此外，即使肿瘤正在侵入运动带，刺激周围的大脑，证明它就是运动带，知道这一事实并不意味着告诉术者在肿瘤边缘切除肿瘤是否安全（这样的情况下分离可能会损害大脑正常功能，也可能不会）。它也没有提供如何找到界面的额外信息。换句话说，这并不是说，如果术者认为脑膜瘤组织是侵袭性的，那么将脑膜瘤组织留在运动皮质即是不合理的；只是功能定位并不能帮助术者准确地做出关于如何确定边界的决定。仅仅因为它具有侵袭性并不意味着仔细地将其分离出来是不安全的。

• 对出现在皮质表面的非浸润性肿瘤进行功能定位：许多大脑功能定位的类型除了胶质瘤，还包括如转移瘤等其他非浸润性肿瘤。在许多情况下大脑功能定位对此作用甚微，但这并不是说大脑功能定位永远不适用于这些肿瘤。重要的是要认识到，这些都是非浸润性肿瘤，大脑功能定位的作用是当

肿瘤深入到皮质，一时难以找到最佳入路时，可以提供一个比较安全的手术入路。一旦进入肿瘤内部，良好的显微外科技术和将手术局限在病变边界内通常足以避免对周围大脑的伤害。同样，目前还不清楚来自刺激大脑映射的信息如何使切除部分更安全，但病变边界是非常明显的，并且大部分时间都是可见的。

当像转移瘤这样的肿瘤出现在皮质时，大脑功能定位不仅不能帮助确定肿瘤边界，而且术者也不需要它来找到进入肿瘤的路径。因此，这些多余信息往往无关紧要，甚至还会为决策徒增不必要的阻碍。

- 对一些不能次全切除的病变进行功能定位：这里出现了一个棘手的问题，即大脑功能区中的动静脉畸形（AVM）。这些病灶中心往往含有功能正常的大脑组织，这使得它们与非浸润性肿块（如转移瘤）不同。然而，理想的 AVM 切除是病灶边缘周围的完整切除，因为切开病灶通常是不明智的，而且没有证据支持 AVM 次全切除有益处。这一事实使得手术变成了一个有或无的事件：要么把它全部取出来，要么应该考虑根本不做手术。目前还不清楚在大多数情况下，大脑功能定位是如何改变的。

当然也有例外。大脑功能定位可以帮助找到深入病灶的界面，或者允许切除某些有助于手术进行的皮质。但总的来说，大脑功能定位是一种智能的进行次全切除的工具，而动静脉畸形不太适合次全切除。

因此，大脑功能定位对胶质瘤最明显的帮助是，胶质瘤总是具有一定程度的浸润性，总是被不同程度地次全切除，并且缺乏明确的边界，需要功能技术来界定。笔者的绝大多数大脑功能定位病例都是关于浸润性胶质瘤的，因为大脑功能定位引导你在没有特征和具有潜在危险的大脑区域做出决定。

三、哪种胶质瘤应该在唤醒状态下进行切除

传统上，唤醒状态下的胶质瘤手术是在肿瘤离语言区域太近以至于麻醉时手术风险较大的情况下进行的。换句话说，除非被迫，否则最好避免做唤醒手术。

笔者的另一种观点是，几乎所有胶质瘤患者都应该在清醒状态下接受手术，唯一的例外是无法应对清醒状态的患者，以及因微小复发而再次接受手术的患者，在这些情况下，往往大脑功能不存在受损的风险。有必要让所有患者保持清醒的理由如下。

- 如果只在绝对被迫的情况下做清醒的脑部手术（如左颞叶后部或左额叶下侧），你和你的工作人员及麻醉师会不擅长。当患者真的需要时，效率就会降低。只有当你一直坚持清醒手术，熟能生巧才能做得更好。

- 除了语言和运动区外，手术还很容易对大脑的某些其他部分造成很大的破坏。如果患者睡着了，当你切开了大脑深部复杂的解剖学区域（如果质疑像枕叶这样的区域的复杂性，可以再看一下第 5 章和第 6 章），无法进行监测，就会产生上述后果。

- 几乎没有哪一种胶质瘤在睡眠中做比清醒时表现得更好。生活中有比移动你的手臂和执行命令更重要的事情。保持清醒可以保护其他功能，或者在肿瘤周围留有余地。睡眠只是为患者节省了 2 个小时的工作时间，而这样只是为了稍微提高舒适度，却会危及患者的高级功能。没有一个理性的人只为了休息 1～2 个小时，会宁愿接受高级大脑功能的神经缺陷或一台效果较差的切除手术。

- 没有麻醉＝无麻醉相关问题＝恢复更快。

- 没有麻醉＝麻醉没有机会干扰你进行大脑功能定位。

- 术前功能不佳的患者（很多人没有对其进行定位，因为很难定位）往往是最需要他们那仅存功能的患者，也是那些肿瘤最接近大脑功能区的患者。

简而言之，笔者对所有可能接受胶质瘤手术的患者进行大脑功能定位，因为笔者看不到用任何一种方式能提高睡眠状态下的胶质瘤手术的手术质量，并且笔者极其不赞同如下观点，即对于需要避免神经功能损害的患者，让一个有经验的团队在有

着优良设备的地方对患者实施一场在清醒条件下进行的外科手术是有害的。

最后，这里简要介绍一下睡眠中的运动区功能定位。笔者会争辩说，"睡眠"和"运动定位"是相互排斥的；意思是要么患者睡着了，要么你可以定位运动功能。被称为"睡眠状态下的运动区定位"的技术问题太多，无法与清醒技术所能获得的运动系统保存的质量相提并论。例如，使用"相位反转"的运动标测技术，将条状电极放置在皮质上，电生理学家通过 EEG 相位反转确定运动皮质位置而进行研究，可定位初级运动皮质，但提供的关于皮质脊髓束下行方向的信息很少，即使加上运动诱发电位，也不可能得到像在清醒患者身上执行双重任务那样可靠的早期预警。此外，在睡眠状态时直接刺激定位不能提供对运动系统的其余部分的观察，包括运动前区、辅助运动区和手术计划的切除对来自感觉系统、基底节及小脑等输入部分的累积影响。正如第 4 章中提到的，一个只连接到脊髓的断开的运动纤维束不会驱动前角细胞，可活动但功能不全的手仅比瘫痪的手好一点点。对于一个清醒的患者，所有这些系统可以使用实时真相进行研究，即与替代测量或系统的部分测试相反，患者是真正在执行一项任务。最后，过多的麻醉、低体温以及其他生理问题会完全阻碍睡眠中的运动功能定位，而这些对完全清醒的患者来说并不是问题。

简而言之，笔者让所有患者在清醒状态下接受手术，因为笔者几乎总能在患者清醒状态下做一个比在睡眠状态下更完整、更安全的手术。

四、准备

与所有的神经外科手术一样，体位是一个关键的细节。在进行大脑定位时，错误的体位使手术变得不可能，因为它可能会阻止患者参与测试。笔者还告诉自己的住院医生，患者的不舒适使得大脑功能定位不能很好地进行。很快就会发现，广泛的皮质下功能定位有时需要一个患者合作好几个小时，而一个不合作的患者提供的信息只比一个睡着的患者多一点点。

笔者将所有患者侧卧，小臂稍微离开床，放在略低于床水平的臂板上，以防止下肩扭伤（图 7-1）。Mayfield 头架位于扶手板下方，用于固定头部。

胶质瘤手术的一个关键点是，大多数在其他神经外科手术中使用的头部位置在清醒脑手术中使用基本上是不明智的。过度的头部旋转、弯曲或伸展，不仅不舒服，而且会让术者很难看到测试者。此外，在胶质瘤手术中要避免的一个关键问题是，在大脑定位的断开阶段（见第 9 章），评估正确的轨迹时若不考虑头部旋转，这可能会导致基于对解剖理解有偏差而做出的灾难性切除。几乎所有的神经外科医生（无论他们是否意识到这一点）都是从经典的侧位来考虑大脑的位置，最好将头部放在尽可能中立的位置，以消除或至少减少手术期间旋转头部图像的需要。

我们基本上在如下四个清醒状态下的头部位置进行手术（图 7-2）。

• 头部中立位：这是盖部肿瘤或邻近脑回肿瘤的默认入路。

• 头部顶端向上倾斜：将头部顶端向上倾斜，头部保持中立（没有旋转或屈曲/伸展），可以将右额上回、右额中回、运动/感觉区和顶上小叶置于容易观察的位置。角度合适时，这也有助于经岛盖上部入路进入岛叶。

• 头部顶端向下倾斜：在中立位略微向下倾斜尖端是颞枕下部肿瘤的关键，特别是当需要进入海马、穹窿、侧脑室房部和海马旁回时。从颞侧经岛盖入路到达岛叶也应该是这个体位。如果头部顶端朝上，肩部就会阻碍在术中从下方到上内方的操作，这会使手术操作极其困难。

• 轻微的向对侧旋转：这是最不常用的位置，因为它会使大脑定位变得更加困难。然而，当接近的角度来自后内侧顶叶或上枕叶时，如顶上小叶入路至丘脑肿瘤，或入路至胼胝体压部肿瘤，中立位会导致大脑在视野中掉落，将一只手捆绑在一起，通过牵拉使大脑的切割边缘不阻挡视野。如果需要这个体位，应该考虑到这个体位要经常地确定操作的方向，并尽量保持最小的头部旋转。

我们有一个自己定制的方形台来挂布巾，然后我们把布巾紧紧地固定在方形台上使其不要遮挡

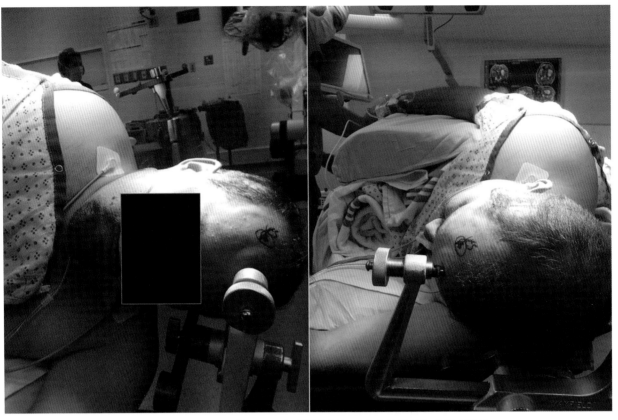

▲ 图 7–1　这两张照片显示了在清醒的脑部手术中使用的经典患者体位

头部头架固定，并放置在中立位置（大多数情况下意味着不旋转）。患者处于完全侧卧位，臂板放置在桌子水平下方（这样他们就不会不舒服地躺在肩膀上），并在背部和腹部使用垫子，这样患者就不需要支撑自己的体重。对侧腿和手臂可供测试。用一个屏幕来挡住患者的脸部。同样地，图像引导被放置在患者的视线之外

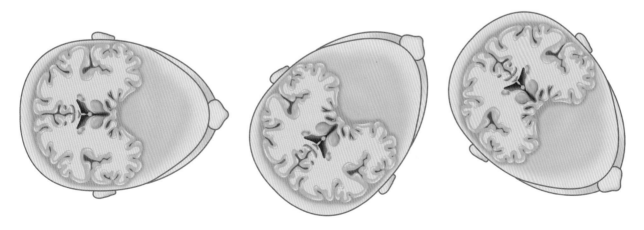

▲ 图 7–2　这些示意图展示了行大脑功能定位情况下的三个基本的头部位置

最常见的体位是中立位，头部既不朝上也不朝下。这对于保持方向很有用，并且是默认位置。向上倾斜的位置对额部和中线顶叶肿瘤，以及运动 / 感觉区和岛叶肿瘤很有用。向下倾斜的位置对于观察颞叶下方的结构很有用，特别是在做岛叶和海马肿瘤时（译者注：原著有误，已修改）

患者面部，并且可以用这个作为钩子的附着点。安装 Mayfield 头架上的图像引导装置不能越过患者的视线。

最后，只要有可能，麻醉应该避免在对侧手臂或脚上放置导管，因为这会严重阻碍手臂的使用，并使高级功能的测试变得困难。

五、局部浸润麻醉

疼痛时的功能定位效果很差或者根本没有，缺乏准确的大脑功能定位使本书的许多基本假设失效，相对于什么是安全的做法，学会做好局部止痛是成功的关键。

笔者使用马卡因（长期）、利多卡因、肾上腺素（速效）和碳酸氢盐（较少刺痛）的混合物进行局部阻滞，并根据需要总是准备一些额外的药物来用于额外的肌肉和硬脑膜阻滞。在上头钉之前，Mayfield 头钉放置的位置也需要进行阻滞。

考虑到切口的合理宽度，围绕计划切口 360°的宽大视野阻滞通常足以使患者舒适。笔者有一次在切口的颞支下注射麻醉药过深而使患者出现一过性面部无力。通常最好的做法是首先阻断头皮主要神经根（图 7-3）到达的区域，将它们连接成一个围绕切口的宽大圆圈，然后朝切口注射麻醉药。

在第一次开颅手术中翻转骨瓣通常会造成伤害，所以最好快一点，直到硬脑膜显露。除此之外，唯一常见的疼痛来源是接触眼眶顶硬脑膜、颅中窝底或大脑镰，这在某些手术中是不可避免的。幸运的是，在这些区域中需要大量的关键大脑功能定位工作的情况并不常见，笔者会将这些部分保留到最后，或者在患者可以入睡之后。硬膜疼痛唯一不可避免的时候，是在某些复发肿瘤的手术中时。笔者见过很多脑组织瘢痕粘连到硬脑膜上的病例，触摸任何东西都会感到疼痛。在这种情况下，做一个离断切口可以帮助术者快速阻止在其他操作的时候拉扯硬脑膜。

六、如何对大脑皮质进行功能定位

确切的测试范例在第 8 章中有所描述，这一部

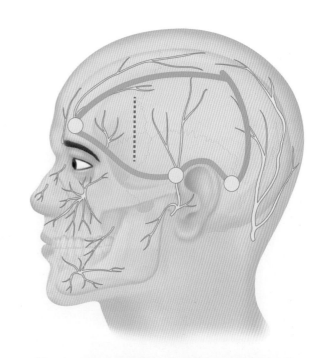

▲ 图 7-3　这张示意图展示了清醒手术时局部阻滞的区域

这是大多数额叶、颞叶和岛叶肿瘤的通用阻滞区域。最好先在三叉神经的眶上支、耳颞支和耳后神经（用黄色圆圈标出）处进行大范围的局部阻滞，因为这样可以减轻其余注射部位的疼痛。然后，在底部（蓝色）进行多次注射，将这些部位连接起来。最后，在手术切口上注射药物之前，先在切口周围注射（绿色）以完成 360° 阻滞。这显然可以根据切口的位置进行修改，值得注意的是，顶枕叶阻滞应该包括枕神经，不包括眶上神经

分讨论了电刺激的概念，这种概念在任何神经功能系统的大脑功能定位中都是常见的。

大脑皮质的刺激通常是用双极刺激进行的，尽管在合适的条件下，单极刺激可以有效地降低癫痫发作的风险，但双极刺激仍是最早且最简便的方法。对初级运动皮质的双极刺激可引起对侧的一些不自主运动，对感觉束的刺激可引起对侧的触电样感觉，对视辐射的刺激可引起视觉现象。除了这些明显的例外，双极刺激通常会使被刺激的区域失活。

因此，笔者认为刺激是一种关闭想要切除的区域的方式，观察患者在没有那个区域的情况下是否还能正常工作。按照这种思路，刺激有助于在切开之前确定是否安全。这就是清醒手术优于大多数现有的手术以外功能测试（如基于任务的 fMRI）的主要原因，因为大多数其他方法可以告诉术者在执行任务期间哪些大脑区域是活跃的，但不能准确地

告诉术者，如果没有相关的部分系统将如何工作。这可能会让读者感到惊讶，因为笔者对 fMRI 脑功能定位感兴趣。笔者认为功能神经成像，特别是像静息状态 fMRI 这样的多网络研究，从根本上改变我们所做的事情的潜力是十分巨大的。

（一）把电流设得多高

电流设置是一种平衡，既要确保测试过程阴性部位真正关闭，这反过来又意味着确保被刺激的区域被电流灭活，这可以通过调高刺激电流来确保；又要平衡导致术中癫痫发作的风险，这一风险随着电流的增加而增加。最好的经验法则是从较低的数值开始，并在功能定位过程的早期逐步升级。根据做过大量大范围开颅阳性大脑定位的人的经验，一般情况下，当用 3mA 电流刺激时，在完全清醒的患者中找不到阳性部位的情况是很少见的。因为笔者做阴性功能定位，通常会将电流调得更高一点，以确保功能定位确实是阴性的，但从来没有发现超过 4.5mA 的好处，而在更高的电流下看到了更多的癫痫发作。笔者从 2mA 开始，然后逐渐增加，直到找到一个合适电流或达到 4.5mA。

（二）大范围开颅（阳性功能定位）与小范围开颅（阴性功能定位）

这一由来已久的论点在双方都有支持者。笔者做阴性功能定位是因为希望胶质瘤手术尽可能小，因为笔者不希望在未来的手术中看到或在笔者不打算手术的脑区留下瘢痕，也因为笔者还没有遇到过一个病例在完全清醒的状态下进行阴性功能定位因为没有进行大范围皮质功能定位而导致不良后果。由于阴性功能定位技术已经被反复改进和验证，鉴于我们对解剖学的理解不断提高，我们还不清楚为什么阳性位点对于成功的功能定位是必不可少的。

笔者接受过使用皮质脑电图的训练，并坚持多年以确保电流足够大，但最近停了下来，因为它让情况变得复杂，而技术上只有很小的收获。如果清醒患者的电流是 4.5mA，那么可以很安全地假设术者的阴性位点在笔者的经验中真是阴性。阴性功能定位的安全性也得到了其他团队的验证。

（三）什么时候让患者清醒，什么时候让患者睡着

有许多"睡眠 – 唤醒 – 睡眠"类型的方案用于管理接受功能定位期间的患者。笔者的方案更好地描述为"有点困，醒着，睡着"。笔者的想法是，如果功能定位是重要的（它的确是），那么它应该做得很好，在试图进行功能定位之前，让患者在全身麻醉下大部分时间都在睡觉，只会让好的功能定位发生的可能性更小。对于术前有功能不足的患者尤其如此，因为即使是短时间的全身麻醉也会破坏他们皮质定位的能力，而这些患者的系统受到的威胁最大，失去这些系统的风险也最高。

开颅时我们只给患者轻微的镇静，在整个皮质下离断完成之前不给予任何镇静药物。如果这件事很重要，那么我们就不妥协，将其做到最好。

七、如何处理刺激诱发的癫痫

如果你和（或）麻醉师还没有准备好处理功能定位病例中的癫痫发作，那么你也没有准备好功能定位，因为即使在没有癫痫病史的患者中也可能发生这种情况。笔者不会常规地让没有癫痫发作的胶质瘤患者服用预防性抗癫痫药，但确实会将患者纳入功能定位病例，因为如果可能的话，笔者想避免癫痫发作。笔者也会慢慢地往上调整电流，使其不要超过 4.5mA，因为笔者不认为这样做是有利的。

即使到那时，这种情况仍有可能发生。我们总是在手术台上用冷水冲洗以防万一，因为这样可以中止癫痫发作。如果这不起作用，单独使用小剂量的异丙酚也会有帮助，但可能会暂停功能定位一段时间。使用 LMA 气管插管并转换为全身麻醉药是最后的手段，一次只需几分钟就能中止癫痫发作。在严重的全身性癫痫发作中，在癫痫发作之前，外科医生需要将头钉处头皮的损伤降至最低（这可能需要松开手术台附件），密切关注大脑，以确保它不会向外膨出，并确保有人在不断地用冷水冲洗大脑。在中止癫痫发作后，是时候检查头架以确保它没有拔出（它通常会从头骨中拉出来，而不是损伤颈部），检查导航图像是否仍然准确（我们可以根

据表面标记进行再次注册，检查大脑是否受伤，并重新组织视野）。最后，你应该意识到，在紧绷的大脑中发作癫痫而引起的高代谢会导致延迟的突发性脑肿胀，应该切记这一点。

癫痫发作后，准备好等待患者再次进行功能定位，笔者见过一次需要 2 小时。如你所知，避免癫痫发作是最好的，但必须准备好在它们发生时处理它们。

处理其他术中问题

清醒的脑部手术带来了一系列麻醉问题，这超出了大多数缺乏特定经验的麻醉师的技能范围。最值得注意的是，麻醉平衡不足可能导致患者不适或者走向另一个极端，失去自主呼吸或过度镇静的患者是无法进行功能映射的。在我们医院，只有特定的麻醉师才能处理这些病例。

麻醉师应该检查最终的头部位置，以确保他们可以在需要时放置 LMA 或其他气道插管。LMA 放置可以让医生处理过度镇静、癫痫发作、术中脑肿胀、硬脑膜广泛瘢痕形成（特别是高级别复发性颞叶肿瘤）导致的呼吸抑制，或在手术过程中出现惊慌失措并需要转入全身麻醉的患者时使用。

清醒患者的脑肿胀通常更严重，尤其是高级别胶质瘤。对于小范围开颅手术，在癫痫发作之外发生脑组织的外部疝，这是很少见的。使用甘露醇可以降低这种风险。有些外科医生反对这样做，因为这可能会导致图像引导精度的微小变化。笔者要指出的是，肿胀的大脑离开头骨是如此（切除肿瘤也是如此），这种对图像引导的依赖（毫米级别）最好被对深部解剖的理解取代，这才能使得图像引导成为有用的辅助工具，而不是完全的依赖。

过度换气也可以减轻脑肿胀，如果硬脑膜紧张，最好在开始打开硬脑膜之前停止换气。在有问题的情况下，切除一些肿瘤也会有所帮助，但快速切除肿瘤并不是一个好主意，因为术者担心脑疝会伤害皮质，可能会在混乱中对动脉和深层白质造成更多的损害。如果大脑肿胀不缓解，放置气道插管并麻醉患者通常会让你在松弛的大脑上工作，但通常在这种情况下，不必停止功能定位，并试图于

LMA 之前完成离断操作。

八、皮质下功能定位

在术中明确胶质瘤的诊断后，笔者才会开始切开皮质以下，或者至少可以合理地排除淋巴瘤或转移等非手术性诊断，无论是来自之前的活检，还是来自笔者试图在最早的合理时刻送出的冰冻切片。笔者不想在上纵束旁边切除后发现是淋巴瘤。

笔者所有的皮质下切除都是在显微镜下进行的，因为它提供了更好的视角，使皮质下切除保持在预期的轨迹上，并避免损伤脑沟内的动脉，因为一旦损伤就宣告功能定位的结束。皮质下功能定位需要在整个离断阶段持续测试，直到整个切口从各个方向都远离了危险的结构。任务选择基于正常运行的网络或处于风险中的网络，并与另一种任务类型（第 8 章中的双重任务）配对，并且应随着在相关区域之间的移动而切换。

（一）如何以及何时进行皮质下刺激

这是一个技术上的观点，乍一看并不完全明显，但值得讨论。笔者想用皮质下的刺激器关闭即将进入的白质区域，观察是否可以安全进行手术操作。如果只刺激可见的边缘，就是在刺激已经被切除的大脑，所以把刺激器向内推很重要，这样电流就会刺激并从功能上扰乱你想要切开的下一个更深层的大脑区域（图 7-4）。在大脑皮质找到一个阳性位置时使用的电流通常足以在皮质下使用。如果皮质下的一个区域是阴性的，那么笔者通常认为可以切除下一层白质，大约是刺激器探针尖端的长度。笔者没有数据来支持这一点，但它很管用。如果皮质下的一个区域是阳性的（这意味着每当在那里刺激或工作时，患者都会停止测试），笔者就会偏离原来的切角。偏离基于 DTI 示踪技术得出的纤维束可能在哪里的概念性想法。与纤维束成像相关的图像引导对于实时理解这些关系是非常有用的工具，但是如果你认为离某个区域很近，在深入进行之前经常刺激以确保这个区域的安全是有好处的。

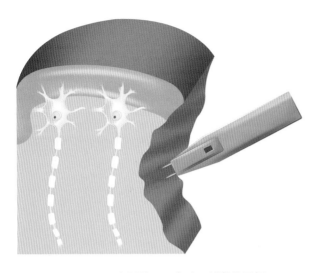

▲ 图 7-4　**此图展示了皮质下刺激的目标**

当开始进行皮质下刺激时，通常会认为目标是刺激皮质下大脑的可见边缘，但这没有意义，因为这一区域已经被切除了，你的目标是想知道是否可以继续进行得更深。一种更有用的刺激技术是将刺激器进入到皮质下脑组织数毫米，观察是否可以安全地进行刺激

（二）具有监测作用的清醒皮质下功能定位

在关键纤维束附近进行更深层次的检查之前，确保特定区域白质的安全是很重要的。但是，在进行更深层次之前，沿着整个切除刺激白质，不必要地增加了消耗患者功能定位步骤的时间，这是一种资源浪费，因为大多数白质最终会筋疲力尽，难以产生有效的定位。在风险较低的区域，笔者通过将这些区域的功能定位视为监测来加快白质分离。一名同时做两项任务的患者会在术者一接近纤维束时就开始挣扎，假如术者是谨慎进行，而不是仓促行事，那么在切断纤维束之前就会被警告。这使术者可以将刺激集中在真正靠近网络关键部分的区域，而不会把时间浪费在刺激整个过程中的每一步。何时开始考虑刺激的指导来自 DTI、对解剖学的理解和经验。

清醒的皮质下监测是胶质瘤手术向前迈出的关键一步，使许多以前无法手术的病例成为可能，同时也教会了我们更多关于大脑是如何工作的知识。

（三）如果患者停止执行任务该怎么办

最初几次这样的事情发生在你身上，你会感到不安。关键是不要惊慌失措，因为在大多数情况

下，这种功能的丧失只是意味着你正在接近一个连接，而物理操作正在干扰一个重要的连接（图 7-5）。

当患者在一项任务上开始失败时，笔者的反应是首先停止在那个区域的工作，让大脑休息。用冷灌洗法冲洗大脑，并在动脉上涂上维拉帕米，以防血管持续痉挛。给患者一个喘息的机会，然后做一些与病例无关的部分（从大脑中切除肿瘤、清理术区、完成止血、去除止血材料、用图像引导定位、评估为什么认为他们会有这个问题，以及应该做些什么等等）。大多数情况下（90%～95%），此问题会在几分钟内得到解决，并得到一些提示。

如果神经功能缺陷有所改善，但随后当笔者触摸到自己认为是兴趣区的大脑部分时，问题会继续发生，笔者会花几分钟将这一区域与自己认为可能是纤维束的区域离断。这通常会阻止问题再发，并继续进行功能定位，但更关键的一点在于，弄清楚操作可能是在什么结构上进行的（图 7-6）。

如果不知何故，患者在几分钟内没有恢复到功能定位状态，笔者会根据需要将其转换为保守性切除。在很大概率的情况下，这些问题会在几天内消失，如果问题是突然出现的，并且不在高风险区域附近，则不能反映出长期问题。一个巨大的残留肿

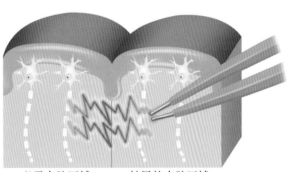

　　必需大脑区域　　　扩展的大脑区域

▲ 图 7-5　**当术者在皮质下工作时，不管患者在执行什么任务，当术者接近一个必要的区域时，他们会在术者真正到达那个区域之前就开始挣扎了**

这张图旨在解释这一现象背后的机制。请注意，在此图中，我们在非必需大脑中使用双极、但振动、物理形变以及可能的热量都可能传递到必需大脑区域（皮质或纤维束），从而导致其失效。当这种情况发生时，大多数情况下，这种情况会随着时间和一些冷灌洗而改善，但它提供了一个警告，表明术者正在接近完成该任务或整体认知功能（如注意力）的重要结构

瘤和水肿会延缓这种恢复，所以应该尝试至少用收集的功能定位信息进行最大范围的切除。如果不是在患者清醒和功能定位的情况下进行预期的切除，那么这其实是在盲目地进行手术。

九、辅助运动区（SMA）及其功能定位

直到笔者开始对额叶中线区进行大脑功能映射之前，笔者一直没有意识到一个问题，那就是 SMA 综合征的可能性以及它对功能定位的影响。SMA 综合征（和其他类似的综合征）可以非常迅速地出现，大多是由水肿引起的，并且这种水肿会在短时间内

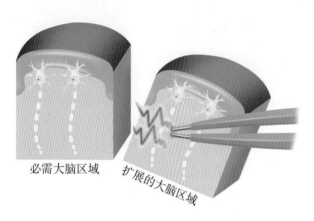

必需大脑区域　　　扩展的大脑区域

▲ 图 7-6　有时在皮质下手术期间，在术者非常确定在不属于网络一部分的区域进行测试时开始遇到问题

应该总是提醒自己考虑和调整对网络的理解，但有时术者非常肯定这不是因为实际上离这个区域很近，这种情况也还是会不断发生。这通常是由于振动或操作在一定距离上的传递（图 7-5），瘢痕组织常常可能反复将力量传递到较远的距离。这可能会使术者很难继续操作，因为每个动作都会通过间接的机械效应给出错误的反馈。如图所示，当术者确定给自己带来问题的区域不是真正的关键区域时，那么进行离断切除可以把术者正在操作的区域从被机械牵拉导致的假阳性功能区中解放出来，从而可以让术者继续平静地操作。请注意，执行这样的操作需要对解剖学和网络组织有深入的了解，才能知道无论监测告诉术者什么，此区域都可以安全切除，而且还需要知道哪些区域可能是功能区

消失（与真正的综合征不同，真正的综合征通常需要更长的时间）。这种综合征的典型症状是缄默和偏瘫，这使得功能定位变得不可能。类似的问题可能发生在基底节附近，偶尔也可能出现在扣带回附近，但在 SMA 附近最严重。因此，笔者总是最后执行对这一部分的功能定位和离断，因为如果出现 SMA 综合征，这可能会使其他功能定位下的切除变得不可能。

功能定位完成后抗拒你的本性

大多数神经外科医生的天性就是在匆忙中做出决定，并希望尽可能地做好肿瘤切除。这一特点可能会在大脑功能定位时对我们不利，因为这是我们看到肿瘤并想要切除它的本能。当患者清醒时，这是可以接受的；但是，在某个时候，功能定位可能会停止，要么是因为患者停止合作、筋疲力尽、出现 SMA 综合征或其他问题，要么是因为出现了需要转换到睡眠状态的疼痛或脑肿胀问题，或者是当你认为已经完成并让患者进入睡眠状态时。所有这些都是停止功能定位的合理理由，但有时功能定位完成后会看到一些可疑组织，总是有一种想将其切除的冲动。

你必须抵制住这种冲动，即在患者睡眠状态下做一些需要患者在唤醒状态需要做的工作。因此，即使笔者在让患者入睡后看到一些肿瘤在上纵束区域并认为自己可以切除，即使笔者认为它在功能定位状态下应该是安全的，都会强迫自己打消切除它的念头。

要么功能定位对于保存功能很重要（它确实是），要么功能定位不重要。

应用篇

Applications

第8章 大脑功能定位的测试
Functional Testing for Brain Mapping

一、概述

大脑功能定位（brain mapping）中最大的挑战是关于认识论的。换言之，我们最大的挑战是弄清楚如何收集有意义的信息、如何评估其质量以及如何处理这些信息。本章阐述了大脑及其功能的特质，特别是在进入手术室之前和手术室内进行的脑功能测试，并且提供了一些目前如何进行测试的实用信息。

二、应该测试哪些内容

作为一名外科医生，不需要在手术期间做大脑功能定位的测试，但是需要理解测试任务，特别是测试的内容、进行测试的时机、忽略测试结果的时机和根据测试结果采取手段的时机。此外，如果这个项目在读者所在的医院还没有设立，那么你应该尽可能地为推广大脑映射定位的测试进行努力。

人们对大脑功能定位的一个常见误解是，简单地根据测试的结果避开相应的大脑区域。这种方式在简单的解剖学领域往往能起到相当好的作用，如影响言语和运动功能的大脑区域。但如果手术时切断大脑区域相关的连接，或者损伤该网络中完成功能所需的另一个区域，那么即使找到相应的大脑区域也并不能完全保护该部位的功能不被破坏，例如重度失语症患者的数学能力很差。因为大多数高级的大脑功能需要多个相互连接的大脑区域协同工作才能完成，因此功能测试通常不会提供所期望的直接结果，如手臂运动的功能测试。

此外，你可能找不到相应的脑功能区，尤其是在错误的大脑区域寻找。有时候，认为医生在手术时留下一部分肿瘤来保护脑功能区是值得的观点并不总是如此关键。例如，保留颜色命名的功能是很好的，但笔者不确定它是否比切除胶质母细胞瘤更重要。

最后，并非所有的功能测试都能很好地在术中大脑功能定位中体现。有些太复杂或耗时太长的功能测试结果就会受到影响。例如，在基于图形构建的神经心理学测试中，需要长时间的脑部刺激才能确定该功能是否成功执行。上述例子中的测试会耗费宝贵的测试时间（大多数患者不会持续地接受测试），而且持续地测试会增加癫痫发作的风险，尤其是在长时间的皮质刺激下。此外，当你需要决定是否切除肿瘤时，通过测试不会得到一个明确的"是"或"不是"的答案。例如，在评估一项1～30分的测试的过程中，因为与标准数据进行比较很繁琐，以及存在无法进行连续测试的客观因素，所以限制了测试的效果。还有一种需要注意的情况是，并非所有测试都能得出可靠的结果。

大多数测试都可以成功地在手术室中进行，并且患者的双手放在测试所需的正确位置。涵盖一些复杂的现实生活活动的大多数认知功能测试可以在手术室完成，但不能在手术室进行步态或平衡的测试。因此，在手术室进行的测试并不适用于所有的手术。

笔者将基于办公室的神经心理测试而创建的术中测试称为"简化的测试"。参考第4章内容，介绍一些用于选择、创建和整合新的功能测试到大脑功能定位中的指导原则。

Sughrue 关于值得被测试和保护的高级脑功能的指导原则

为了使高级脑功能被发现并被保护，该高级脑功能应该符合以下条件。

- 值得通过减少切除范围来保护的高级脑功能。
- 相关的功能网络和功能结构已被发现。
- 至少有部分患者可以在手术室进行合理的功能测试。
- 当高级脑功能受到影响时，可以通过相应的功能测试得出明确可靠且易观测的结果。

这些不是科学规律，但它们可以帮助思考如何以合乎逻辑和实际可行的方式扩展功能定位的内容。

三、测试团队

大脑功能定位通常由神经心理学家完成，但物理和语言治疗师在这方面更擅长。首先，物理和语言治疗师与神经心理学家相比，他们的日程安排通常更灵活。其次，你已经对每周进行 6 次的唤醒手术习以平常，但手术室的辅助人员对唤醒手术却有着浓厚的兴趣。更重要的是，治疗师擅长鼓励患者进行配合。治疗师进行功能定位测试的时间越长，术者可以安全做的事情就越多，因此鼓励患者配合的技巧是完成功能定位测试的关键。此外，物理治疗师在评估运动的性质和质量方面具有更广泛的经验，从而提高了运动系统测试结果的可靠性。最后，理想的情况是患者在手术开始时就可以进行相关功能的康复。每个中心的测试团队都有所不同，最佳人选就是致力于治疗这些病患的人。

术前测试

在术前评估中，患者会与测试团队会面，并熟悉过程。术前教导患者如何测试是十分重要的，因为当患者从轻度麻醉状态转变为清醒时，患者可能因为脑肿胀等原因而导致不能有效地学习如何进行测试。

最后，评估患者的术前基本情况也是有必要的。不仅要明确哪些测试因缺陷而不能使用，还要明确某些测试的哪些部分应该从该患者的测试中去掉。例如，一个不能说英语也不能说出美国足球队名字的非美国籍患者并不是精神错乱，测试时不应该对其进行相关的测试。同样，语言有障碍的患者也不应该在手术室里测试他们在术前谈话时就不能命名的对象。

弥散张量成像（DTI）

在术前，通过获取 DTI 图像、检查神经纤维束走行、结合肿瘤解剖和患者术前功能来帮助自己制订下一步的手术计划（见第 9 章）。

因为 DTI 及其相对的弥散波谱成像（DSI）是本书的重点，这里有必要提及一些关于 DTI 图像的细节，因为对 DTI 图像的简要了解有助于理解它们的局限性。这两项研究都是磁共振成像，其利用一种称为各向异性系数的特征来描述大脑中水的整体运动状态。水在一个有组织的方向上运动通常是沿着一条白质纤维束进行的，这一特征被用来描述脑白质纤维束的解剖结构。

DTI 图像通过确定每个体素的主要特征向量（即大部分水在运动的基本方向）来量化区域方向。这种方法的局限性在于，即使存在多个方向，它也通过为整个体素指定一个方向来过度简化交叉点处的数据。有一些软件可以通过密集的数据采集和自由散播的方式来补偿这一点，从而使交叉点问题变得不那么相关（即它能准确地显示交叉点两侧的区域），但这限制了从原点到目标的追踪能力。

DSI 图像能够解决纤维束交叉的问题，也是本书解剖学部分图像的主要来源。DSI 在常规临床应用中的缺点在于采集时间长，这会使术前容积成像延长一个多小时。目前还没有无缝集成程序将其链接到图像引导程序（如 DTI）。也没有研究证实它在预测功能解剖学方面的准确性（DTI 已被证实）。这是一个很好的研究工具，但我们目前在病例中使用的是 DTI。

对高级别肿瘤，这两种技术都会因为脑水肿影响局部纤维束的完整性而出现不准确的图像。因此，这两种技术主要用于确定纤维束的位置，而不是用于显示纤维束的细微解剖结构。

四、功能测试

（一）运动功能测试

运动功能测试的独特之处在于，可以看到与运动功能有关的阳性和阴性结果。事实上，因为阳性结果使神经外科医生不愿意考虑除运动功能区以外还有其他可能影响的区域,所以阳性结果的存在是术中运动功能测试发展的最大障碍之一。笔者在本书中反复强调,运动功能区的破坏是对侧瘫痪的代名词。

如果运动功能区在手术区(或它在术区的附近),笔者总是先测试它,然后再测试其他功能区。这样做有以下两个原因:第一,在测试的早期,容易找到一个明确的阳性位点,这使我们可以放心地使用尽可能低的刺激电流进行测试;第二,因为运动功能作为大多数其他脑功能的最终输出点(例如,说话需要口和舌的运动功能),所以知道运动功能区的位置很重要,以便从其他发现的脑功能障碍中消除运动功能的影响。一个常见的例子是,由于面部或口部肌肉的收缩,对面部运动功能区的刺激可能会使患者无法说话,而提前知道面部运动功能区的位置会更容易了解额叶后部言语区域受损的情况(面部运动区通常位于该部位稍前方)。

1. 运动功能测试的基础

阳性运动功能定位通常在运动功能区进行,刺激运动功能区后表现为不自主的面部、手臂或腿部运动。在较低的电流下可以看到较小的运动,在这种情况下,笔者会将电流调高至使运动变得比较明显的数值,因为笔者想确保在稍后的功能定位中会影响这些区域。即使是一些侵犯运动前区或运动功能区导致偏瘫的患者,治疗师通常有可能摸到肌肉的运动,笔者通过保留受(肿瘤)压迫但没有完全破坏的神经纤维束网络来恢复一些患者的功能,但不是每个患者都能恢复。

阴性运动功能定位是让患者进行自发的对侧运动,并刺激促使运动停止的部位(抑制运动的部位)。最简单的形式是同时进行手臂和腿的运动,复杂的形式是涉及使用较高级别功能完成运动(如弹奏乐器)。有人说阴性运动功能定位是可以舍弃的,但在很多情况下,笔者发现它们与 SMA 或运动前区域相接,虽然这些位置可能会重新连接,但笔者尝试保留它们以避免出现 SMA 综合征等情况。尽管有文献表明 SMA 综合征并不是总能得到改善,但也考虑到存在患有胶质母细胞瘤的偏瘫失语患者

可能没有像无 SMA 综合征的患者那样及时接受放疗。笔者觉得切除 SMA 只会使手术范围有所改变,但保留 SMA 通常可以避免 SMA 综合征,在这一点上利大于弊。

2. 一些更为细节性的观点

最后,需要注意的是,运动质量是进行运动功能定位时要考虑的重要因素,因为运动不协调通常是轻度功能障碍的标志。此外,运动不协调有时是为了配合重要的本体感觉或其他相关的运动传入系统来完成肢体的动作。运动协调需要身体的各个要素或肌肉共同作用才能有效、顺利地完成动作。有时,负责主动收缩肌肉神经网络和负责抑制的神经网络无法协同作用,从而会降低运动控制能力。因此,运动协调是所有参与肌肉的共同作用的结果。

在运动功能测试范例中,除了手臂是否运动外,我们还考虑了运动的以下几个方面。

- 向心性控制。向心性控制是指肌肉收缩时的控制。向心性的丧失表现为与注意力或忽略指令无关的无力运动或迟缓运动。

- 离心性控制。离心性控制是指通过舒张肌肉来控制,测量肌肉的某种抑制控制。在外科手术中,离心性控制的丧失表现为患者不是以受控的方式将肢体或手降至初始位置。

- 动觉感知。动觉感知是指患者对肢体在空间中移动时对位置的感知。在外科手术中,动觉感知的丧失表现为患者肢体随机地运动并且笨拙地到达目标位置。

- 运动协调。运动协调的丧失表现为肢体运动障碍或不协调运动。

- 对指令的注意力。神经网络中任何一个环节出现问题都会影响对指令的注意力。

- 运动速度。外界的干扰因素出现在受试者附近时(你在受试者旁边可能引起干扰),受试者的运动会变得更慢或更不协调。

目前笔者尚不完全清楚以下的具体发现如何与特定的途径或特定的网络相联系。首先,笔者发现许多运动(障碍)问题都远离运动带、下行运动纤维或感觉带,这些发现都对正常运动功能有影响。此外,由于离心性控制丧失或运动感觉缺乏等具体

发现，需要在手术时谨慎抉择，因为并非所有在此类事件发生后继续进行切除术的患者都失去了有效的肢体控制能力，尽管有些患者丧失了有效的肢体控制能力，但我们可能会通过更加敏感和严格的措施发现肢体控制方面的更多细微问题。

同样，在唤醒状态进行运动功能测试比在麻醉状态下进行的优势在于，你可以对最终事件进行有意义地评估，而不是仅仅知道你没有损伤到运动功能区。然而，检测者在做测试时，检测者需要确保出现轻微的阳性结果不是由于患者缺乏努力造成的。这并不是笔者总是在出现问题的迹象时就退缩，而是在切除肿瘤时把这一影响因素考虑到患者的整体手术计划中。换言之，如果笔者每次接触某个区域都会发生这种情况，就会考虑保留相关区域的肿瘤可能是更好的保护功能的方法。这一判断取决于肿瘤的级别、可用的辅助治疗方案、术前功能水平和肿瘤残留量。笔者不认为在复发性胶质母细胞瘤病例的运动区留下大量强化灶是避免轻度运动不协调的好策略（如果不能完全切除肿瘤，肿瘤通常会继续侵袭整个运动功能区，但留下少量低级别肿瘤可能是一个好的方法）。

（二）语言功能测试

如第 6 章所述，正常的语言功能涉及几个重叠的子功能网络的整合，使语言生成成为一个高度复杂的功能网络。

在笔者测试每位胶质瘤患者的语言功能时，有人会问："大多数人都是左脑优势半球，为什么要在右半球测试语言？"其原因如下。

• 并不是每个人（包括罕见的右利手）的左侧大脑都是优势半球。忽略任何一个患有严重失语症患者的语言功能的保护都是错误的。

• 即使在"左侧优势半球"患者中，语言区域也只位于大脑的一侧的观点是一个简单和过时的概念。首先，右侧 SMA 或尾状核损伤常导致失语症，在某些情况下可能是永久性的失语症。此外，脑功能定位通常会在脑的右侧找到语言功能区域（说话终止或言语命名），即使语言功能区域可能大部分在脑的左侧，如果切除脑的右侧语言功能区域，语

言功能可能会得到代偿（右侧脑损伤的经验表明可能是这样），但这可能会降低语言功能的整体质量。如果打算放弃这些语言功能，你应该有预见性，而不是遇到问题就不知所措。最后，有失语症的左侧大脑中动脉卒中患者往往能够说出一些单词或短语，这一事实表明大多数人至少有一些语言能力在右侧半球。说到底，出色的语言功能涉及多个功能区域的协调，包括右脑的一些功能区域，我们对语言功能保护的总体目标应始终是最大限度地保护整体最终事件（说话）的功能（这反映了与功能有关的所有相关功能网络的整合）。

• 笔者为保护其他功能（如时空功能）进行了右侧半球脑功能定位，对于许多双重任务来说，语言功能的测试可以作为联合其他系统的功能测试的第二任务。当术者进行语言功能测试时，患者在联合其他系统的双重任务中就已经准备好了（类似的逻辑适用于非传统区域，如前额叶）。

• 如果术者有经验并且患者配合，那么在低风险区域进行语音功能定位需要 3～5min。

• 为后续更复杂的测试做准备。

1.语言停顿测试

因为语言停顿测试的简单性和基础性，笔者把它作为第一个语言功能测试。其基础性体现在语言停顿会影响其他功能的测试，如命名和阅读功能测试。阳性结果为患者持续计数过程中会在计数停止时出现语言停止。影响该功能的大脑区域可能是大脑控制舌和面部运动的区域，并且在大多数情况下位于控制舌和面部的运动功能区域的前部。该区域通常距上纵束的额支和 FAT 的终支末端约 1cm。

2.命名功能测试

命名功能障碍是一种残疾。因为有些患者不知道自己患有该病，所以它本身并不是一个可怕的疾病，但最好还是避免命名功能障碍的出现。然而，找到命名功能区域的最大原因是它们可以被用来显示语言功能网络其余部分的区域。

影响命名功能的大脑区域通常位于代表语义区域的后颞叶区域。如第 6 章所述，语义区域是概念和单词的储存库，该区域能够将输入的感觉与单词的含义相关联，也可以被许多神经功能网络用于

各种目的。对大多数正常人来说，它位于颞横回的初级听觉皮质的周围和外侧，但胶质瘤患者的语义区域的确切位置并不是完全确定的。因为 SLF 和 IFOF 会在它们必经的区域附近，所以示踪成像技术对确定它的位置很有帮助。

因为它很少像言语终止测试的结果一样明确（图 8-1），所以进行命名功能测试需要有一定的耐心来进行详细的解释。第一，在试图中断神经回路之前，让患者进入一种节律是很重要的，因为你需要知道阴性结果实际上是由于刺激不足而不是准备不充分造成的。第二，你需要在患者看到物体之前开始刺激相关功能区域，否则即使你正在刺激相关功能区，由于信息已经进入神经网络，患者也能说出它的名字。在向患者展示物体之前有一个声音提示被编入命名软件，这是我们开始刺激相关功能区的提示。你需要继续刺激相关功能区直到患者说出那个物体的名字或明确患者真的说不出为止。检测者需要接受培训，以便在这种情况下及时向外科医生给出及时反馈。第三，需要进行多次刺激。语义区域通常包含多个脑回的多个位置（笔者之前见过7 个位置）。因此，每个位置只刺激一次可能会导致刺激处于因其他位置的刺激而在语义区域其他部分产生记忆储存的过程中。一般情况下，刺激一个位置有 2/3 出现命名功能障碍的可能性，偶尔刺激真正位置的周围区域也可能出现命名功能障碍。所以，在 DTI 上完美呈现的语义区域的周围区域也值得在手术中被保留，如果该患者只有一个语义区域，周

围区域就更应该在手术中被保留。

让患者在命名物体之前加上"This is…"，有助于区分音素问题（更多受 SLF 影响）和语义问题（更多受 IFOF 影响），这对存在路径交叉的皮质深处意义重大。

因为语义区域通常包含多个脑回的多个位置，所以术者在任何想要进行切除的地方检测命名功能是有必要的。命名功能测试会反复检测在额叶后部靠近语言停止部位的切除效果，并且会检测在 IFOF 上弯附近尾状核附近区域的切除效果。这是反复检查的关键部分。

3. 阅读功能测试

阅读功能测试（图 8-2）的检测方式和使用的范例与命名测试几乎相同。由于任何干扰语言功能的刺激也会影响阅读功能，所以阅读功能区域可能与命名功能区域重叠，特定的阅读功能区域一般位于颞下回的腹侧后叶附近。一些脑功能定位的研究将阅读功能区域定位到顶叶，但这可能是语义功能或上纵束的非特异性特征，就像 fMRI 数据将阅读功能与颞下回的腹侧后叶相联系一样。

五、失语症患者的语言功能定位

如果患者在术前功能测试中表现不佳，则他们无法完成脑功能定位。对于这些很有挑战性的患者，需要有耐心，需要接受这样的结果，即你正在做的挽救功能的手术可能不会像一个完成脑功能定位的低级别胶质瘤患者那样以完美的手术效果而结

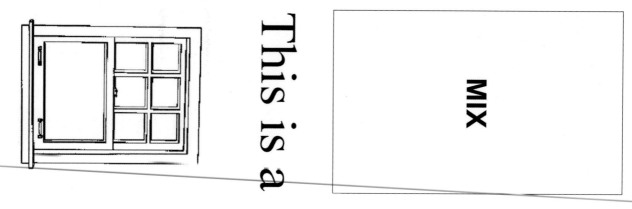

▲ 图 8-1　命名功能测试示例

以"This is a"开头提示，这有助于从语言停顿中确定命名功能障碍。根据患者手术时的体位，图片朝向一边

▲ 图 8-2　阅读功能测试示例

以"This is a"开头提示，这有助于从语言停顿中确定命名功能障碍。根据患者手术时的体位，图片朝向一边

束。但在一些病例中，因为患者在某些情况下接受减瘤术使失语症得到显著的改善，所以这些患者在某种程度上可以完成脑功能定位。如果不去尽可能地完成脑功能定位，患者不仅会损失重大，也会降低对医生的宽容度。以下是笔者对失语症患者所采取的一些策略。

• 需要有经验的检测者来督促患者做他们能做的任何测试。

• 需要以正确的心态和耐心来对待这些患者。

• 除了因中线额部肿瘤而致失语症的患者，其他患者是可以做一部分测试的。即使患者只做计算测试，也能帮助医生避免对剩余的语言功能区造成进一步的伤害。

• 如果患者不能将语音测试作为一项双重任务进行，检测者可以通过解剖学转换为单独的语言功能测试任务。

• 在测试过程中尽量减少麻醉药的使用。即使是低剂量的麻醉药也会影响脑功能定位。

（一）忽视障碍测试

时空功能问题（例如运动性忽视症）在许多方面都比单纯的运动功能障碍严重。忽视左侧障碍的患者是功能性偏瘫，并且他们还因忽视障碍而遭受许多其他神经心理学问题的困扰。这类患者的康复过程是很艰难的。

笔者发现通过脑功能定位保留上纵束系统（至少是无法代偿的部分）的患者通常可以避免这个问题。这可能是因为上纵束系统延伸至顶叶的深部，即时空功能区位于顶叶，但在颞上回、颞中回甚至是额叶后部发现了影响忽视障碍的区域。此外，损伤丘脑也可以引起忽视障碍。

（二）线等分测试

这是最容易实施且已在术中广泛使用的测试，但也是较难解释的测试。此外，该测试可能不是一个忽视障碍测试，而是一个视觉处理测试。换言之，患者可能出现视线偏离的情况，这是因为较高的视觉中心的破坏导致患者认为左侧的直线较短，而不是因为患者不注意左侧。

在检测过程中，检测者使用一个触摸屏程序让患者用手指在视觉水平面上等分一条线（图 8-3）。检测者在患者看到线之前开始刺激相关脑区域，在患者完成任务时结束刺激。因为该测试的关键是在测试前让患者进入节奏，所以在手术条件下要患者做到完美是比较困难的。因此，术前训练是测试成功的关键。

测试的异常结果表现为线中点超过 1cm 的偏差（通常向左）。因为进行该测试时需要将屏幕放置在患者视线的中间位置，所以检测者很难对测试结果判断。视野缺损（盲区）也会影响该测试的结果。因此，确定患者在该测试中的基线水平和在手术室对该测试进行优化是完成测试的关键。

使用线等分测试作为脑功能定位的测试是非常困难的。首先，线等分测试不能很好地联合其他功能测试成为双重任务（很难同时进行命名功能测试和线等分测试）。其次，线等分测试不仅不能快速反馈检测结果，还会因患者心理紧张、语言障碍、注意力不集中和其他相关的神经心理问题而影响测试的结果。

（三）目标消除测试

由于笔者想找到一种可以实时监控时空功能，而且比线等分结果更明确、能测试时空功能不同层面的方法，笔者简化了时空功能的测试。但是在时空功能受到严重影响的情况下，患者需要接受两种时空功能的检测。

我们的触摸屏程序（图 8-4）同时在两个视野中显示不同的形状，并要求患者在两侧区域快速划

▲ 图 8-3 线等分示例
一条出现在触屏电脑上的线

掉特定的形状类型。正常的患者可能会错过一个形状，特别是在对侧上半视野，但患忽视障碍的患者是存在多个对侧缺失。与线等分测试相同，对相应功能区的刺激必须贯穿患者看到物体的整个时间，否则测试将无效。此外，刺激器接触功能区时发出声音有助于检测者较好地把握刺激的时间。

该测试可以实时测试，并且可快速反馈测试结果。但该测试结果必须联合其他测试结果，这就是首先进行语言功能和运动功能测试的原因。

（四）注意力测试

因为测试注意力最好是在对测试内容没有注意力的情况下进行，所以注意力测试很难进行。此外，如第 6 章所述，注意力与其他功能系统的联系密不可分。如果没有注意力系统，视觉系统、时空功能就会受到影响并且导致患者会出现忽视障碍。因此，尽管存在诸如数字跨度之类的注意力任务，但这实际上是一个工作记忆的测试，注意力是影响记忆力的一个因素。

尽管很难描述是否缺乏注意力，但当一个患者缺乏注意力时，患者会表现得很明显。在神经心理学中，注意力不集中通常被描述为参与任何区域测试的

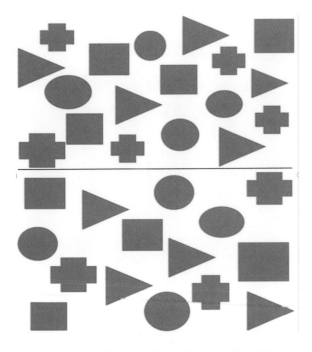

▲ 图 8-4　目标消除测试示例（为外科手术患者设计）
患者要在横线的上下两侧区域划掉同一类型的所有形状

能力有限。因此，注意力测试需要经验丰富的测试人员去理解患者做任何测试都出现异样结果的原因。

有一段时间，笔者无法理解通过保持患者唤醒状态来测试大脑某些部位的功能会获得什么。例如，通过什么测试来保护额叶前内侧的功能。因为大多数开颅手术后的患者的注意力与基线相比有所下降，所以刺激相关功能区并测试患者是否注意力集中可能不会产生可靠和有用的结果。正如上文所述，依靠将定量分数与标准数据进行比较的测试不能快速产生判断功能是否失调的决定性的结果。

注意力是大脑高级神经功能系统的一部分。在运动性失语症患者中，尽管患者拥有正常语言和运动的系统，但患者仍说话费力。目前，笔者通过对注意力问题进行研究，并且在靠近这些功能区域的地方进行测试，发现注意力的问题会导致患者停止测试，或消极对待测试。

笔者发现最好的注意力测试是在切除肿瘤的同时让患者做一个现实生活中复杂的测试。例如，演奏乐器、织毛衣、装配汽车零件和算账等。起初，笔者认为这些测试很有趣，但因其深层的神经心理学太复杂而导致没有研究价值。事实上，交叉模式测试的缺点就是测试的亮点。能够弹吉他的患者不会瘫痪或出现忽视障碍，不会出现严重的失用症和运动性失语症。因此，现实生活中可以测试一些神经心理系统的功能，特别是测试注意力。

对于功能低下的患者，在双重任务中（见下文）会出现许多相同的表现。如果笔者在某个区域进行手术时患者出现挣扎，则必须推断这种挣扎是由于主要功能受影响（即命名和手臂运动功能或正在测试的任何东西）引起的，还是由于缺乏注意力所致。这通常可以通过解剖或者与检测者的讨论来解决问题。如果检测者对各种功能检测有丰富经验，他们就能对正在发生的事情给出有价值的见解。

笔者对几乎所有的胶质瘤患者进行大脑功能定位，其中总有值得保存的结果并且可以为以后的各种测试做出贡献。

六、高级功能测试

我们在胶质瘤患者身上测试了一些更高级别

的功能。测试的胶质瘤患者通常是脑功能较完善的低级别胶质瘤患者，他们宁愿放弃肿瘤的全切除也不愿丧失功能。当某功能很重要时，你可以在整个切除过程中对它进行监控，以确保没有毁坏这个功能；但在皮质下分离时，测试的功能更多的是基本的功能，比如在上纵束附近手术时影响语言功能。总体来说，因为希望在考虑所有功能的基础上进行肿瘤切除，所以笔者试着根据前面列出的指导原则采用新的测试方法。以下是笔者测试过的高级脑功能项目。

- 面部识别：面孔失认通常由双侧损伤引起。患者可能因出现不认识家人的情况而感到害怕，因此使用从患者家里收集的且明确标注的照片会使测试更容易地进行下去。

- 数学计算：数学计算是经典的左顶叶功能。在大多数情况下，此功能因为讲话中的常见的影响因素而被遮盖，但是在有高级功能障碍的患者中很容易被测试出来。

- 判断能力：检测者可以通过描述情况和衡量患者的反应来进行判断能力的测试。虽然测试是主观的，但可以根据情况进行合理评估。因为右脑的大部分区域可能与不确定的回路有关，所以这是针对高级功能障碍人群的关于如何处理信息的测试。同样，对于有情绪调节障碍、注意力障碍，甚至一些失认症或语言障碍的患者，检测者对测试结果的判定是较为困难的。

- 颜色命名：这是一项很容易的测试。由于尚不清楚相关的功能网络，所以不清楚在相关功能网络完整的条件下，手术时残余肿瘤以保留功能是否对患者更好。

测试任务

测试任务是贯穿刺激的全过程且在过程中不断重复的任务，其目的是测试处于危险中的功能，其最理想化的检出问题的时机是在神经功能系统永久性受损之前。

1. 双重任务

双重任务是笔者常用的测试方式。一般情况下，双重任务是同时移动手臂和命名物体测试的组合，但来自不同神经功能系统的任何两个测试都可以配对组合成双重任务。这种组合通过将患者注意力分散在两个功能系统上，从而突出了这两个功能系统，并使每个系统对刺激更加敏感。特殊情况下，注意力下降的患者可以切换到单一任务。

不同的测试可以配对组合以针对不同的功能。此外，在刺激较大范围的功能区域时，针对其中不同小功能区域切换测试是很常见的。例如，在运动带附近手术时，因为腿部和手臂都存在（损伤）风险且术者不想损伤两者的功能，所以经常在腿部和手臂之间交替测试。

2. 手部精细运动测试

手部精细运动测试不仅可以测试手部协调性，也可以测试手部的力量。虽然该测试对在处于特定风险中的运动功能有较好的检测效果，但在进行该测试的同时无法进行诸如命名之类的测试（图 8-5）。

3. 复杂的现实生活任务

许多现实生活中的任务，如演奏乐器、使用工具等，都可以在手术室里完成。这些复杂的现实生活任务可以作为可靠的功能检测来测试许多同时发挥作用的功能系统，包括运动规划、影响忽视障碍的系统、注意力和精细运动等。

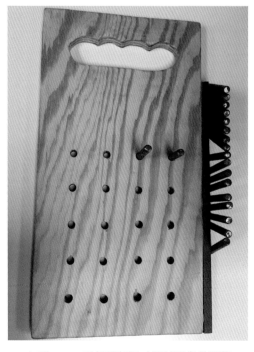

▲ 图 8-5　手部精细运动测试设备的图像

第 9 章　胶质瘤手术计划的制订

Going from Scan to Plan in a Glioma Surgery

一、概述

本章作为本书理论部分和应用部分之间的桥梁，是本书中最关键的一章。成功的胶质瘤手术大多是在确定肿瘤的位置阶段和制订肿瘤最大安全切除范围的计划阶段失败的。

在本章中，笔者提出了一个关于如何描述在大脑不同位置切除胶质瘤的基本原则。虽然该原则不可能成为完美的胶质瘤手术的通用原则，但笔者所总结的大多数胶质瘤手术的共同原则为本章的手术提供了一个有迹可循的框架。完美的手术很少遵循简单的"进入－切除"原则。

二、胶质瘤手术的 3 个 "D" 原则

- 定位（define）。
- 分离（divide）。
- 破坏（destroy）。

三、如何从 3 个 "D" 原则方面思考胶质瘤的手术计划

这 3 个 "D" 代表了胶质瘤手术的三个阶段，其中三个阶段间的过渡不仅引起了手术技术的变化，也使手术理念发生改变。例如，在"分离"阶段，剥离通常是缓慢而谨慎的，而在肿瘤切除阶段的剥离速度会加快。术语的定义如下（图 9-1）。

- 定位：定位阶段是识别肿瘤的非破坏性阶段，开始于头皮被切开之前，结束于大脑开始被切开之时。首先，术者仔细辨认脑沟以明确肿瘤以及相关解剖结构的位置。其次，利用影像引导和 DTI

初步设计手术切口并确定肿瘤可能影响的脑功能区域。最后，进行皮质功能定位以确定安全的进入点和确定白质在皮质的定位点。

- 分离：分离阶段是胶质瘤手术中最具挑战性和最关键的部分。在分离阶段，肿瘤与大脑功能区分离并保护大脑功能区。在分离过程中，需要通过持续的皮质下白质功能定位以确保不会破坏关键区域。

- 破坏：在破坏（即切除）阶段，运用标准的解剖技术切除基本上只位于非功能区的残余的瘤体，如颞叶切除术。

这三个阶段的相对长度、复杂性和重要性与具体情况有关。例如，处理小范围侵犯周围组织的深部肿瘤在"定位"阶段耗费的时间远远比位于颞顶交界处的肿瘤所需的时间短，这是因为颞顶交界处的肿瘤的解剖更加复杂。再如，在肿瘤"分离"阶段通常耗时较长，而在肿瘤体积大的岛叶胶质瘤手术中的分离阶段会持续数小时。

（一）更详细的"定位"阶段

1. 了解大脑皮质

无论术者做过多少例胶质瘤手术，都必须仔细地思考相关的解剖结构。错误的定位往往会导致后续错误的决定。

胶质瘤有多种发展的形式。多数胶质瘤都会影响邻近的大脑结构，医生往往更关注受肿瘤影响的邻近大脑结构。例如，受肿瘤影响，顶叶增大导致运动区移位，医生因此被误导为需要治疗运动区的胶质瘤。

MRI T_2 加权图像可以更明显地凸显脑沟边界进

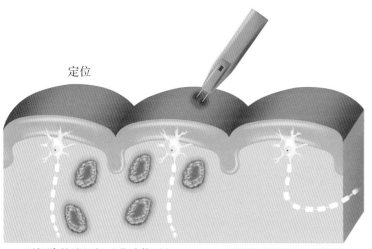

定位

A 可切除的脑组织（非功能区）　　重要的脑组织（功能区）

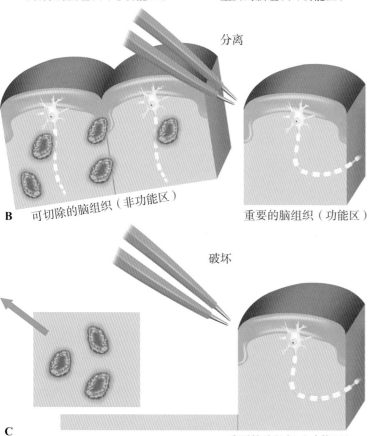

分离

B 可切除的脑组织（非功能区）　　重要的脑组织（功能区）

破坏

C

重要的脑组织（功能区）

◀ 图 9-1　胶质瘤手术的 3 个 "D" 原则示意图

A. 在"定位"阶段，确定肿瘤位置和可能受影响的大脑功能区域，并制订切除目标；B. 在"分离"阶段，进行剥离手术，将切除肿瘤累及的大脑区域与计划保留的功能区域分开，保证切除区域基本上是非功能区；C. 在"破坏"阶段，对已分离的大脑进行常规切除，直至解剖边界和（或）功能边界

而显示肿瘤的真正位置。脑沟可以在几乎没有可靠的标志物情况下作为一个重要的标志物。术者在影像学技术的帮助下往往可以完全切除肿瘤。

在手术中，需要打开硬脑膜后再对显露的脑回进行评估。虽然显露的区域应尽可能小，但如果出现因为过小而不能进行评估的情况时，术者应扩大显露区域。

此外，如果在进入皮质下的途中损伤动脉，后续的定位可能就会出现误差，特别是在动脉纵横交错的侧裂附近。此外，术者有可能不知情地损伤肿瘤（尤其是高级胶质瘤）中所包含的动脉。

2. 肿瘤沿白质束扩散

众所周知，肿瘤不能通过手术而治愈的主要原因是胶质瘤通常沿着白质束浸润生长，但这一特性也为更好地实现解剖切除提供了思路。脑胶质瘤之所以能够被系统地分类和描述，是因为肿瘤在脑白质中的浸润情况决定了肿瘤的性质并提供了可预测性。

术者可以通过确定肿瘤发展的模式了解肿瘤的解剖结构，并确定手术入路和切除的区域。换言之，术者可以通过追踪肿瘤的累及部位来确定肿瘤切除的最佳路径。

然而，沿某些特殊白质束发展的肿瘤往往不能在完好保护白质束的情况下被切除。例如，外侧颞叶肿瘤常因肿瘤沿上纵束（SLF）发展而不能在不损伤 SLF 的情况下被切除。避免出现这种情况的关键是识别这种高风险情况。

3. 皮质功能定位

在许多地方，"皮质功能定位"和"清醒大脑功能定位"基本上是同义词，其原因是患者往往在皮质功能定位结束时会重新进入睡眠状态。虽然笔者在自己的手术体系中减少了皮质功能定位的使用，但皮质功能定位的作用仍然是很重要的。

皮质功能定位凸显了某些"禁区"，如语言和运动皮质。此外，皮质功能定位显示了一个追踪到主要区域的功能网络的原点，其作用类似于跟随一个小的皮质动脉进入外侧裂就可以定位大脑中动脉主干。

然而，笔者因为在皮质定位中往往看不到连接的纤维，所以只使用皮质功能定位中的功能定位。

在开始切开大脑之前，进行皮质功能定位的时间可以用来让患者适应测试。在进行测试时，我们往往不希望在右侧额叶内侧找到命名位置，以及在右侧颞极发现运动激活点。话虽如此，笔者通常会测试所有情况下的运动和语言功能。这是因为不仅想要避免损伤运动纤维，也希望在分离阶段使用语言作为双重任务的一部分来测试该系统，而皮质功能定位可以帮助患者快速完成命名任务。

此外，大多数高级人类行为都涉及多个功能系统。术者正在操作的位点可能不是该功能的主要位点，但切除该位点可能会影响其功能。例如，命名所需的语义和词汇记忆并不主要位于右后额叶，但没有运动性语言执行能力的患者也很难说话。因此，虽然右侧额叶的语言功能障碍可能不会产生真正的失语症，但它可以帮助术者更好地了解该区域的解剖结构。以上的例子表明，大脑的高级活动往往涉及多个大脑功能网络结构。

（二）更详细的"分离"阶段

分离是处理脑胶质瘤中最重要的阶段，这是因为在此阶段术者需要决定肿瘤的切除范围。在该阶段，因为白质中的纤维束通常界定了切除的边界，所以白质的解剖成为切除的关键。

笔者发现术前规划的显露范围往往是完成后续手术的关键。因此，即使有时开颅手术不需要切至颞极，其显露范围也应该在术者视野的前面和中间位置。

1. 术中监护

患者在术中保持完全清醒，并在整个手术中进行功能测试。如前几章所述，所选择的测试是针对有风险的位置和与有风险区域相关的功能而制订的。在理想情况下，患者应该同时使用不同的功能系统完成至少两项测试。当将注意力和认知力分配到两个系统时，两个系统对测试刺激的敏感性会提高，因此测试可以在损伤功能之前给出提示。笔者认为刺激在接触目的纤维之前会影响到相邻的重要神经纤维而导致测试失败（此情况的示意图见图 9-2）。虽然测试不能像电生理监测运动诱发电位那样及时给出警示，但也可以在损伤功能之前给出提示。

我们使用的默认任务是 Hughes Duffau 提出的双重测试，包括移动手臂和命名对象，但是也需要根据患者的情况和可能影响的大脑区域来调整测试。例如，在腿部运动皮质附近工作需要双腿运动，而不是手臂运动。再如，当时空功能处于危险状态时，以主要测试忽视障碍为中心的测试（如目标取消）会取得更好测试效果。笔者曾经掉入一个陷阱，即在手臂和腿部运动皮质的边界区域附近进行手术操作并在对手臂和腿部双重测试之间进行周期性地交替测试时，术者很容易因为手臂的完美的测试结果而忽略对腿部的测试，进而损伤控制腿部活动的运动纤维。

笔者发现高级功能测试非常适合监控更复杂的

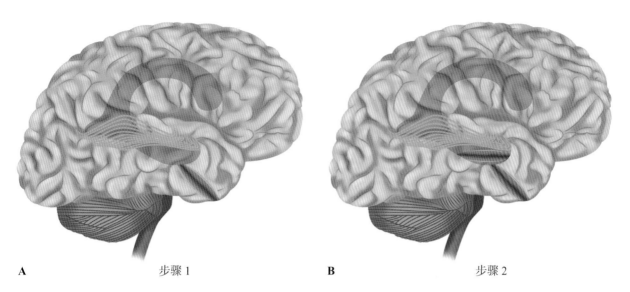

A 步骤 1　　　　　　　　　　**B** 步骤 2

▲ 图 9-2　图示在离断时最大限度地显露切除目标结构的必要性（这可以让术者知道何时远离危险区域）

在这种情况下，我们在后颞叶进行手术，目标是离断上纵束的前部和周围区域，直到进入颞角。我们的本能（A）是一旦我们看到脑脊液的涌出就会松一口气，然后让患者进入麻醉状态。然而，分离了一个部位的神经束并不意味着已经分离了其他部位的神经束。停止大脑功能定位（B）的合适时间是直到神经束完全脱离肿瘤为止

情况，例如编织、演奏乐器、装配机械部件等。一开始，笔者认为这只是一项运动功能的测试，原因是笔者不清楚一个因为胶质瘤而失去吉他演奏能力的患者的生活会改变多少。后来当开始思考高级功能测试所涉及的功能系统时，笔者意识到这种类型的测试是一种极好的检测，其可以同时测试大量的功能系统，包括注意力、练习、精细运动和空间定向。

2. 切除

有许多资料提倡皮质下功能定位，但很少有资料详细地说明皮质下定位的步骤和预期结果。因此，笔者最开始进行的皮质下功能定位的操作比较简短，但笔者现在将其视为手术中最重要的步骤并使用其直至完成所有精细的手术操作。如果患者由唤醒状态进入麻醉状态后，就不应在"切除"阶段发现还有部分白质束有损伤的风险。

笔者发现，当受训者刚开始学习笔者的胶质瘤手术模式（即先分离再进行解剖切除）时，第一次的分离通常是在一个平面上进行的，并且分离切口距离肿瘤的前部太近。然而，当受训者获得皮质下离断的经验后，其分离切口变得多平面且较之前更长、更深，这是因为在特定的分离中，他们已经了解分离白质束的关键位置和分离程度。

安全切除具有挑战性，因为安全切除没有明确的标准和切除范围的限定。笔者把安全切除比作在海洋中心航行，不同之处是你可以使用脑功能定位图和 DTI 作为绳索和浮标以引导自己到达一个安全着陆点。因此，术者在手术规划阶段需要计划一个安全着陆点，换句话说，术者要知道如何确定分离完成（图 9-2）。脑室是最常见的安全着陆点，因为白质不能穿过脑室，也不会随机地跑到脑室的另一侧。因此，脑室本身已经将一些功能网络与肿瘤分离。同样，颞底、眼眶、大脑镰或天幕等非神经解剖标志也是常见的安全着陆点。此外，脑沟和脑裂也可以作为安全切除的边界，术者在岛盖肿瘤切除手术中通常切除全岛盖直至看到侧裂。基底节是脑岛、额叶部分和其他一些肿瘤的深部边缘。还有之前的肿瘤切除腔也是很好的边界。最具挑战性的情况是没有明显的解剖标志，例如，进行脑室肿瘤切除手术时会跟着运动带穿过皮质脊髓束、上纵束和丘脑脚。对于这种情况，功能测试反馈的结果和 DTI 可以提供停止切除的唯一指示。

此外，在边界上着陆时，在仅仅到达第一个安全着陆点就停止脑功能定位是不够的。相反地，需要继续使用脑功能定位直到确定已经脱离了危险区域，所有白质的重要部分都已从肿瘤中分离出来。

例如（图 9-3），上内侧额叶胶质瘤与运动系统和上纵束系统的分离不应在第一次的额角脑脊液出现时停止，而应继续分离直到 L 形切口（侧方的切除使其与上纵束分支分离，后方的切除使其与运动系统分离）沿着其长轴延伸到脑室并结束于中线处，切口应一直向前延伸直到对任何关键的处理都非常满意为止。在另一个例子中，前颞叶胶质瘤的颞后切口不应仅仅到达颞角，而是应到颞角部被广泛打开时和皮质切口延伸到颞底附近时。在这两种情况下，完整切开均可以确保患者在进入麻醉状态并进行肿瘤切除术之前，白质束与肿瘤分离且不会受到损伤。

应该注意，进行切除时要保持正确的切面方向（图 9-4）。不正确的切面方向通常会导致肿瘤切除不充分，或者导致白质束的损伤。笔者经常教导自己的住院医师"把所有的圆变成正方形"。笔者发现在肿瘤切除过程中会不自觉地滑向肿瘤腔的中间位置进而形成碗状的切除腔，其原因可能是缺乏清晰的视觉引导。此外，当进入白质时，表面角度的微小变化会导致实际和预期的平面出现角度的偏差。即使术前对大脑解剖位置充分了解，术中仍然会出现实际的大脑解剖位置与教科书上的大脑解剖位置存在偏差的情况。如果不反复检查自己的角度并强迫自己转向一个理想的正方形平面（至少在解剖学允许的范围内），你的分离和切除过程都将达

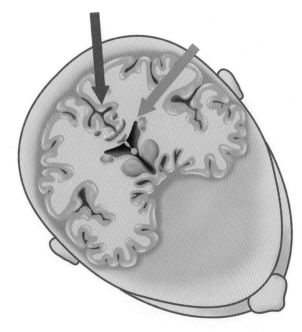

▲ 图 9-3　相对于大脑其他部分，保持切口的正确方向是很重要的，这样切口就不会出现偏离或出现不适当的保守切口

这尤其容易在额叶或顶叶的胶质瘤切除手术中出现，其原因有以下两个：①这两个位置含有大量的白质，缺少指引的标志；②在侧卧位时，你的自然角度（使头部向上倾斜）会使你向下朝向大脑镰（红箭），而不是与真正的矢状面完全一致。在切入过程中，笔者会用图像引导和几十次视觉提示检查自己的方向以防止这种情况的发生（尽管通常不需要这样做），因为它会导致切口不充分从而导致肿瘤切除不彻底。适当的切口应在解剖结构所允许的范围内与轴位、冠状位或矢状位平面成直角。在额叶中，绿箭表示内侧额叶的外侧部分进行分离的合适角度

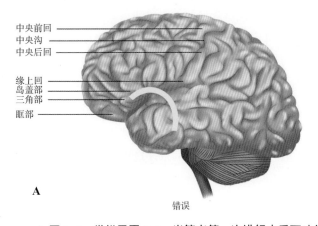

中央前回
中央沟
中央后回

缘上回
岛盖部
三角部
眶部

A

错误

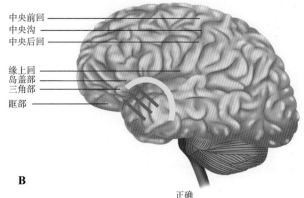

中央前回
中央沟
中央后回

缘上回
岛盖部
三角部
眶部

B

正确

▲ 图 9-4　类似于图 9-2，当笔者第一次进行皮质下功能定位时，犯的一个错误是在深部操作直到发现纤维束，然后因为害怕而退回到浅部进行操作，这似乎是比做一个大切口然后多次找到神经束更安全的方法。然而，如果在一个脑组织深部找到神经束，然后试图进行分离或切除（**A**），你不仅做了一个不充分的分离或切除，而且可能失去神经束的踪迹进而在其他地方损伤神经束。处理这个问题的更好方法（**B**）是沿着宽阔的区域前进，让皮质下功能定位结果引导术者沿着整个三维平面离开神经束

不到理想的效果。

一个好的手术平面应尽可能地根据大脑平面的变化进行调整，并且与脑沟的轨迹平行。沿着脑沟进入大脑内的方向至少可以保持切除腔呈正方形，而不是呈碗状。设计一个好的手术平面通常首先要做的是软膜下分离脑沟边缘以提供参考。

3. 何时以及如何进行皮质下功能定位

对于准备使用皮质下功能定位的人们来说，何时以及如何进行皮质下功能定位通常是一个令人困惑的问题。在切除前对每一毫米的皮质下组织进行刺激是没有必要的，这就像术后每天做脑部磁共振一样不必要也不实用。此外，你将在与患者有限的时间里完成高质量的测试，所以不要在低风险区域浪费时间以提高非预期的安全性。值得注意的是，在使用连续的双重测试或其他测试时保持缓慢而稳定的速度，此时出现的提示表明你正在接近一个重要的神经束。因此，刺激的方式偶尔也会提供解剖的信息。

在预想的神经束区域找到并远离神经束是不恰当的方式。此时，激进和保守手术方案都是矛盾的，因为你可能会在任何一个地方遇见神经束，所以你希望彻底地分离肿瘤与神经束，而不仅仅是某一个危险的部位（图 9-5）。根据笔者的经验，皮质下功能定位最大的挑战是解释阳性或阴性的结果。

笔者用皮质下功能定位检查下一个要切除的区域以确保在一个可能重要的白质区进行手术是安全的，此时操作的关键是稍微将探头推入大脑，相应区域就会受到刺激（从而导致失去相关功能）。只刺激你看到的白质是错误的，因为实际上你所能看到的白质已经被切断了。如果出现阴性测试结果，则提示笔者可以继续深入探查。此外，笔者不相信电扩散的深度是可以被预测的，只相信直接刺激相应区域时得出的结果。

简言之，笔者会对某一些不重要的区域在没有太多刺激的情况下进行离断，而其他重要的区域（如运动带、TPO 连接处，以及其他被功能区"包围"的区域）则会反复进行刺激后再进行离断。

4. 常见的分离方式

本书的每一章都会详细地介绍不同的分离方式及其应用，但为了让读者更好地理解 3 个"D"手术原则中的分离，本章在此提供了一些常见的分离方式（译者注：原著有误，已修改）。

(1) 后内侧额叶（图 9-6）：术者通过 L 形的分离方式将肿瘤从后面的运动系统和横向的语言网络中分离出来。运用 L 形的分离方式需要在皮质下解剖所允许的范围内尽可能地平行于大脑凸面，并在额角着陆，然后延伸到中线和大脑镰，其中尾状核头是另一个重要的标志。

(2) 后外侧额叶（图 9-6）：这是一个 J 形分离方式，J 的凸出部分朝向冠状面内侧，其目的是将

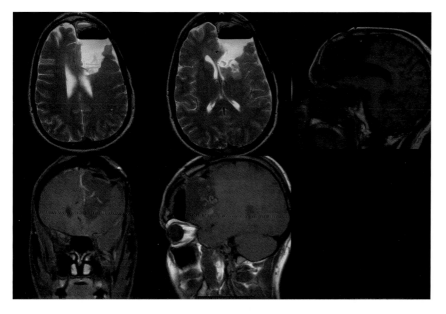

◀ 图 9-5　额叶内侧切除的基本方案

语言网络的后边缘从语言网络中分离出来。岛盖软脑膜和侧裂是较低的标志。岛状沟和基底节有时可以用来定位深缘。这种离断方式通常缺乏深部的定位点。

（3）后颞叶（图 9-7）：这是一种复杂的分离方式，其通常沿着一条穿过外侧颞叶的直线将前颞叶与上纵束后段分离，然后沿该直线进颞角，将颞角从前到后广泛打开，进而将岛叶下和下额枕束从肿瘤中分离出来。额上回的切除提供了可进入外侧裂和岛叶的通道，其中岛叶与颞角和内侧颞叶结构共同成为关键的标志定位点。

（4）枕前叶（图 9-8）：这是可以分离枕颞区和前方的上纵束的分离方式。如果视神经功能完好无损，该切口的形状通常是倒 L 形。这个倒 L 形切口可以延伸至侧脑室三角区和枕角。该切口可以被用来解决颞叶内侧的病灶。

（5）顶叶内侧（图 9-9）：这是一个方形切口，切口的前部将肿瘤与感觉运动区分开，横向切口

平行于上纵束的视辐射，有时平行于部分下额枕束（即边缘系统），切口的后部尽可能不损伤视觉系统。所有切口均连接侧脑室，并向内侧延伸至大脑镰。

（6）岛叶（图 9-10）：关于岛叶的分离方式是有挑战性的，因为岛叶周围的一切都是重要的。岛叶的离断通常在完成不同的分离以使脑岛及其边界能够被正确地显露出来后进行。这种分离方式始终保证额上回在脑岛的下方和前部，上纵束位于其上边界，运动纤维靠近上边缘。基底节提供了一个深部标志，平行于海马的分离可以防止进入太深。需要注意的是，内囊的后肢部分通常紧贴岛叶皮质的后部，因此应该注意分离切口的深度。

（7）"包围"（图 9-11）：这是指颞顶叶交界处、运动区的肿瘤或肿瘤侵入到语言区等情况下的肿瘤分离方式。这种情况的肿瘤通常需要进行全方位切除。岛盖或沟是唯一的解剖标志。因为在这种情况中不存在低风险区域，所以分离阶段是最重要的手术阶段，换句话说，完成分离阶段即完成了手术。

（三）更详细的"破坏"阶段

"破坏"阶段（也称"切除"阶段）是在患者麻醉的情况下对大脑的非功能区进行解剖学上的切除。操作正确的切除可以解决手术中的功能区问题，但此阶段通常需要大量的操作，如前颞叶切除术、枕叶或额叶切除术、沿脑沟的软膜下海马-杏仁核切除术，以及在可见的肿瘤边界内的切除。

我们发现没有必要将显露范围扩大到可以显露

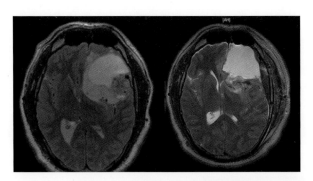

▲ 图 9-6　侧额叶切除的基本方案

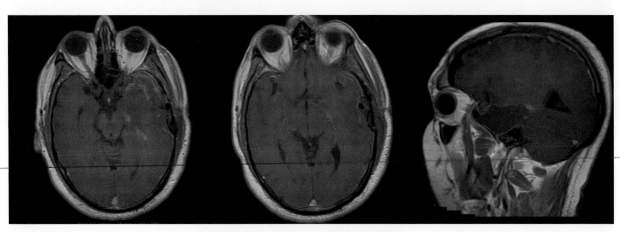

▲ 图 9-7　后颞叶切除的基本方案

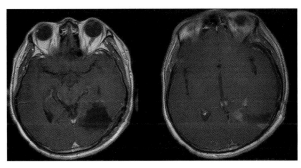

▲ 图 9-8　枕前叶切除的基本方案

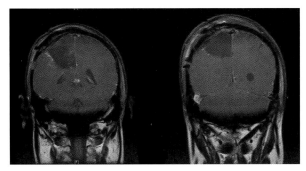

▲ 图 9-9　顶叶内侧切除的基本方案

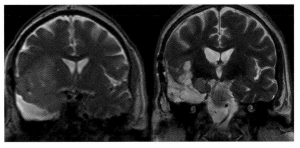

▲ 图 9-10　岛叶离断的基本方案

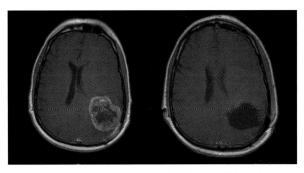

▲ 图 9-11　肿瘤四周都需要离断的基本方案

整个脑叶的程度，因为在切除非功能区的大脑时不需要进行精细的显微外科手术。一般情况下，肿瘤都可以在不需要大范围显露的情况下被切除，但如果需要的话，也会扩大显露范围以留下一些空间来操作。然而，要确保在进行脑叶切除时可以通过骨窗切除脑叶。因此，虽然术者不需要显露所要切除脑组织的每一毫米，但是必须要确保能够到达相应的切除部位。

其他大多数重要的大脑结构位置深在，因此不需要大的切口就可以到达。我们唯一要考虑的是给大脑供血的关键动脉，而这些关键动脉并不在肿瘤组织中。例如，不建议使用远离矢状窦中线的显露范围，也不建议在分离后通过将额内侧回向内拉的方式来切除，因为这样会有损伤大脑前动脉分支的风险。此外，我们也不会将显露范围跨过鼻窦。我们的显露范围只是要确保与切除目标的距离足够近。在第 10 章中有很多类似的例子。

四、其他需要考虑的问题

一旦对要解决的问题有了想法，我们就开始进行实践来实现想法。

（一）术前功能

低级别肿瘤患者的神经功能通常正常或接近正常，然而高级别患者并不总是如此。术前功能缺陷的患者可能通过手术切除有恢复的可能性，这取决于功能缺陷是由于肿瘤的侵犯还是肿瘤附近水肿压迫引起的。不管是哪种方式，他们都可能无法进行脑功能定位，或无法进行高质量的脑功能定位。虽然保留功能总是最好的，但笔者认为术后出现偏瘫未缓解且胶质瘤未被全部切除的情况是最差的。在通过 DTI 的解剖结构、术前功能和功能缺损的持续时间判断出相关功能没有恢复的可能性时，患者的肿瘤应该被全部切除。

（二）已知或预期级别

高级别胶质瘤通常比低级别胶质瘤更难处理。高级别胶质瘤患者的功能更差，肿瘤体积更大，肿瘤血供更丰富。高级别肿瘤可以紧密地包绕动脉并侵入动脉外膜，使得完全切除肿瘤变得更加困难。

此外，高级别胶质瘤可以通过硬脑膜孔隙生长（如小脑幕和大脑镰）进而影响周围的解剖结构。

当高级别肿瘤包绕动脉时，术者需要意识到相关的问题并制订计划以解决相关问题。大脑中动脉出血是岛叶和深处部分纤维与肿瘤分离中最复杂的情况。

五、手术目标

虽然完美的解剖切除是所有胶质瘤手术的理想目标，但这并不总是正确的和可实现的想法。有时会因为肿瘤靠近先前定位的功能区而把手术目的定为切除一个小的增强区。而有时候的手术目的则是把一个巨大的肿瘤控制在一个可控制的范围内，然后寄希望于放化疗。

六、结论

笔者会根据自己认为能做的切口、可以切除的大脑结构和患者的情况来计划每一个手术。开颅手术是为了显露肿瘤和安全进入切除区域而提供通道。

第 10 章　额叶胶质瘤
Frontal Lobe Gliomas

一、概述

额叶（在本章中定义为额叶的一部分，而不是运动皮质或运动前皮质的一部分，也不是它们直接连接的白质），一直被神经外科医生视为"安全"的手术区域。原因很简单：大脑的这一部分具有大量的平行处理和冗杂功能，对于像脑转移瘤和脑膜瘤这样的微小侵犯可以耐受，这意味着患者术后不会出现明显的问题。毫无疑问，小范围损伤额叶以切除非浸润性脑瘤是可以接受的。

生长在额叶的胶质瘤使其治疗陷入两难的境地。它们占据了更广泛的额叶区域，尤其是考虑到肿瘤细胞浸润到大脑周围时，由于它们的性质，通常需要大范围的额叶切除。这使额叶的功能性问题成为关注的焦点，当与患者及其护理人员交谈时可以生动地告诉你额叶的功能。

在做过无数次侵袭性额叶胶质瘤切除术后，笔者开始以一种自己从未预料的方式尊重额叶。偏瘫固然是不好的，但它起码不能改变你作为一个人的身份，不会让朋友或家人无法容忍，更不会让你无法与他人进行有意义的交流；但额叶损伤可以引起上述这些问题。忽视额叶及其解剖结构，将自食其果。

我们并不完全了解额叶是如何连接起来的以及它的工作机制。同样，在许多患者中，额叶功能是极其冗杂的，在问题出现之前可以忍受很多变化，而另一些患者则耐受性较差，我们不知道如何预测或预防问题的发生。这并不是说我们仍然可以避免所有的额叶问题并且可以满意地切除肿瘤：有些肿瘤是巨大的，正如笔者反复强调的那样，为了挽救功能，留下胶质瘤在大脑中生长，从长远来看这个目标难以实现。那些愿意为了功能而牺牲肿瘤控制的人，往往两者都得不到。

本章并不打算用大量篇幅来解决这些谜团，而是为制订周密的额叶肿瘤切除手术方案提供一个框架，目标依然是在肿瘤切除和功能保留之间获得平衡。我们不能总是预防额叶功能障碍，但应该在理性思维的基础上权衡利弊，而不是不计后果。

二、额叶的作用

大多数医生都熟悉额叶的整体功能，包括判断力、注意力、集中力、行为控制、抑制、高级执行控制。额叶综合征多表现为"爱说话""不受控制""粗心大意""粗鲁无礼"或"无法集中注意力"。但是额叶的功能解剖和器官划分在神经外科学中并不规范：一部分原因是人们对它的理解不够透彻，另一部分原因是额叶病变相对较轻，因此神经外科医生没有花时间热情地寻找这些谜团的答案。

根据神经心理学和功能成像数据，额叶功能分类如下。

- 内侧额叶：动机和注意力。
- 背外侧前额叶皮质：工作记忆和执行功能。
- 眶额皮质：情绪调节和判断。

显而易见的是，这些功能不容易在手术室进行简单的监测，尽管我们正在积极评估一些更复杂任务的适应性，以使其更易于测试。

不同的观点认为，前额叶是大脑的控制器官。

例如，眶额皮质是参与基底节和其他结构情绪调控的中枢，但它本身可能不是主要的情绪驱动因素。内侧额叶皮质不是运动区域，但对控制大脑的某些区域至关重要，主要功能为激活这些区域。虽然背外侧皮质记忆对记忆的形成并不是必需的，但它有助于调节记忆形成的区域。

三、额叶的整体解剖

第 3 章、第 5 章和第 6 章详细阐述了额叶解剖，本章只是总结重点，并将它们联系在一起。

在某种程度上，离开前额叶的白质连接通常前后排列，尤其是在额极。较高级的连接在其前后方向上有一个头 – 尾成分，外侧连接除了一般的前后方向外还有一些内外侧成分。一种更简单的方式来看待这些金字塔状的连接，即它的顶点指向中央核、基底节和丘脑这些关键的行为效应器。当然，并非所有区域都完全符合这个模型，但是大部分是这样。

这些观察结果对合理的额叶手术具有重要意义。可以肯定地说，大部分前额叶皮质功能都需要与远处的效应器结构（基底节、丘脑或其他皮质）进行某种前后类型的连接，以便以可观察到的大脑行为变化的形式来显示其活动。例如，在笔者看来，在切断其顶端主要的传出通路后，额叶前上回不太可能通过一系列的 U 形纤维到达额中回、额下回等结构，从而显著地改变其他大脑区域的功能（图 10-1）。因此，只要在冠状面上做一个简单的切口，就可以使大量的前额叶皮质分离和失活（图 10-1）。这并不是说我们应该避免切除，因为通常这是正确的切口，但是一旦切开了前额叶的后部，就把额叶与大脑其他部分的联系断开，使其基本上丧失功能。在脑胶质瘤手术中，将肿瘤浸润的无功能脑组织留在患者头部内是没有意义的。如果它与大脑的其他部分没有明显的联系，它基本上就像脑膜瘤或转移瘤一样。

额叶的"后壁"

额叶后部的许多重要大通路和基底节等其他关键结构，在额叶后部共同形成一个概念性的边

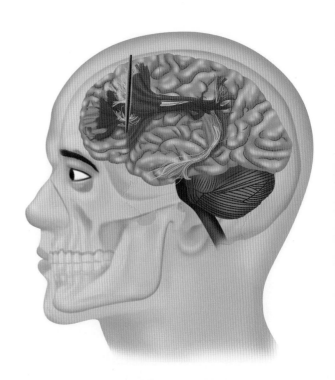

▲ 图 10-1　此示意图展示了一个穿过额中回后部的深切口对连接纤维离开 / 进入这个脑回的影响

注意大部分的连接都是前后连续的，它们会因冠状面的切口而中断。特别大的冠状切口也将断开相邻脑回之间连接的附加效应，进一步降低了该切口之前脑回的功能

界，被认为是额叶的"后壁"。这大致是穿过尾状核头前额叶的冠状平面（图 10-2），但它不是完全的垂直平面，在上纵束的额支和运动前区附近有些弯曲。

后壁的结构（从外侧到内侧、从上到下）大致包括以下 9 个部分。

- 上纵束的额支。
- 侧裂。
- 下额枕束额支。
- 额斜束。
- 前壳核。
- 运动区和前运动区的下行纤维。
- 尾状核头。
- 辅助运动区。
- 扣带回 / 默认模式网络。

后额叶切口应该在导航下于这些结构的前方进行。

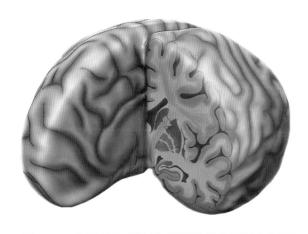

▲ 图 10-2　此图展示了额叶"后壁"的概念（额叶切开后）

该壁由下行的运动网络、基底节、额斜束、上纵束的额支和下额枕束额支连接组成。由于"后壁"的存在，额叶切开（内侧或外侧）的冠状切口通常受到限制，并被该壁向前推，虽然所有的离断都不需要在后方太远的部位进行，但如果有必要，这将变得十分困难

四、3 个 "D" 原则适用于额叶胶质瘤手术

（一）"定位"阶段

1. 术前计划

额叶手术的难度和风险随着手术的进行而增加，这一点是很肯定的。这是因为随着额叶手术的进行会使我们接触到诸如上纵束、额斜束、下额枕束、基底节以及运动和注意力网络等结构，这些结构可能会对运动或语言等回路产生重大影响，而这些回路也对其他多种网络的功能至关重要。

在诊治这些病例时要问的主要问题是哪些系统和纤维束与所需的皮质和皮质下切口最接近。大脑定位的目标是设计切口，这样我们想要保留的神经网络就不在切除标本之中，从而使一个非功能区脑瘤得以切除。这个问题的答案涉及肿瘤的解剖结构、患者的术前功能（没有理由试图挽救一个受损或无法挽救的系统）、假定的肿瘤分级以及手术目标（例如，一些病例可以选择超大范围的切除，而另一些患者不能）。

通过确定目标，我们可以确定是否需要将精力集中在内侧额叶或外侧额叶离断，从而使定位任务的顺序、开颅手术的位置和整体的工作角度更加明确。

2. 显露和皮质定位

内侧额叶离断：这是额叶较常见的切除方式，对主要位于额上回或额中回的胶质瘤适用。笔者个人更喜欢这种角度，因为这比侧方离断更不容易迷失方向，而且这种方法可以用来处理大部分的额叶纤维束。

因为工作的角度是自上而下的，所以必须在手术视野中让患者头部的顶端尽量高一些，这样在离断时剩余的大脑就不会落在视线范围内。对于处于睡眠状态的患者，这很容易通过手术时采取仰卧位来实现。然而，清醒状态的患者应该侧卧并朝向检查者一侧，这样他们就能看到检查者，并与检查者互动，所以这个姿势是通过将头部的顶端向上倾斜来实现的，并与床的反向头低脚高位相结合（图 10-3）。

内侧额叶的皮质定位通常是阴性定位，部分原因是许多额叶手术中定位仍然十分困难，正如我们所知，人脑功能网络的中心部分（即初级运动、语言等）相对位于额叶的后部。开颅手术（图 10-4）应该以计划切除的最后方为中心，因为这既是规划的切口，也是最有可能有所发现的皮质区域（注意，根据锁孔原理，脑表面是唯一不需要显微镜确定方

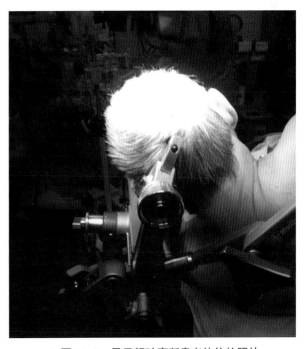

▲ 图 10-3　显示额叶离断患者体位的照片

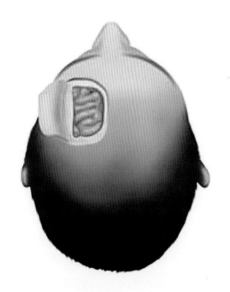

▲ 图 10-4　此示意图演示了如何行内侧额叶离断的开颅手术

注意以下几点：首先，开颅手术是在切口的中心；其次，它不接近中线矢状窦，但其内侧边缘足够靠近，可以轻松地到达中线；最后，它的前外侧边缘足够向前，可以根据情况需要到达额极和外侧岛盖。开颅术不会延伸到前额部，因为它是具有"欺骗性"的

向就可以到达的区域，因此，需要定位的皮质表面必须显露）。制订计划，以便可以到达切口的前端、中线和切口的外侧，但是这些区域可能被遗漏并在颅骨下被切除（图 10-5）。

内侧额叶的离断通常涉及多个神经束的切断，因此，定位运动区和运动规划以及语言、时空功能和其他任务都很重要。例如，初级语言规划区不太可能位于内侧额叶，但语言终止对寻找运动规划区（如辅助运动区）很有用。

3. 外侧额叶离断

当主要目标是将肿瘤与上纵束的额支分离，而内侧额叶受累较少时，可以使用这种离断。在这些病例中，头部没有像内侧额叶离断时那样的侧向屈曲（图 10-6），开颅手术的中心位于肿瘤的表面。DTI 对于预测语言网络的走行并据此设计开颅手术方面非常有用。

对笔者来说，有两个选择是有意义的：预期

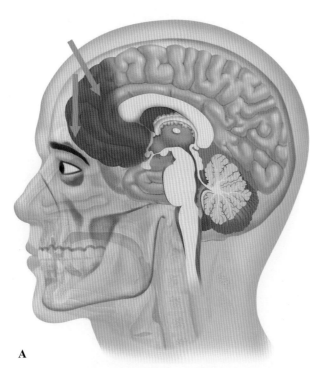

A

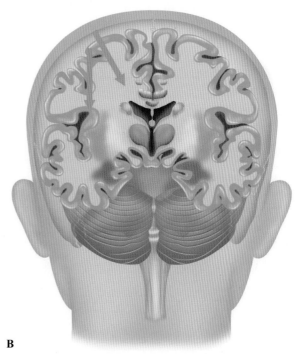

B

▲ 图 10-5　额叶手术中具有欺骗性的"下坡"原则

"欺骗性"指的是我们不需要看到将要被切除的大脑离断部分的表面，因为如果它被拉到术区，什么也不会改变。因此，一个"欺骗性"的开颅手术是为了让我们可以到达肿瘤顶端，但不会延伸到整个表面，因为这是不必要的。在额叶，如果开颅手术计划采用下坡原则，在"切除"阶段，可以很容易地到达额叶骨瓣下的额极。在矢状面（A），这意味着我们计划开颅手术的前缘能到达额骨的角度是上下（而不是前后）的位置。当我们这样做的时候，可以在工作角度的长轴上自上而下予以切除（可以说是"下坡"），并且没有太多的问题。在冠状面（B），可以使用类似的原理来切除额盖，如果我们需要这样做，可以将开颅手术的侧面延伸到颅骨的弯曲处

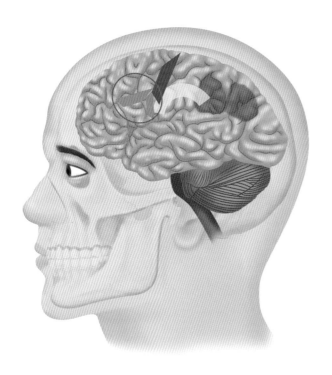

的阳性位点要么绝对在这个区域，要么绝对不在（图 10-7）。笔者的意思是，如果看了 DTI 后，认为语言中枢被广泛累及的话，必须确定它们在哪里，这就需要扩大开颅手术以确保可以得到一个阳性定位。另一方面，如果它们没有被累及，笔者宁愿不让它们显露在危险中，并尽量设计骨瓣，使它们不在术区。

笔者首先从定位运动区开始，因为这是最容易找到的，它有助于快速确定其余部分皮质的位置。语言终止通常发生在面部／舌运动皮质的前部（这是语言的运动规划区）。笔者还检查了此处的命名以确保了解该网络，而且让患者做好执行双重任务的准备。然后，笔者会寻找运动终止部位，以确保知道运动规划区在哪里。最后，我们在这个区域发现了忽视中枢，特别是在右边（这可能是一个由上纵束介导的任务），所以笔者也在寻找这个区域。

（二）"分离"阶段

1. 内侧额叶离断（图 10-8）

这是一个 L 形切口，它将肿瘤与后方的运动

▲ 图 10-6 此示意图展示了外侧额叶离断的开颅手术

切口通常是在上纵束和下额枕束后方，开颅手术是在这些切口的中心位置进行的，而且要做得足够好以适应病例的需要

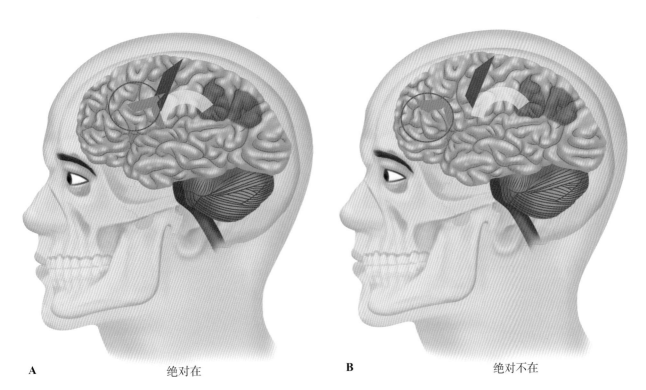

A 绝对在 B 绝对不在

▲ 图 10-7 开颅手术的定位应该计划好，使大脑的功能区域要么"绝对在"区域内，要么"绝对不在"区域内

如果 DTI 成像显示肿瘤（A）非常接近神经束或功能区，术者需要花时间将它们分离，然后最好给这些区域增加几毫米的空间，以确保得到最好的定位。此外，笔者的感觉是如果不需要离功能区很近，则宁愿不显露它们，使它们不处于危险之中。在这种情况下（B），笔者希望它们"绝对不在"这个区域

系统和辅助运动区 / 额斜束分离，与外侧面的上纵束和部分下额枕束分离，最终终止于侧脑室的额角。

先进行侧支的离断，通常以手臂 / 命名双重任务为特征。这是因为后方的切口可能导致失语或缄默症，虽然可以恢复，但会阻止术者有效地定位语言功能来保护上纵束和下额枕束。确定正确的（切除）角度是很关键的，否则会大大缩短切除深度。需要注意的是，当患者处于侧卧位时，术者的工作角度是朝向大脑镰的内侧，而不是通常认为的大脑上下倾斜。因此，笔者从打算切除的最外侧脑回（额上回或额中回）的外侧沟软膜下开始显露，并将此处软脑膜作为指导，并保持正确的手术角度，通常与地面平行。笔者使用 DTI 和皮质定位的组合来

定义自己的横向边界。最初，我们的目标是将肿瘤与上纵束分离，但下方会遇到下额枕束，意识到这点后，笔者开始让患者保持清醒，直到横向切除至脑室或眶顶。在转换到后部切口之前，笔者要确定尾状核头的位置，确保额角从前到后已经打开。

后部的切口通常涉及以运动为主的转换任务，特别是需要集中注意力的任务，因为这些任务可以用来保护辅助运动区 / 额斜束和默认模式网络这些内侧网络。如果不可能，我们完全可以接受双重任务。这个切口的目的是将后额叶的宽度从额角表面向下从中线延伸至额角的中外侧，直到它与横向切口汇合。在脑回表面软膜之下，一直到脑沟的底部，找到中线后，继续切除至大脑镰。这可以让笔

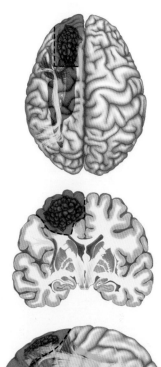

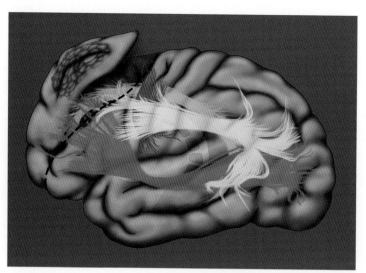

离断的关键纤维束

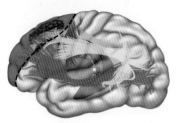

扣带回　　　上纵束
额斜束　　　下额枕束

▲ 图 10-8　内侧额叶离断的步骤

皮质的切口形成 L 形。矢状面切口（先开始）沿切除的外侧边界，与额上沟方向平行。这个手术的目的是将肿瘤从上纵束和下额枕束中分离出来。冠状切口从切除的后外侧边界（由肿瘤边界或功能边界定义）向中线延伸，其手术的目的是将肿瘤从额斜束和运动系统中分离出来。当切口向下延伸时，应该偏转角度以避免两个结构。首先向外侧移动以避开扣带回。随后到达一定深度后应该向前移动以避开尾状核头。这两个切口都进入前角并将其打开，直到扣带回、尾状核和运动系统脱离危险

者找到扣带回，这里应该是笔者所期望的注意力网络。根据手术目的的不同，要么保持在脑沟深处的外侧以远离神经网络，要么尝试通过反复的刺激来切除扣带回皮质。无论哪种方式，笔者都试图尽早发现，这样就不会在一个术腔中以不受控制的方式遇到它。剩下的切口沿着脑沟的方向，尽可能由上到下，目的是不进入额斜束或与皮质下基底节/丘脑的下行沟通。一旦 L 形切口一直延伸到脑室，切除就完成了。

2. 外侧额叶离断（图 10-9）

这是一个 J 形切口，目的是平行于上纵束的分支，如果需要，保持在尾状核头之前。在进行这一离断术时，下额枕束有被损伤的可能性，需要关注。

首先，在软膜下对相关的岛盖层皮质骨骼化处理，直至侧裂软脑膜。在常见的岛盖肿瘤中，笔者总是想尽快知道动脉和岛叶在哪里。但有时肿瘤紧密地包裹大脑中动脉时，首先完成这一步是不可能或不明智的，所以当笔者看到这种情况时，笔者继续完成离断以分离被包绕的动脉。此时病例变成脑膜瘤型病例，通过离断可以看到解剖结构。

切除的平面是由皮质定位的结果决定的，切除平面会被向后推移，并在遇到功能（区域）时被向后推移。不是所有的切口都需要到达脑室，这显然取决于肿瘤和手术目标。在沿着"后壁"展开切除平面后，在将患者置于睡眠状态前，定位切除的上界，并将此切口转换为 J 形。

（三）"破坏"阶段

基础额叶切除是一个完整的额叶切除术，术者掌握了安全切除整个额叶的步骤，就可以设计更为个性化的限制性切除。

1. 额叶切除术（图 10-10）

一旦进行切除且患者处于唤醒状态，额叶切除是一个程序性的过程，即按照预先确定的顺序找到特定的标志，这样才能确保后续步骤具有最大限度的安全性和有效性。大多数"切除"阶段都是这样，但令人惊讶的是，我们中很少有人被教导如何有计划地进行切除。

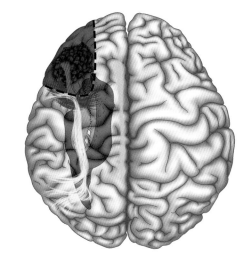
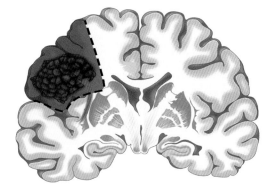
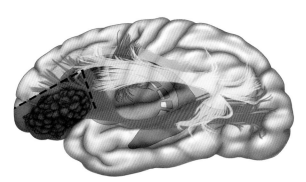

▲ 图 10-9　外侧额叶离断的步骤

这种分离是为了将肿瘤从上纵束、额斜束和辅助运动区的后方分离。它首先骨骼化岛盖血管并找到岛叶，这能让术者感知深度，并对重要的神经束的存在有所了解。然后根据定位结果以 J 形切口进行切除，并在上、后边界向内延伸，直到肿瘤与后方的额斜束和上纵束分离。一旦其内侧边界在肿瘤深部明确，然后向前以清除深部的肿瘤

切除额叶的首要任务是定义中线。在此阶段的主要任务是避免损伤供应残留脑组织（它留在那里可能是有原因的）的胼缘动脉或任何其他大脑前动脉的分支。这需要仔细的软脑膜下操作，当明确血管分支为将要切除的脑组织提供养分时，即可将其

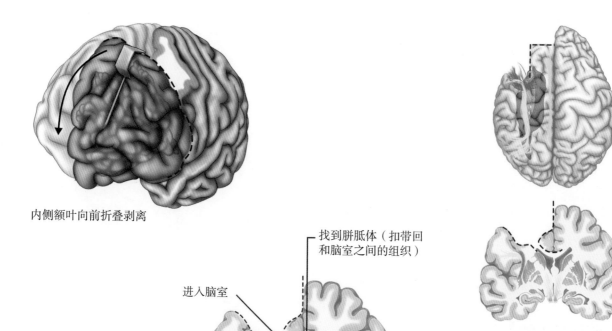

内侧额叶向前折叠剥离

找到胼胝体（扣带回和脑室之间的组织）

进入脑室

识别尾状核头

▲ 图 10-10　全额叶切除术的步骤

一旦额叶与潜在的功能区分离，完成额叶切除术的第一步（患者唤醒后）就是处理中线。这包括在切口前切除内侧额叶以识别大脑前动脉的分支并从起点追踪到目标。这些分支大多在切除区，可以牺牲；然而，重要的是避免切断去向辅助运动区或运动带的胼胝体或额内分支。术者继续从软膜下分离直到扣带回的前面，在这个点上可以折叠内侧额叶的软脑膜，并将其向下分离到眶顶。然后需要向后延长切口，直到到达眶顶，并在额叶的上、下表面分离软脑膜。这将允许术者将额叶向内拉并将其切除。通过观察侧脑室额角，术者可以通过尾状核在脑室侧壁的凸起来确定尾状核的位置，最后的切口可以向下延伸到尾状核前方的眶顶。在脑叶被切除后，通常需要一些额外的工作来清理边缘的软膜。此时，如果计划切除胼胝体，则应在额角识别胼胝体的边界。具体地说，这涉及识别胼胝体沟或大脑前动脉，它们是胼胝体膝部/嘴部的前部和上部边界，以及透明隔的后部边界。所有这些结构之间的组织应该被切除，直到打开双侧脑室

离断。如果扣带回被保留（如果它没有肿瘤，笔者总是尝试保留它），那么它将保护一些主要的大脑前动脉主干。

在确定中线后，下一步是进入脑室，明确尾状核头的位置。可以从外观上将尾状核与正常组织区别开来（灰红色组织并伴有较淡的白色斑点，但进入侧脑室额角后，通过其特征性的隆起就可以明显判断其位置）（图 10-11）。找到尾状核可以避免对尾状核的损伤，也可以确定胼胝下回、基底前脑结构和隔核的冠状面。它还可以让术者远离前穿质，并保护豆状核纹状体。尾状核组织很容易被误认为是胶质瘤（它们看起来非常相似，而且都会有一些

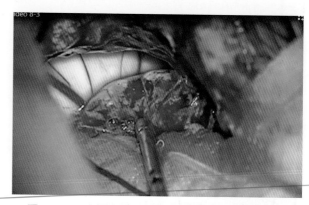

▲ 图 10-11　在显微镜下显示的尾状核和基底节的大体外观

出血），如果不知道从哪里开始寻找尾状核组织的细微特征，术者很有可能会切除它。尾状核也有出血的倾向，笔者一开始不需要彻底止血，而是暂时压迫止血。

如果拟完成一个完整的脑叶切除术，这样就可以没有任何问题的在尾状核头前方或者略高于尾状核头的地方切除大脑。这时，笔者在尾状核头前面做一个切口，从前向后切开眶额皮质的软脑膜，直到眶顶（图 10-12）。然后切断所有的中线静脉并游离嗅束，最后整体移除额叶。

最后，切除胼胝体的嘴部。这样做有两个原因：首先，如果已经进入脑室并切除了额叶，那么胼胝体的一部分已经被切除，剩下的部分基本上是一座不能达到任何地方的桥梁；其次，这是肿瘤扩散到另一个额叶的潜在途径，通常是导致很多患者死亡的主要原因，如果切除它是一个好的策略，那为什么将它留下呢？

额叶切除后，重新检查脑室。胼胝体是额角的前壁，大脑前动脉和脑室之间全是白质。笔者仔细地切除这个组织，直到大脑前动脉游离并骨骼化，并且显露双侧脑室（意味着笔者的操作到达了对侧）。笔者知道这样做有脑积水的风险，但还是觉得双侧额叶肿瘤复发是一个更糟糕的问题。

2. 改良

并非所有的额叶胶质瘤都需要完全的脑叶切除。笔者相信胶质瘤手术的理想选择是沿肿瘤边缘切除，但扩大切除不是必须的也不是明智的，而且对很多患者来说，完全的脑叶切除将造成过度损伤。因此，在一些病例中仍然可以进行限制性的解剖切除，并可以达到理想的边缘切除。

3. 保留额眶回（图 10-13）

正如本文中多次所提及的，额眶回通过大脑前后的神经束和额叶下方的神经束与额叶外的结构进行沟通。如果肿瘤不是特别靠近额眶皮质，笔者会尽量保留它，从而减少患者术后判断力和情绪调节方面的问题。为了做到这一点，在找到尾状核头后，笔者在平行于眶顶的前方进行下切，而不是在尾状核头前方向下切，后者会切断额眶皮质与相关脑组织的连接。

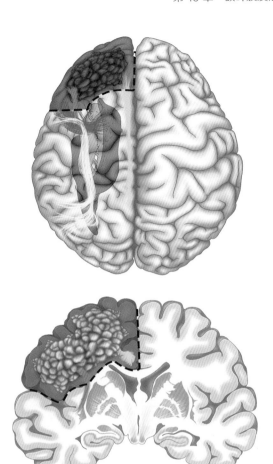

▲ 图 10-12　此示意图显示了改良的额叶切除术，以保留眶额皮质

值得注意的是，通常情况下，眶额皮质连接到不同的白质网络，并且它们之间互不相通。如果眶额皮质没有明显受侵，笔者试图通过改良脑叶切除术来保留它

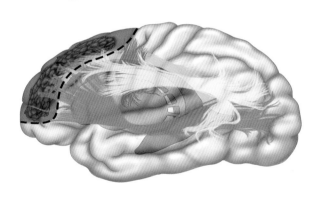

4. 前扣带回肿瘤切除术

前扣带回胶质瘤可扩至邻近的额叶，但本质上是边缘系统肿瘤，主要在边缘系统纤维束扩散。尝试用一种特殊的方法来切除它们是非常不错的选择，例如大脑半球间的跨大脑镰入路。笔者主张通过额上回入路有以下几个原因。第一，经大脑

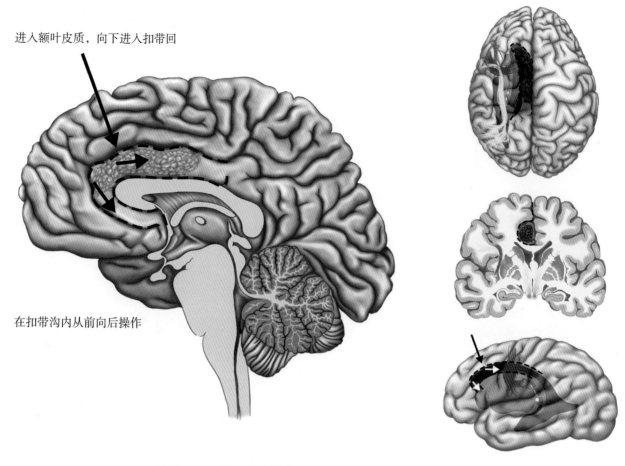

进入额叶皮质，向下进入扣带回

在扣带沟内从前向后操作

▲ 图 10-13　此示意图描述了切除主要位于前扣带回肿瘤的步骤

通过小的内侧额叶切口行经皮质入路，并将肿瘤与额叶外侧和后侧分离。接下来，确定扣带回的位置，在可耐受的范围内，切除扣带回和胼胝体之间的所有结构。在电生理监测允许的情况下，切除从前到后进行，理想情况下在运动皮质下方可达到肿瘤全切

半球间或大脑镰入路进行脑部定位是困难的，因为在这种情况下触碰硬脑膜会造成患者疼痛而且不可避免。但是不进行大脑皮质监测是不明智的，因为笔者发现前扣带回并不是无功能区。第二，如果不从额上回进入，将无法处理这些肿瘤扩散的关键路径。此外，与半球间入路相比，通过额上回进入要快得多且相对容易，而且对未受累的对侧扣带回损伤的风险极小。最后，通过半球间入路到达这些肿瘤的角度是错误的。扣带沟在侧面很深，同侧经大脑镰入路不能到达这里。此外，对侧经大脑镰入路减弱了术者在到达更深区域时停下来的能力，这样就有可能通过一种不寻常的笨拙方法切除子声称将要保留的大脑组织。请注意，额上回的传出（纤维）正好位于扣带回的深部，目前还不清楚它是如何被识别并不被破坏的。总之，这些入路对于一些病灶

切除类型（海绵状血管瘤、转移瘤等）是理想的，但对于完全不同类型的扣带回胶质瘤则不太理想。

切除扣带回肿瘤（或蝶状肿瘤），最初的步骤是相似的，但是，切除仅限于覆盖在肿瘤上方的一部分额上回，前部和后部切口用来离断需要切除的脑回。请关注第 5 章，额上回的前部有传出的神经束，它们位于轨迹的下方和（或）前方，这些神经束不会穿过或从计划的路径下方到达肿瘤。因此，小的切口对这个肿瘤可能是最好的。一旦术者遇到了肿瘤，沿着中线展开，切除肿瘤的步骤与正式的脑叶切除术相似。

5. 限制性外侧额叶切除术（图 10-14）

第一，并不是所有的外侧额叶切除都需要完全的脑叶切除术。其中一个原因是肿瘤很小，进行脑叶切除术会导致脑叶过度损伤。第二，如果要把一

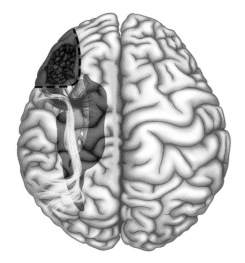

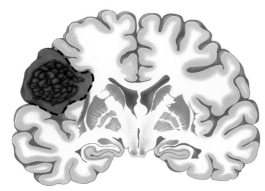

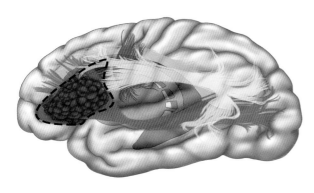

▲ 图 10-14　在一个限制性外侧额叶切除术中，我们做外侧额叶切除术，使其深入肿瘤，然后再向前钩，而不是进行额叶切除术

部分肿瘤留在一个语言区域，那么做一个大部分的全切除术是没有意义的，这种情况经常发生。因此，大多数情况下，明智的做法是在这些病例中切除肿瘤边缘的组织（否则经常会漏掉边缘的一些肿瘤）；然而，这需要把握一个限度。第三，经侧方入路额叶切除术在处理中线和脑室方面的效果不理想，这种角度的限制会使术者在这种入路中失去保障的安全措施。

离断后行限制性外侧额叶切除术可以主观地确定切除深度，然后将切口向前平行于大脑镰，这是非常重要的。然而，在大多数外侧额叶离断的情况下，为了确保额下回的眶部被适当切除，眶额皮质没有被切除，应予以保留。

（四）额叶胶质瘤病例

1. 内侧额叶切除

图 10-15 这个病例展示了一例巨大的以内侧额叶为主的低级别胶质瘤。

• 术前扫描有两个方面值得注意。首先，这个肿瘤在之前的医院接受了一个开放性活检术，手术路径穿过了左侧上纵束的轨迹，导致术前失语症。其次，肿瘤通过 Broca 斜角带侵入基底前脑结构。在这个病例中，计划是实施内侧额叶切除术，包括胼胝体和累及的扣带回，并保留基底前脑肿瘤进行放化疗。

• 这些图像显示了小的开颅手术，它的大小刚好可以到达额叶的"下坡"部分，并以切口为中心。

• 最后提供的影像显示，这种入路对迁移性肿瘤具有很好的效果，通过环形切除，基底节区得以被孤立。

图 10-16 展示了一个内侧额叶切除治疗巨大额叶胶质瘤的病例。

• 肿瘤占据整个右侧额叶，包括眶额皮质。如果可能的话，最初的目标是进行标准的额叶切除术。

• DTI 显示肿瘤边界正好位于上纵束和下额枕束前方，辅助运动区没有明显受累。

• 最后的结果显示，通过解剖性切除病变，T_2 相上显示的病变完全消失。

图 10-17 展示了一例额叶内侧 3 级胶质瘤病例，之前在外院接受治疗，可见强化和广泛的 T_2 改变。现在已经转变为胶质母细胞瘤。

• 从术前的影像来看，一个突出的问题是很难精确地定位病灶位置。患者既往接受放疗明显导致病灶周边的一些白质病变，但几乎可以肯定的是，强化灶周围的 T_2 改变大多是肿瘤的非强化部分。值得注意的是，一部分低级别胶质瘤转化为高级别胶质瘤的过程中，并不会神奇地将先前强化的区域变

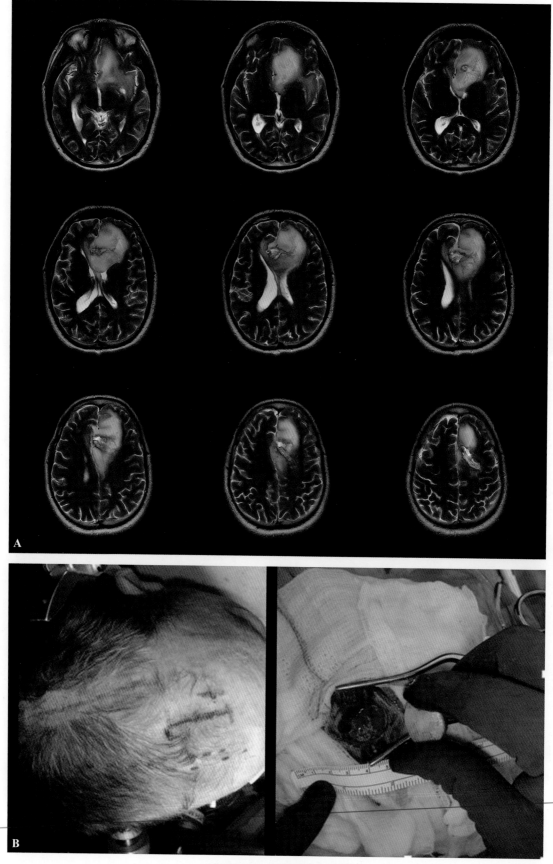

▲ 图 10–15　内侧额叶切除术

A. 术前影像；B. 手术入路

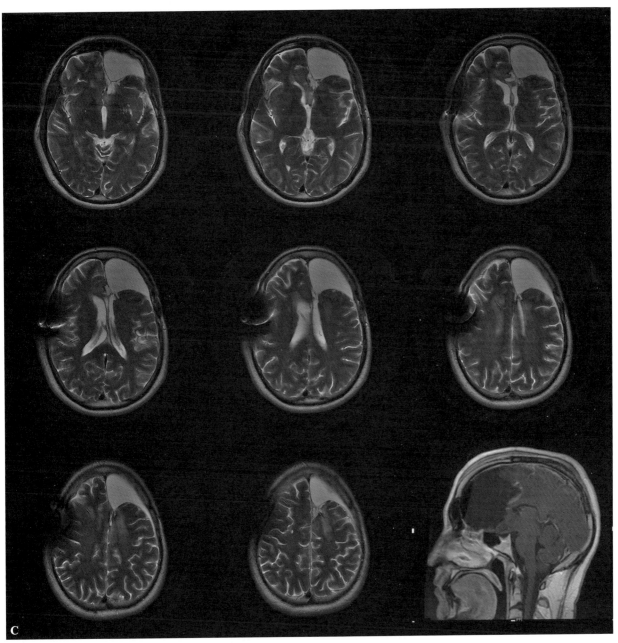

▲ 图 10-15（续）　内侧额叶切除术

C. 术后影像

成水肿，它们仍然存在。在这种情况下，笔者一般采取的方法是切除这个区域至解剖和功能边界，但主要的任务是切除尽可能多的增强组织。如果有残余的肿瘤，就没有理由对肿瘤边缘做脑叶切除手术。

• 从 DTI 来看，很明显这个病例比最初看起来更复杂。上纵束和运动网络已经移位到我们预期的位置之前，当以前接受过减瘤手术时这是一个常见的事件。这里的切口很有挑战性，SMA 综合征是一

个真正的风险。事实上，这个患者出现了缄默症，2 周后有所改善。

• 最后的结果显示一个很好但不是完美的切除（范围）。在辅助运动区仍有少量增强区并且向后进展。T₂（阳性区域）被广泛切除，但运动前区皮质和运动皮质仍有部分区域（存在病变），尽管这些可能是脑白质病变。请注意，我们没有切除眶额皮质因为这不是肿瘤最可能的扩散途径。这是我们在手术方面所能做的最好的措施，但存在一些质疑，

有些人在我们的干预之前出现了肿瘤进展。

图 10-18 显示在另一个中心治疗的转化型低级别胶质瘤。

• 回顾术前影像，我们发现之前的手术入路是尽量保持靠前的位置进入病灶。从安全角度来看，这有一定的价值；但是，这个角度在识别和保护白质通路上不能让术者满意，特别是上纵束的额支。一般来说，在所有的肿瘤手术中，笔者尽量避免挖洞，因为洞的底部是不好判断界限的。相对于主动寻找关注的结构，这种方法更慢、更费神、效果也更差。

此外，考虑到这是一个转化的低级别胶质瘤，T_2（阳性区域）应该尽可能切除。我们的计划是做

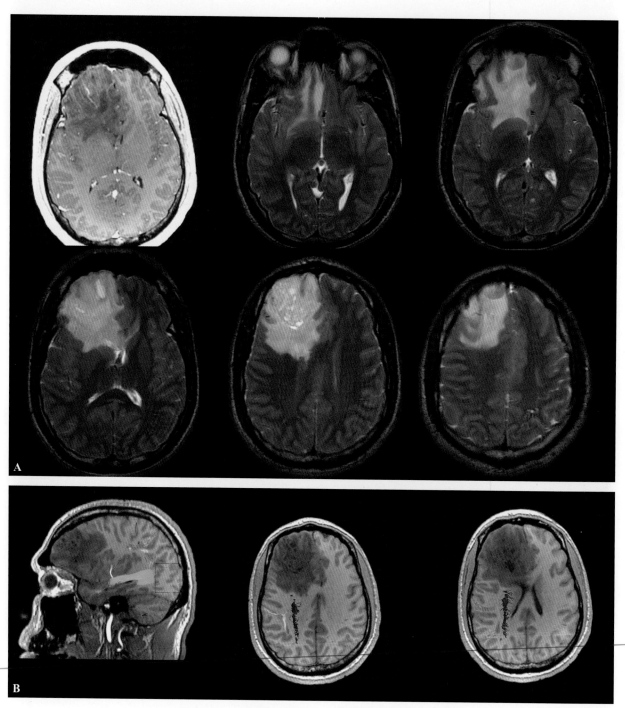

▲ 图 10-16　内侧额叶全切除，从而切除巨大额叶胶质瘤
A. 术前影像；B. 手术入路

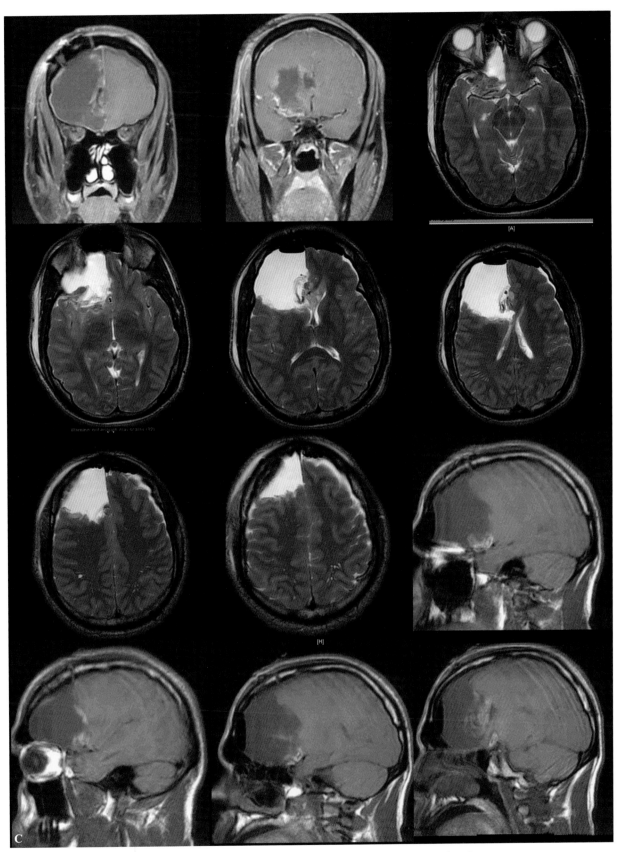

▲ 图 10–16（续） 内侧额叶全切除，从而切除巨大额叶胶质瘤

C. 术后影像

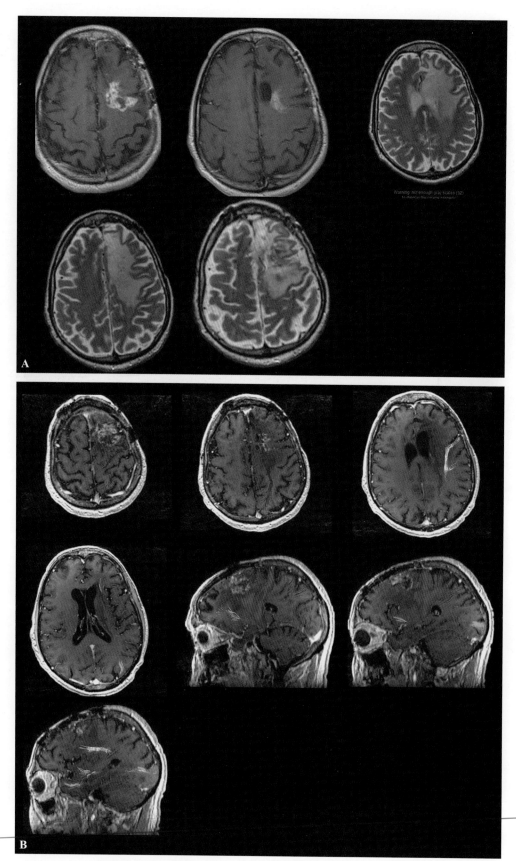

▲ 图 10-17 内侧额叶 3 级胶质瘤，患者之前在其他医院接受治疗，可见病灶强化和广泛性的 T_2 改变。现在已经转变为胶质母细胞瘤

A. 术前影像；B. 手术入路

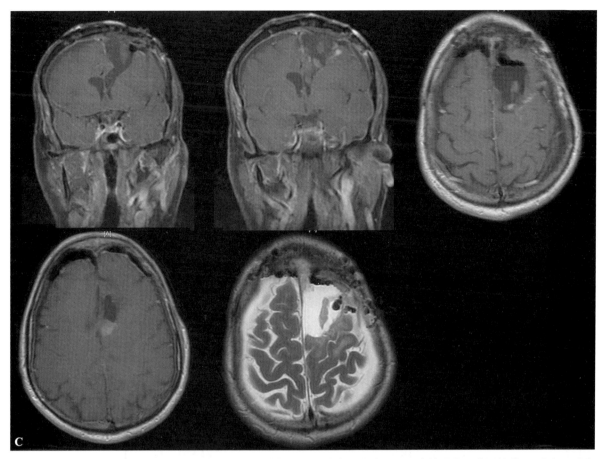

▲ 图 10-17（续） 内侧额叶 3 级胶质瘤，患者之前在其他医院接受治疗，可见病灶强化和广泛性的 T_2 改变。现在已经转变为胶质母细胞瘤

C. 术后影像

一个额叶切除术，把额叶从下额枕束和上纵束中分离出来。

- 之前使用的双侧冠状切口迫使我们在两个经常使用的角度之间进入。额叶切除术主要是将肿瘤与上纵束分离，并从侧面进行脑叶切除术。这让笔者有些迷失方向，因为笔者通常是从额叶的顶部进行额叶切除术。当意识到自己在以一个不常用的角度操作时，笔者通常会使用术中导航来检查角度。

- DTI 看起来很好，因为上纵束的额支在肿瘤的后面很远的地方。肿瘤内有下额枕束前额支，但负责语言功能神经束的重要部分很少在尾状核的前面。

- 术后扫描显示肿瘤切除完全。值得注意的是，这位患者在另一侧复发前存活了 19 个月。

图 10-19 展示了一个巨大的内侧额叶胶质瘤（3 级少突胶质细胞瘤，无 1p/19q 突变），部分肿瘤扩散至额角和基底前脑。

- 这是一个复杂而广泛的病变，主要集中在额叶下、基底前脑和胼胝体。当第一次在 CT 扫描中发现它时，被认为是颅底脑膜瘤，因为患者主要表现为嗅觉丧失，大脑动脉被肿瘤包裹。除了明显观察到它侵入到脑室以外，还有其他几点。首先，肿瘤扩散到大脑镰下的另一侧。这是因为它位于胼胝体，而且也因为扩大的内侧额叶向中线突出并超出中线（大脑镰下疝），后一点很重要，因为在这种情况下，另一侧的大脑会变形，肿瘤可能会在另一侧的脑沟之间相互交错。另一侧动脉，大多数情况下是过路动脉，通常也被肿瘤包绕。处理这一问题的关键是操作位置要保持在软膜下，要意识到什么时候到达了中线蛛网膜，并且要始终考虑到你可能是在看对侧。

在这个病例中，我们的计划是从前部的小切口开始进行内侧额叶切除术。这确实侵犯了一些未涉及的额上回；然而，任何其他的方法（像翼点或颅底操作）都需要术者从一个不利的角度来到达这个肿瘤相当高的顶部，这些入路不像我们使用的入路，通常无法处理肿瘤的自然扩散途径。最后，大多数人都有很多这样的经验，尽管这不是一个进入大脑的（最佳）角度。这是一种不常见的胶质瘤，

如果尝试炫技地进行"远离大脑"的操作，通常会有一个很大部分的肿瘤残留，或者在术中迷路。正如笔者反复强调的那样，胶质瘤手术不是海绵状血管瘤手术或脑膜瘤手术：其目标、技术和要求都是完全不同的。

● 这是内侧额叶切除术的前方切口。最近笔者在

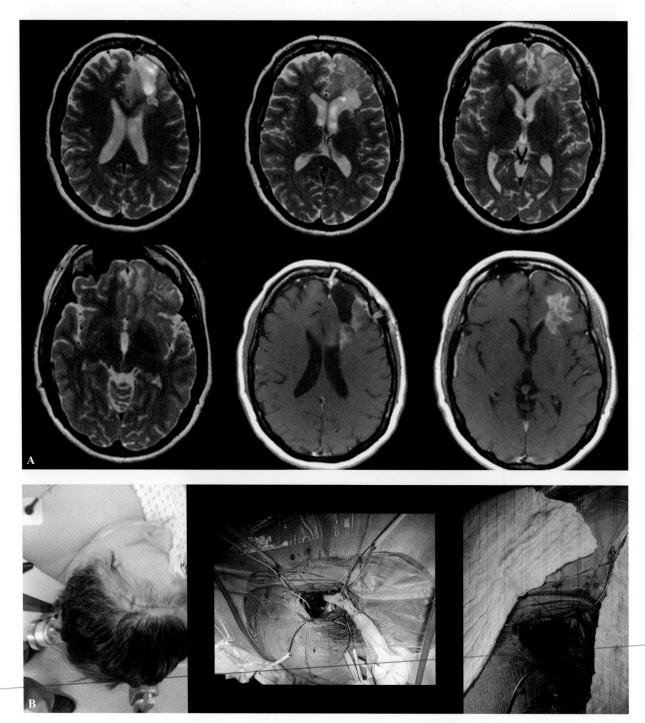

▲ 图 10-18　另一个医疗中心治疗的转化型低级别胶质瘤

A. 术前影像；B. 手术入路

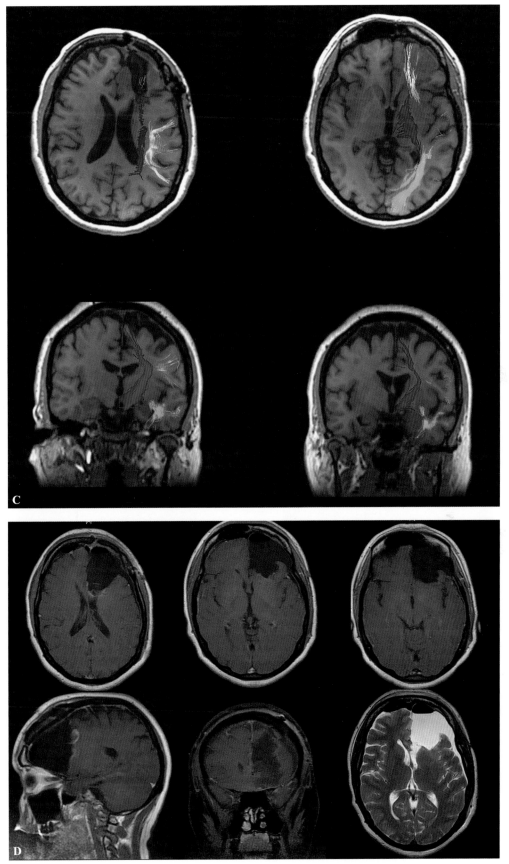

▲ 图 10–18（续）　另一个医疗中心治疗的转化型低级别胶质瘤
C. DTI 纤维束成像；D. 术后影像

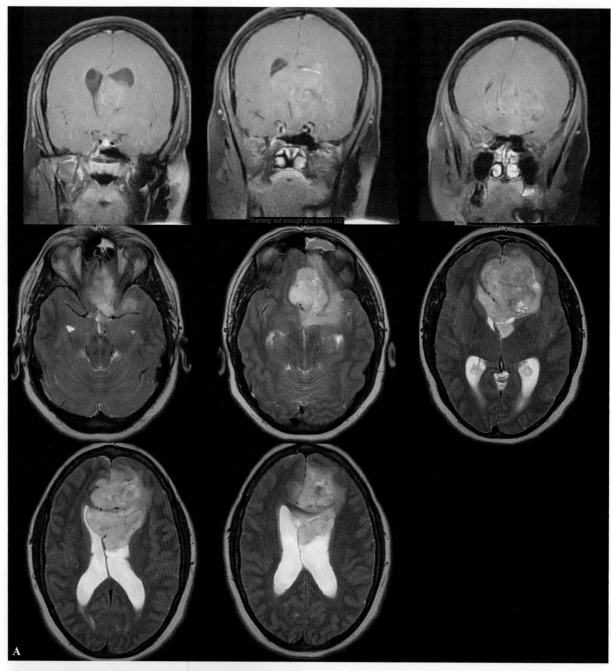

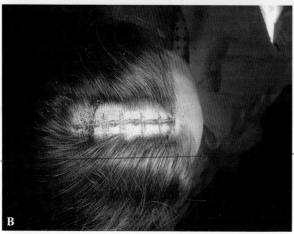

▲ 图 10-19　图示一个巨大的内侧额叶胶质瘤（3 级少突胶质瘤，无 1p/19q 突变），有部分肿瘤扩散到额角和基底前脑

A. 术前影像；B. 手术入路

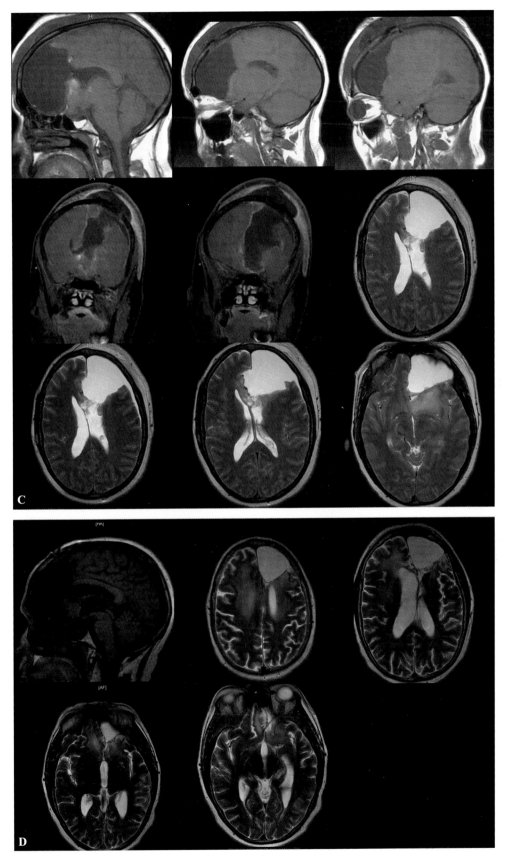

▲ 图 10-19（续）　图示一个巨大的内侧额叶胶质瘤（**3** 级少突胶质瘤，无 **1p/19q** 突变），有部分肿瘤扩散到额角和基底前脑

C. 术后影像；D. 长期随访影像

手术中使用了一个 45° 的切口，结果发现部分病例切口的后缘裂开了，这表明它可能离眶上动脉太远了。

- 术后扫描显示内侧额叶和眶额额叶以及胼胝体切除良好。残留（肿瘤）位于胼胝体下扣带回和基底前脑结构中。

- 术后远期影像也显示，尽管没有良好的标记物，但基底前脑的小残留对放化疗很敏感。笔者在其他几个病例中也注意到了这一点，这也是当笔者看到基底前脑受累时不会冒险进入的原因之一。

2. 外侧额叶切除术

图 10-20 展示了外侧额叶胶质瘤的切除，该肿瘤是通过与后面的语言功能区分离而切除的。

- 这是一个巨大的囊性 2 级胶质瘤。仔细阅片发现，（肿瘤）主要位于额中回后部，小部分位于额下回，运动皮质被向后推。皮质功能定位的重点是语言和运动。

- DTI 具有极大优势，因为它们表明，负责语言的运动区域和运动皮质被占位效应向后推挤并终止于额下回，而额下回被侵犯并向后推挤。

- 术后影像学显示位于侧方大块的肿瘤切除良好。笔者保留了囊肿内侧 T_2 有变化的部分，对笔者来说，必须强调描述胶质瘤囊性结构各壁的重要性，即使它看起来无明显异常（与大多数囊肿不同，囊肿壁通常是肿瘤）。当囊液被排出后囊肿壁会变厚。当我们在切除过程中遇到语言区时，故意残留下一些后部的肿瘤。

图 10-21 展示了一个有趣的胶质母细胞瘤病例，一名年轻患者语言规划区明显重组，从而使 Broca 区的肿瘤得到了很好的切除。

- 术后复查图像显示肿瘤位于运动皮质附近的额下回。冠状位图像显示肿瘤主要位于额盖。

- 图像显示了额外侧入路。有两个语言终止区域用数字标记，这些数字与 DTI 图像的上纵束完全一致。

- DTI 在这个病例中的作用很显著，因为他们表明上纵束不再终止于额下回，而是终止于额中回后部和运动皮质。虽然有人质疑这是否是真正的重组，与 DTI 的技术问题及其在 T_2 变化区显示神经束的能力相比，（DTI）定位与神经束到达脑表面的位置完全一致，这一事实强烈表明上纵束已经重新走行。同时请注意，如果术者处于岛叶的外侧，额枕下束的肿瘤是可以完全切除的（见第 14 章，我们讨论了在额盖区的肿瘤时，使用岛叶皮质作为"深度测量器"来帮助远离神经束）。

- 这个肿瘤被完全切除，患者术后语言功能完全正常。这有力地证明了大脑皮质解剖学对胶质瘤患者功能的预测远不如神经网络解剖学可靠。

3. 限制性额叶切除术

图 10-22 展示了巨大额叶胶质母细胞瘤切除术，保留了眶额皮质。患者术前已失语且伴有严重的意志力缺失；但是，鉴于患者术前功能较差，我们可以尽可能地定位 SLF 和 FAT 系统，以利于我们切除上纵束和额斜束系统。

- 这是一个巨大的肿瘤，占据了额叶上部大部分。尽管如此，重要的是我们要分析没有涉及的区域。扣带回受压但没有累及（这意味着应该尽量避开它）。眶额皮质未受累，肿瘤也不是特别靠近它。我们的目标是尽量避开它，因为肿瘤的本身可能不会扩散到有不同连接的眶额皮质，大部分是向后扩散到下额枕束，并且试图向后扩散到运动前区，再向另一侧扩散。这些是额叶在这个区域的连接。

- DTI 表明了患者缄默症的原因：额斜束被肿瘤破坏，不得不进行 180° 的弯曲以实现绕过它到达运动规划区的目标（事实上它有两种颜色，因为我们必须将它分成两部分才能找到整个神经束）。扣带回不能被完全分离出来，额叶的额枕下束也不能被分离出来。这个案例具有挑战性，因为我们没有太多来自皮质定位（脑图）（它不能做太多）或 DTI（我们找不到一些相关的神经束）的信息来让我们免于麻烦。我们必须总是回到这样一个问题：在这些情况下，肿瘤自然病程不加干预（任其发展对患者）是残酷的，肿瘤正在试图破坏这些区域，我们只能努力以获取更好的治疗效果。

- 我们的切除手术保留了眶额皮质和扣带回，这位患者在 2 天内恢复得很好，几乎达到正常。这个病例强调了保持额斜束解剖连续性的重要性，但也要在功能恢复时进行积极的切除。如果拿不准，先尝试取出肿瘤。

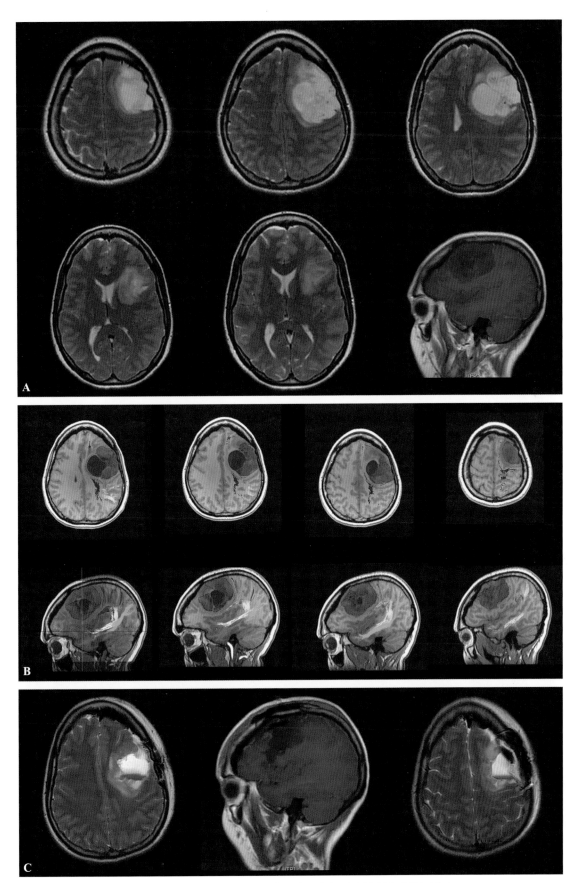

▲ 图 10-20 外侧额叶胶质瘤切除，并与后方的语言功能区分离

A. 术前影像；B. 术后影像；C. 长期随访影像

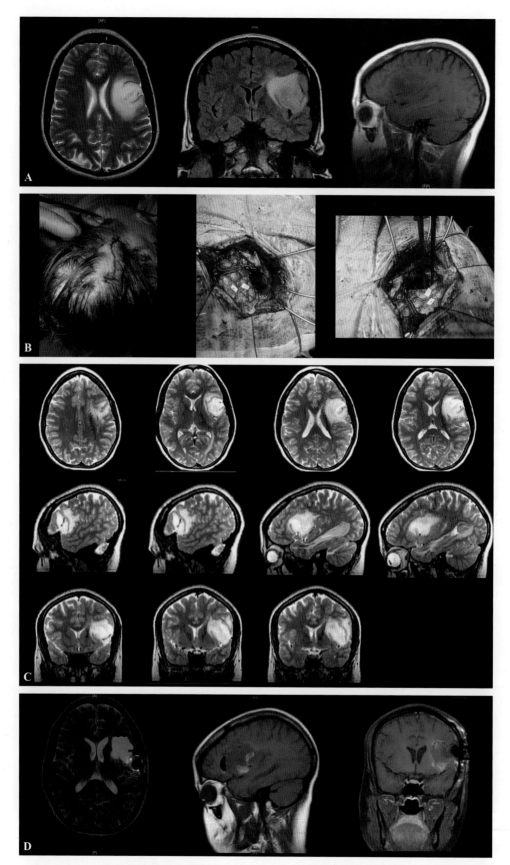

▲ 图 10-21　一名年轻的胶质母细胞瘤患者，语言规划区发生了明显的重组，从而使 **Broca** 区的肿瘤得到了很好的切除

A. 术前影像；B. 手术入路；C. DTI 纤维束成像；D. 术后影像

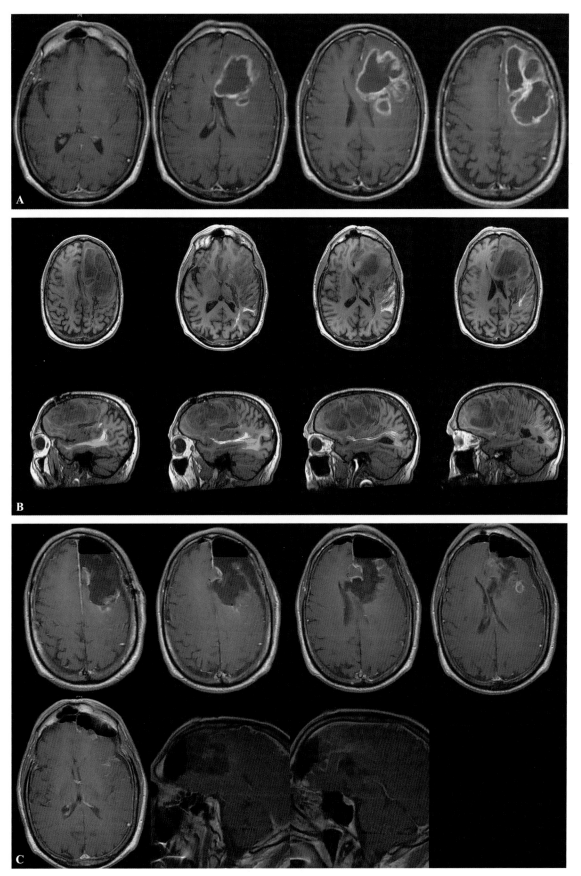

▲ 图 10-22 保留眶额皮质的巨大额叶胶质母细胞瘤切除术

A. 术前影像；B. DTI 纤维束成像；C. 术后影像

图 10-23 展示了扣带回胶质母细胞瘤，以及额上回限制性切除术。

- 许多人看到这张扫描图像，尤其是左上角的 T_2 图像，首先猜测肿瘤是否越过了中线，但仔细阅片后发现并不是。病灶覆盖额上回，胼胝体大部分未受累。所以这是扣带回的病变。注意，如果（肿瘤）未累及扣带回，那么（手术时）远离它通常是明智的，但是如果肿瘤已经累及，通常切除扣带

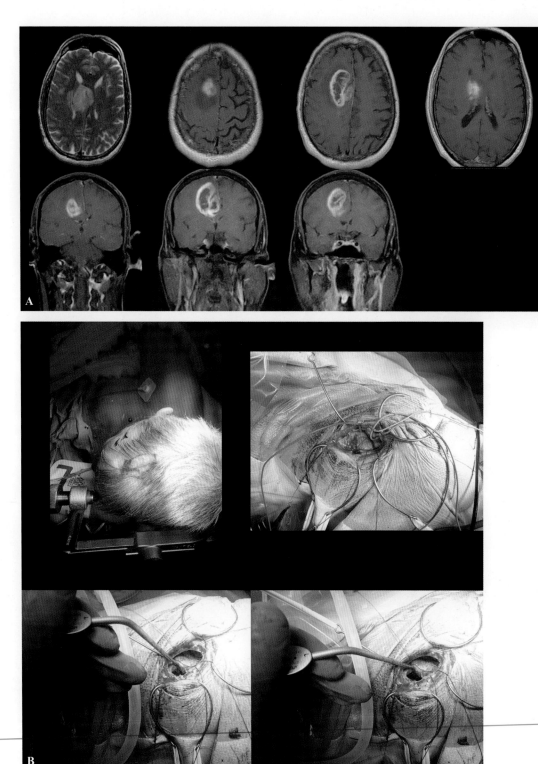

▲ 图 10-23　典型的扣带回胶质母细胞瘤，经额上回行限制性切除术

A. 术前影像；B. 手术入路

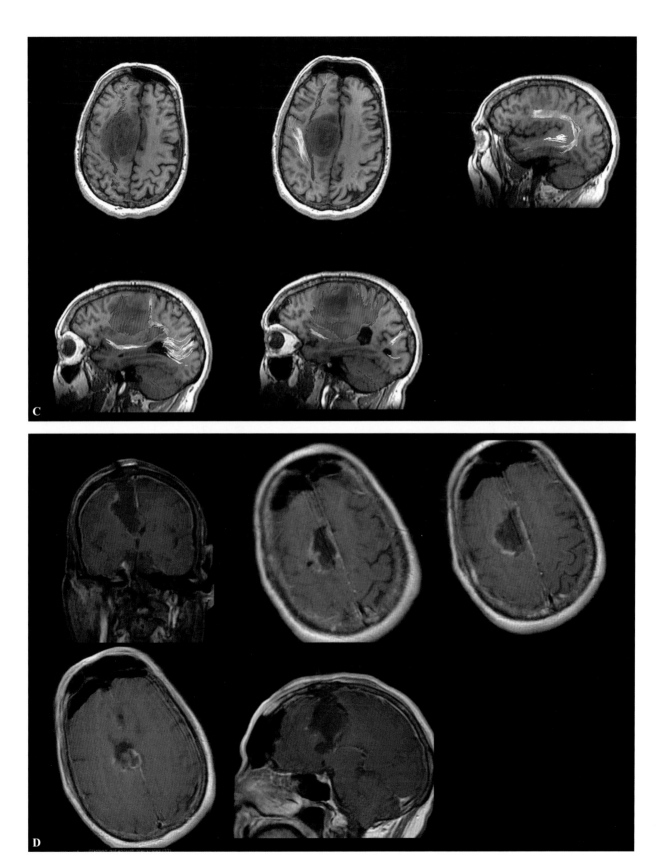

▲ 图 10-23（续）　典型的扣带回胶质母细胞瘤，经额上回行限制性切除术

C. DTI 纤维束成像；D. 术后影像

回是合理的，尽管他们可能会因此而有意志力缺失（如果询问的话，他们通常在术前有轻微的意志力缺失）。最重要的是，这个肿瘤位于辅助运动区和运动皮质的下方，我们的目标是在保护辅助运动区和运动网络允许的基础上尽可能多的切除额上回，识别扣带沟和胼胝体，然后切除它们之间的所有组织。

- 该入路类似于内侧额叶切除术，患者处于侧卧位，头朝上。额上回的皮质切除范围不需要特别大，但需要比完全简单的切除更靠后。

- DTI 显示肿瘤外侧的风险，但是当我们看到蓝色的运动纤维时，关键的危险因素是明确的。肿瘤被运动网络包围，虽然需要意识到这一点，但这也说明了很难在不损害运动功能的情况下完成这类手术。

- 切除程度满意，矢状面图像可提供有用的信息，其显示需要在运动区皮层下操作多远才能到达肿瘤的后部。

第 11 章　颞叶胶质瘤
Temporal Lobe Gliomas

一、学习颞叶胶质瘤的重要性

掌握颞叶胶质瘤手术是成功开展其他部位胶质瘤手术的基础。换句话说，如果想成为一名在胶质瘤手术上有造诣的神经外科医生，需要从颞叶胶质瘤开始掌握。

颞叶是胶质瘤好发部位之一，有利于初学者掌握。颞叶胶质瘤切除不仅能让术者学会安全、完整、积极的（肿瘤）切除术，也可以使术者充分了解该部位与大脑其他部位的关系。在操作岛叶（手术）之前，必须掌握颞叶切除术，因为这两个结构之间的关系紧密且十分复杂。此外，了解颞叶的解剖结构有利于掌握颞叶与下额叶、枕前叶和颞枕交界处的关系。熟练掌握本章也是继续研究本书的基础。

二、颞叶解剖概述

除下额枕束（IFOF）和钩状束外，颞叶结构的白质纤维束连接位于其后部，形状类似于 C 形（结构趋优），我们可以从位于 C 形大脑胚胎末端的脑叶中看到这一点。钩状束主要连接颞极和眶额皮质，它和 IFOF 都主要通过颞叶前上方的岛叶边缘进入额叶。因此，大部分的颞叶白质纤维向后延伸到上纵束（SLF）、下纵束（ILF）、角回皮质或顶叶皮质。所以，颞叶后方的切口从功能上来说，可离断大部分颞叶的连接。

大多数关键的白质纤维束（SLF、ILF、视辐射等）形成一个覆盖在脑室和颞角的外侧系统。如前几章所述，外侧系统包含了人类大脑中许多最重要的连接，包括语言、时空和视觉网络。同样重要的

是颞部内侧结构，杏仁核、海马和海马旁回都位于颞角内侧的一个独特系统中。因此，我们可以放心使用颞角作为解剖标志来追踪内侧系统，在不影响外侧系统的前提下切除大脑结构至枕极、丘脑后部和脑干周围（图 11-1）。事实上，这个概念是颞叶胶质瘤手术的关键。

首先我们需要掌握一些必要的大体解剖关系（图 11-2）。第一，颞上回是岛盖的（一部分），覆盖在岛叶和侧裂上。第二，正常大脑的脑岛通常向下延伸，直到与颞中回顶端平行。颞中回覆盖在颞角上，这是合乎逻辑的，因为它就在基底节之下，而基底节是深至脑岛的。颞尖延伸到脑岛边缘和钩回的前面；因此，在颞部切除术中，只有当术者在斜坡后面，在小脑幕缘之上时，才会到达钩回，这

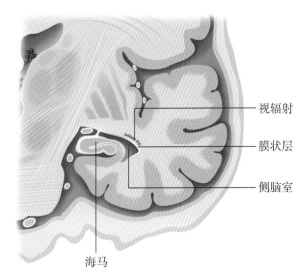

▲ 图 11-1　颞叶的冠状面显示了颞叶内侧结构与基底节和内囊之间的毗邻关系

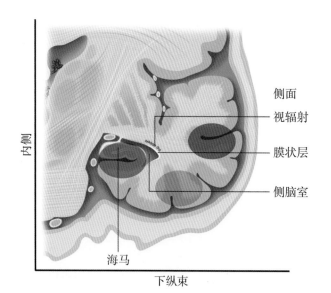

▲ 图 11-2　此图显示颞叶中三个主要的纤维传导系统

内侧系统包括海马、穹窿和扣带回。下行传导系统包括下纵束。横向系统包括许多神经束，包括上纵束、下额枕束、视辐射和中纵束。颞叶肿瘤需要合理地考虑，如何将一个系统与其他系统相对地分离

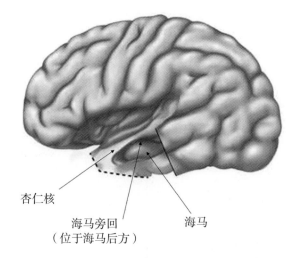

▲ 图 11-3　杏仁核、海马和海马旁回之间的关系

海马位于颞角。杏仁核位于海马顶端的前方、上方和内侧。海马旁回主要位于海马内侧，毗邻环池

对初学者来说是一个常见的混淆点。

清楚地掌握内侧颞叶结构及其与周围脑组织的关系是至关重要的（图 11-3），因为该区域结构通常与肿瘤有关，且常常发生形态改变和水肿，是粗心术者的致命陷阱。钩回 / 杏仁核位于海马顶端的前方、上方和深处，一直延伸到天幕边缘。海马是颞角的底部，海马旁回则紧靠环池的颞叶内缘。海马位于壳核的正下方，而壳核可能是胶质瘤手术最重要的解剖标志。穹窿进入脑室绕丘脑走行时，海马旁回分叉连接扣带回的峡部和舌部。

三、"定位"阶段

（一）术前计划

颞叶胶质瘤手术是以颞叶切除术为基础的，而颞叶切除术最早被应用于癫痫的外科治疗，但是胶质瘤手术和脑膜瘤手术一样，都不是癫痫手术。癫痫手术的目的是将癫痫致痫灶与其他正常脑组织离断，随着相关理论和技术的发展，越来越多更有针对性的（手术）方式被应用于此，例如选择性海马 – 杏仁核切除术、放射性外科手术和最近的激光消融。这是一个从现象学角度以及护理目标角度来看

都很有意义的变化趋势：癫痫通常不是患者短时间内的致死因素，因此最大限度地减少术后认知和记忆问题是十分有意义的。

在上述框架内，寻找合理措施，避免出现轻度认知问题是有意义的，但笔者认为，对于颞叶胶质瘤这种致命性疾病来说，为保留精细神经功能，而牺牲肿瘤的切除范围，长期来看，往往两者都无法实现。对于一种无法用肉眼或影像准确定义、但我们知道已经扩散到周围大脑的疾病，实施经侧裂选择性海马 – 杏仁核切除术几乎没有意义。胶质瘤是大脑的区域性病变，而不是一个孤立的病变，忽视这种疾病的基本性质，减少切除范围，使肿瘤在易扩散的大脑中复发是愚蠢的行为。此外，掌握选择性海马 – 杏仁核切除术对海马进行有限的切除存在问题，为了切除胶质瘤广泛浸润的海马，应追踪海马到（扣带回）峡部和丘脑后方。简而言之，胶质瘤手术有不同的目标，试图避免对肿瘤的大范围切除往往对患者无益。

颞叶切除术是患者耐受性最好的脑叶切除术，可以保证良好的切除效果（例如，在脑叶切除术后，颞底几乎不可能留下残余肿瘤）。颞叶背侧切口往往会切断颞叶与大脑其他部分的大部分连接回路，所以在大多数情况下，最好是尽可能多地切除肿瘤。

（二）颞叶胶质瘤的类型（图 11-4）

颞叶胶质瘤主要分为以下六种亚型，在疾病的晚期，这些亚型可能有重叠。

• 前型：这类肿瘤最常见，集中在前颞叶，未严重侵犯上纵束。可通过钩状束扩散到岛叶或颞叶内侧结构。

• 海马型：此类肿瘤也很常见，涉及海马内侧结构。它们倾向于跟着 Papez 回路沿着穹窿向后延伸进入脑室，或者进入扣带回峡部。也可以沿着 Broca 斜角带进入基底前脑和对侧杏仁核，或者腹侧杏仁核束进入下丘脑。一般到晚期才扩散到外侧系统。

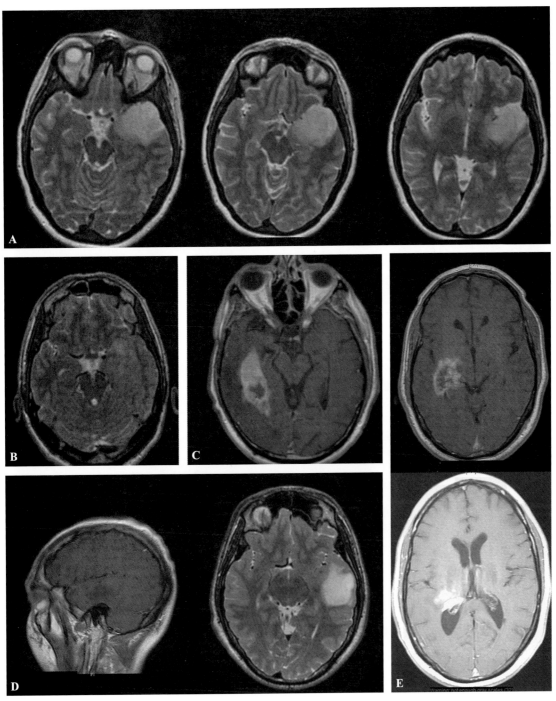

▲ 图 11-4　颞叶胶质瘤的亚型
A. 前型；B. 海马型；C. 下型；D. 外侧型；E. 交界型颞叶胶质瘤

• 下型：少见，位于梭状回，优先沿着下纵束扩散至枕叶，但也可能侵犯内侧结构。第 16 章中描述的"穿通"入路是为了解决肿瘤扩散范围较大的方法。

• 外侧型：此类肿瘤较为复杂，但值得庆幸的是，这类肿瘤相对不常见。它们侵入外侧系统，倾向于沿着上纵束扩散。很多时候，出于保留神经功能的考虑，可以被切除的部分很少。海马通常不会出现扩散（正如我们所预期的外侧束和内侧束的区别一样），如果海马正常，一般可选择保留海马，因为复发通常不会在这里发生。

• 交界型：这是最糟糕的。它们基本上是外侧颞部肿瘤，沿颞横回和（或）缘上回的解剖交界区延伸至后岛叶并紧靠内囊。位于右侧的交界型颞叶胶质瘤可以切除，但是如果肿瘤位于左侧，体积较小，且在上纵束或内囊内，往往（手术）不可能取得很大进展。本质上，它综合了颞侧病变的所有可能涉及部分，并有损伤内囊后部的风险。另外，岛叶后方的动脉也可以通向运动功能区、语言区或颞枕交界处。

• 枕前型：这类肿瘤划分到枕叶肿瘤更为合理，但它们可以侵入内侧颞叶，主要是在上纵束后方，而非上纵束前方。笔者将在枕叶肿瘤详细讨论该亚型，因为枕前切口是枕叶胶质瘤手术的关键部分。

（三）入路

与额叶胶质瘤不同，颞叶胶质瘤手术涉及两个主要的危险神经束，即上纵束的颞支和下额枕束。此外，除了外侧部和交界区的病例应用"包围"型切口，其他切口选择颞后还是枕前，取决于肿瘤与上纵束颞支的关系。下额枕束是一个较深的神经束，虽然在皮质下操作时要避免颞回与该神经束分离，但它的确切位置却并不决定开颅手术的位置，因为它不在脑表面。

开颅手术（图 11-5）切口位置选择在颞下回和颞中回之间，术前可基于 DTI 预计上纵束走行及其终点位置。骨窗需要开得足够大以便术者向前方探查，找到语言网络区的重要部分。术者需确保能到达"颞叶的一角"（注：这是颞上回的一部分，它与蝶顶窦的桥静脉相交，位于岛阈的前部），还要确保骨瓣下能到达颞底。但也没有必要抬高整个颞肌并把骨瓣延伸到颅中窝底，因为开颅完成后在颅骨下方进行颞叶切除术一般不会遇到困难。

在颞叶的前部、下部或海马的胶质瘤中，选择适合的体位，使患者头的顶部朝向下方是明智的（图 11-5），否则术者需从下到上越过患者的肩膀，在岛叶或外侧系统下或向上进入脑室以切除肿瘤，这种角度对术者而言极其困难。对于向后延伸至脑室的海马胶质瘤，同侧头部轻微旋转有助于观察外

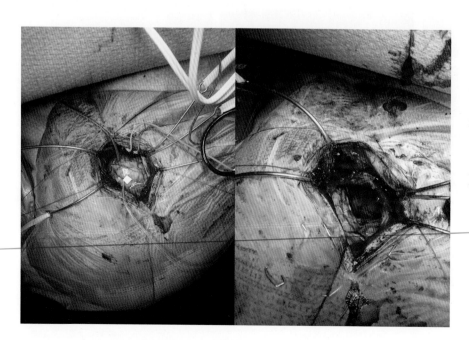

◀ 图 11-5　此图展示大多数颞叶胶质瘤的开颅手术入路
该切口计划从上纵束后方分离颞叶，并根据需要尽可能多地处理颞上回和缘上回（这显然更适用于外侧部和交界区肿瘤）。以此切口为中心，足以到达颞叶的前上"角"和颞底。前下的颞尖不需要显露

侧系统，但这也可能会使术者迷失方向。旋转头部时最好是利用旋转床来实现，而不是为了理想的角度位置过度旋转患者头部。

（四）皮质功能定位

同其他章相似，笔者从运动区、运动规划区和语言运动区开始定位，但这种定位实际意义不大，只能作为热身准备，因为这些功能区通常位于大脑其他区域。在这种情况下，笔者一般不会显露侧裂上部颞盖，此区域功能非常重要，尤其是左侧，因为命名和阅读区位于此处。笔者也会在两侧检测忽视任务，但它通常是右侧的，并定位到上纵束。在这些病例中，我们通常会有所发现，而皮质定位通常不是阴性的。

四、"分离"阶段

（一）颞叶后部分离（图 11-6）

这是一个 L 形切口，尝试用颞角作为着陆点(手术入点)，试图将前颞叶与上纵束、下额枕束和岛叶下区分开。一般来说，在外侧白质系统下，切口

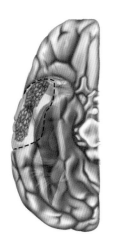
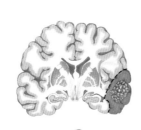
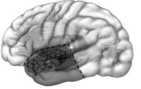

▲ 图 11-6　颞叶后部切除是颞叶手术的主体部分

切口是一种倒置的 L 形切口，其主要切口与颞上回平行，并将颞叶后部从上到下分离。这些切口的主要着陆点（手术入点）是颞角和颅中窝底。首先，将颞上回由前向后从软膜下进行切除，以识别岛叶并游离动脉，同时了解颞极的确切方向。这种软膜下（操作）继续延伸到"角"，即颞上回的前上部分，位于岛阈的前方。其次，颞角通过切断颞中回来定位，(L 形切口) 后肢刚好位于岛叶的后下方。一旦切开，将切口沿其长度在前后延续，从后到前清除下额枕束中的肿瘤。最后，切口继续往后，直到大致到达颞底且一直到颞角的深度。此时，上纵束的肿瘤已被清除，（肿瘤）切除也已完成

越向后倾斜进入颞角，内侧结构就越容易切除，在弥漫浸润的海马胶质瘤中，一个不适当的后切口不可能到达外侧系统甚至穹窿或（扣带回）峡部，这一点尤其重要（图 11-7）。把切口放在后方的挑战是术者会遇到语义网络区，左边是命名的位置，右边是忽视的位置。皮质下操作涉及向后延伸切口的需求与向前延伸切口的功能需求之间的平衡。

手术的第一步是从前到后分离颞上回，以定位岛叶和外侧裂。如果术者已经很好地在大脑皮质进行定位，那么就可以安全地切除位于命名区之前的颞上回，因为颞上回的传出纤维大部分是向后方发出的。在这个过程中，识别出后下裂的"死亡动脉"，并尽力减少该动脉周围的操作至关重要。该动脉损伤通常会使整个语义网络区域发生脑梗死，一旦左侧该动脉受损，对语言（功能）是毁灭性的。分离颞叶首先应明确颞叶的方向，其次明确岛叶的底部，

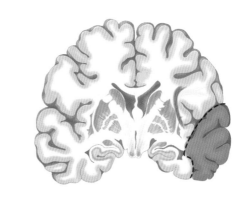
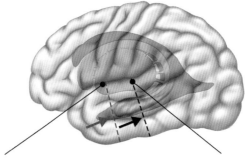

前切口阻碍适　　　　　　　　　　后切口可达到充
当的海马切除　　　　　　　　　　分的海马切除

▲ 图 11-7　此图展示了在广泛累及海马后部的颞叶胶质瘤病例中，将后颞区离断的位置尽可能向后推移的重要性

海马胶质瘤的目标是到达外侧白质网络的下方，以移除它们下方的内侧颞叶结构。如果没有尽可能向后切开，外侧系统将限制进入后内侧颞叶结构，使其难以到达脑室

然后在前方和上方分离颞叶，以便整体切除。

一旦颞上回被切除，即可进行后部切除。后部切除时，笔者通常会采用术中唤醒，指示患者进行手臂运动和命名的双重任务。后部切除是由高到低进行的，最好尽快找到颞角，因为可通过颞角定位下额枕术的位置（始终在颞角上方），颞角是锚，其余的切口都是围绕着它。然后继续向下方切除直到接近颞底。这时，笔者在颞角操作从内向外将切口向前延伸到岛叶下方。一旦接近岛叶的前方，颞叶就离断了，这时让患者进入睡眠状态，因为颅中窝的硬膜操作并不需要准确定位，而且会让患者感到痛苦。

（二）外侧颞叶和交界区分离（图 11-8 和图 11-9）

这种 t 型病例在矢状切面是很有挑战性的。在外侧颞叶胶质瘤病例中切除整个病变，当进行颞叶后、下、前和内表面离断时，唯一安全的边界是外侧裂的软脑膜。该区域手术需要小心操作，动作缓慢，尽可能多地停留在软脑膜下，并尽可能地使用脑沟作为边界。在某些时候，皮质下神经束，或者对 DTI 束的关注会导致术者停止深入的解剖，而下方边界是任意定义的。在这种情况下，偶尔也能到达脑室。

交界处的离断更为复杂，因为该过程涉及两个阶段（就像所有的岛叶离断一样）。第一种方法是通过尽可能多地切除颞上回或缘上回，在定位允许的范围内尽可能多地显露所涉及的深层结构。此处应缓慢轻柔操作，因为易损伤包括"死亡动脉"在内的多条动脉。位于岛叶上方的颞上回较为复杂，因为有大量神经纤维在穿行，但缘上回更复杂，初学者在移除时可能会感到困难。从本质上说，它类似于一个喇叭形结构，一旦找到了进入肿瘤的喇叭口，那么喇叭顶点指向岛叶和脑室的后部，术者应该识别岛叶的表面（后方可能很小），如果可能的话进入脑室，这将为该区域提供良好的定位（大多数患者已经有了视野内的切口，即便没有，也不太可能避开它，仍然可以将肿瘤切除）。在某些情况下，可能需要根据解剖结构进行后颞叶小范围切除，甚至颞叶切除。当操作到达深处时，应注意监

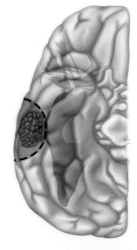

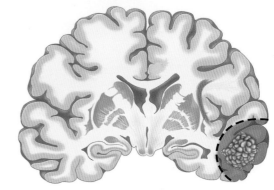

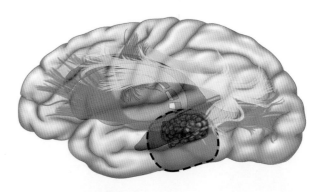

▲ 图 11-8　外侧颞叶离断的示意图。外侧系统肿瘤需要找到上纵束和语义网络，并在定位允许的范围内从神经网络的前部或后部缓慢切除肿瘤

测腿部运动功能，因为这是风险最大的部分。

在肿瘤切除完成前，笔者通常不会停止对这些病例的皮质下定位（监测）。

五、"破坏"阶段

（一）前颞叶整体切除术（图 11-10）

对于仅累及颞叶无神经应答部分（即前部、海马和下部）的胶质瘤，颞叶切除术是最好的治疗方

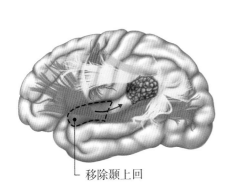
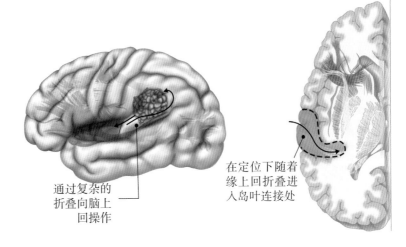

移除颞上回

通过复杂的折叠向脑上回操作

在定位下随着缘上回折叠进入岛叶连接处

▲ 图 11-9　颞叶交界区肿瘤不仅累及外侧神经网络，而且会沿缘上回纤维进入深层结构，使内囊后肢和基底节处于危险之中

与岛叶胶质瘤相似，这种离断分为两个阶段。在第一阶段，进行横向断开，在定位允许的范围尽可能多地移除颞上回和缘上回。注意，这个区域的软膜非常复杂，耐心是关键。第二阶段，随肿瘤进入岛叶后部，并在允许的情况下切除

法。而对于累及颞叶内侧的胶质瘤患者，常会有癫痫发作，需要进行杏仁核-海马切除术，而内侧颞叶的累及给肿瘤扩散提供了一条有效的路径，可以到达远处，甚至是对侧大脑。

如果术者已经完成了上述手术，那么剩下的颞叶切除术可以在几分钟内完成。这包括沿颞下叶和软脑膜的一个 C 形切口，从颞上回与前外侧裂相邻的部分延伸，沿颞底由前至后延伸至海马外侧，然后钩住横向平行于后颞侧切口的浅表部分，直到切口与切口的下半部分连接，之后切断桥静脉，并将脑叶整体切除。在一般情况下，这通常需要 10～15min。

切开前上部分的第一步是进行软膜下剥离，这个过程需要牺牲颞前动脉，直到术者清楚地看到蝶骨翼和外侧裂。重要的是要定义"角落"，否则很容易残留不与大脑其余部分相连的肿瘤。然后肿瘤其他部分就很容易切除了。

（二）内侧颞叶结构（图 11-11 至图 11-14）

笔者总是把海马留到最后因为它是其他内侧结构的关键定位标志。为防止损伤脑池结构，应该在软膜下切除钩回、海马和海马旁回，但在大多数情况下（例外情况是，巨大弥漫生长的高级别胶质瘤，钩回会明显水肿，应该更加小心，如第 2 章和第 17

章所讨论的），胶质瘤患者比癫痫患者需要切除得更多。尤其是在海马肿瘤中，钩回和海马可能严重水肿，这就要求术者继续切除直到能够清楚地看到结构的边界，否则可能会影响切除效果。

软膜下切开是胶质瘤手术安全的一个基本方面，尤其是在内侧颞叶，这也是笔者不推荐使用超声吸引器的主要原因。术中需要在脑组织表面温和地反复吸引，将脑组织从软脑膜下面吸出来。使用双极在软脑膜上进行广泛的烧灼刺激是不明智的，因为热量可以通过软脑膜传导并损伤其下方的动脉和神经，但是偶尔使用双极进行轻微的刺激会使大脑松弛，有利于把脑组织从软脑膜下吸走。但是，在这一区域，应该尽量减少通过使用双极电凝来控制动脉出血。

钩回应该首先被切除，因为它显示了内侧软脑膜堆积的深度，还可以帮我们确认小脑幕切迹的位置。软膜下切除一直持续到术者看到四个主要的边界：①下沟，位于幕缘，首先遇到；②前沟；③后沟，就在海马的前面；④上沟，上面是视束和内囊。术中应该也能够看到第三颅神经和颈内动脉，通常大脑后动脉在此处穿过软膜，术中如果未清晰地看到上述结构，应该重新考虑切除的完整性。为了能够在岛叶下看到足够的视野，应将患者

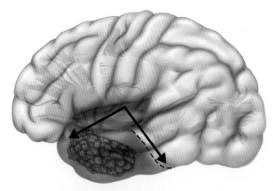

1. 继续往颞后离断直到术者剥离外侧裂的软脑膜，并且直到术者穿过颞叶至颞极

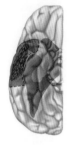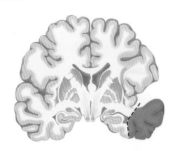

2. 在矢状面将软脑膜切口从外侧裂连到后颞部延伸至海马外侧

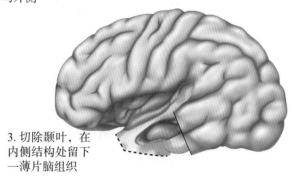

3. 切除颞叶，在内侧结构处留下一薄片脑组织

▲ 图 11-10　全颞叶切除术的步骤

颞叶整体切除的基本原理与肿瘤学的益处无关（与其他癌症的整体切除一样），但它的好处是更快、更完整，而且笔者认为更安全，传统的方法是从软膜下由外侧到内侧直到遇到钩回。一旦分离完成，大脑从前上角（开始）都在软膜下，软脑膜在蝶骨翼的下方被分离。软脑膜切口从前到后外侧一直延伸到海马的外侧，直到向外侧弯曲，与离断的（L 形）后肢相连。然后将颞极向内折叠，切断桥静脉，将颞叶整体切除

头向下倾斜。不管继续切除一个水肿的钩回让术者有多不舒服，如果没有看到解剖标志，意味着仍然有钩回残留。

当向后操作时，关键是要明确肿瘤是沿着穹窿还是扣带回蔓延生长，抑或两者都不是。如果肿瘤是沿着穹窿进入侧脑室房部和丘脑周围，可先移除

海马，然后顺着海马进入侧脑室房部，首先需确定这一部分，因为它能防止迷失方向。当术者在牵开和在它们下面操作时，在侧束系统上衬垫棉片是很重要的。顺着颞角沿着海马平面回到侧脑室房部可以让术者保持在正确和安全的角度。当脑室脉络丛囊肿下降时，术者通常知道已完全清理了侧脑室房部。这个角度进行操作极具挑战性，但此时如果颞叶仍在原位，或者由于功能解剖的原因颞后切口不能延伸得足够远，则不可能做到这一点。

一旦海马被切除，切除腔内侧的所有残留组织都是海马旁回。继续从钩回沿软脑膜向后追踪，可以通过环池看到脑干的一侧。继续沿着它前进，最终可到达中脑后方的峡部，在某些情况下，可以达到更远的区域。

最后，保留幕切迹深部的动脉是很重要的，因为有许多动脉以直角穿过切迹。对于供应海马、海马旁回等的动脉，一旦在术中明确了是那根动脉，这些动脉是可以牺牲的，因为它供应的相应的脑组织已经被切除了。即使是脉络膜前动脉也可牺牲，因为一旦它从侧面进入脑室之后，就只是一个脉络膜动脉而已。最好在这些动脉从脑池中更重要的主干动脉撕脱之前，就处理好这些动脉血管。

六、典型病例

（一）前颞叶和海马肿瘤

图 11-14 展示了一例针对典型前颞叶胶质瘤进行的颞叶切除术。切口（皮瓣）沿后颞叶设计，骨瓣（处于切口中心）居中。

- 这是一例部分切除后复发的胶质母细胞瘤患者的二次手术。大部分肿瘤位于前颞叶，也有一些扩散到侧脑室房部。在这个病例中，颅中窝底仍可见增强信号，表明肿瘤可能已经侵袭至硬脑膜。

- 骨瓣较小，主要集中在后颞叶，即颞中回和颞上回。上一次开颅手术的大切口与此次的小切口范围部分重合。

- 术后无肿瘤残留。

- 术区干净。仅在海马和钩回区域可见少量的渗血，这得益于笔者对术区仔细地止血，特别是在

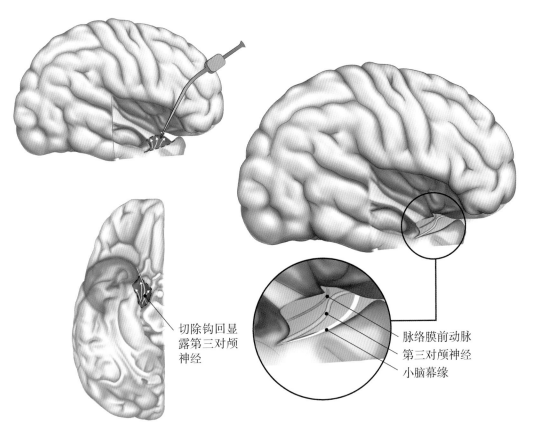

▲ 图 11-11 切除钩回

钩回是位于海马前部、上部和内侧的组织，突出于小脑幕切迹之上。钩回应该在软膜下切除，这应该持续到术者看到钩回的四个沟的边界，并且直到动眼神经和颈内动脉在软脑膜处显现出来

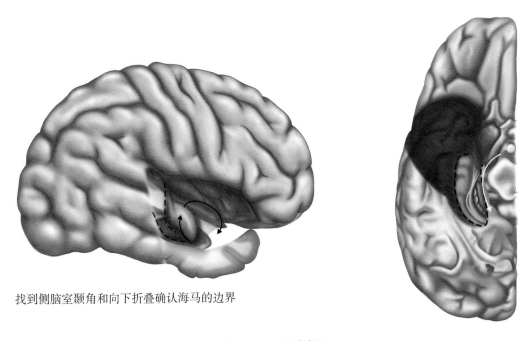

找到侧脑室颞角和向下折叠确认海马的边界

▲ 图 11-12 切除海马

这一步总是最后完成，因为海马是一个理想的（解剖）标志。继续操作是必要的，直到清楚地看到海马在颞角内的室管膜边界，因为海马在这些情况下可能是巨大的。在切除海马后，进一步从小脑幕缘的软膜下切除海马旁回，只要有需要，就会尽可能向后切除，直到通过软脑膜可以看到脑干的边缘

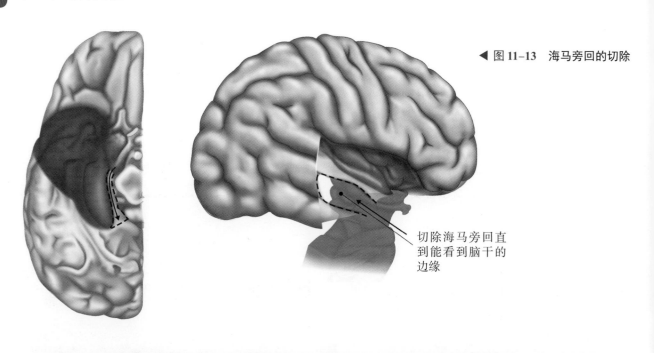

◀ 图 11-13　海马旁回的切除

切除海马旁回直
到能看到脑干的
边缘

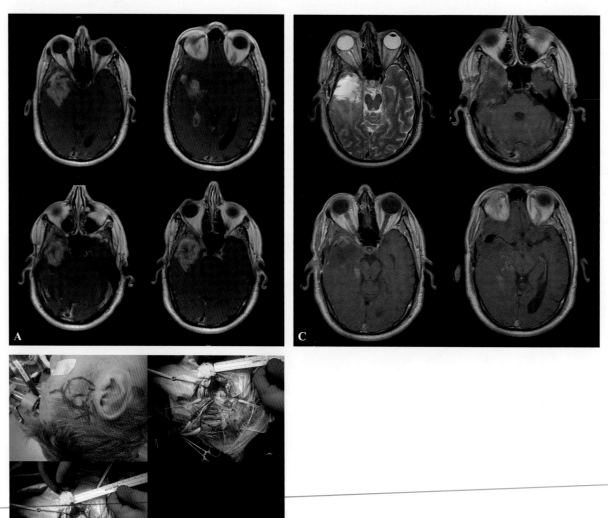

▲ 图 11-14　典型的前颞叶胶质瘤。切口（皮瓣）位于后颞
叶，骨瓣（处于切口中心）居中

A. 术前影像；B. 手术入路；C. 术后影像

反复放疗的胶质母细胞瘤病例中尤其要注意。

图 11-15 显示胶质母细胞瘤主要位于颞角，并向后蔓延生长。实施颞后切口并向后延伸至颞角后部，术中对该肿瘤边缘的周围组织一并切除。

- 这例胶质母细胞瘤患者病史特殊，合并有家族性腺瘤性息肉病，这种情况下，首先需要排除颞叶肿瘤是否是转移瘤。该肿瘤似乎位于颞角。这就引出了一个问题：当诊断存在疑问时，你该怎么办？你当然不想为转移瘤做颞叶切除术，更不想为像多发性硬化这样的非肿瘤性诊断进行颞叶切除术。同时，需要在一次手术中完成肿瘤的大部分切除，而不是在第一次手术中，仅进行胶质瘤活检，对这种肿瘤做穿刺活检会增加脑室出血的风险。为了解决这一矛盾，笔者对所有疑似胶质瘤的患者进行术中唤醒，从而达到这一平衡。笔者在 DTI 的引导下进行冰冻（组织）切片，并在皮质定位开始之前送出标本。这使得我们可以在不可逆的切除步骤之前终止，而不是进行活检，使用 DTI 可以最大限度地降低在定位之前进入功能区的风险；然而，在所有可能进入肿瘤的路径都通过功能区的情况下，笔者会一直等到完成皮质定位再进行活检，然后等待病理结果。

值得注意的是，在笔者用这个策略处理过的 500 多个病例中，根据冰冻切片结果（两个都是淋巴瘤，两个患者都没有损伤），只修改了两例患者手术方案。只有一次笔者不得不中止使用这个方案进行手术（一个陈旧性梗死的年轻患者），因为发现了几处转移，这就改变了我们非解剖性病灶切除手术的入路。

- 术区干净。值得注意的是，这个患者在术后大约 2 年内表现良好，然后在交界区的白质出现了一个新的增强点。笔者曾犹豫是否再次手术，有人跟笔者谈过放射外科手术，因为这种减瘤术比在交界区白质进行手术的风险小。MR 灌注和 SPECT 提示肿瘤复发。在放射外科手术后的 2 个月内，病变区域急剧扩大，他失去了部分语言功能和下肢运动功能。当时我们再次进行了手术，（结果提示）这都是放射性坏死。最终，尽管口服了阿瓦斯汀，但放射性坏死的范围持续扩大，最终患者死亡。虽然我

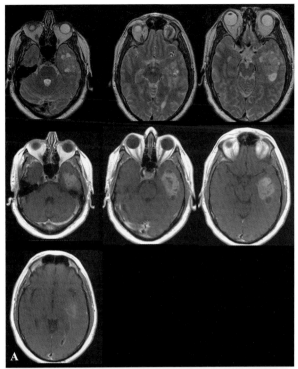

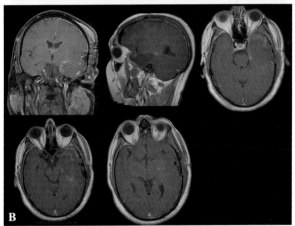

▲ 图 11-15　胶质母细胞瘤主要位于颞角并向后延伸
A. 术前影像；B. 术后影像

们不能证明最初的病灶是放射状坏死，但这个病例对无病理检查结果就进行放射治疗复发性胶质瘤提出了严重的警告。目前先进的影像学不能可靠地区分它们，用更多的辐射剂量治疗放射性坏死对患者可能是毁灭性的。

图 11-16 展示了一例右侧海马巨大胶质瘤患者，患者已丧失行走能力，当海马胶质瘤增大时，这是一种常见的表现，这可能是由于颞角顶部下行运动通路的过度受压所致。由于海马增大，我们将颞后切口尽可能向后延伸至外侧白质系统下方，以确保我们能够切除所有肿瘤。在这种海马明显增大的病

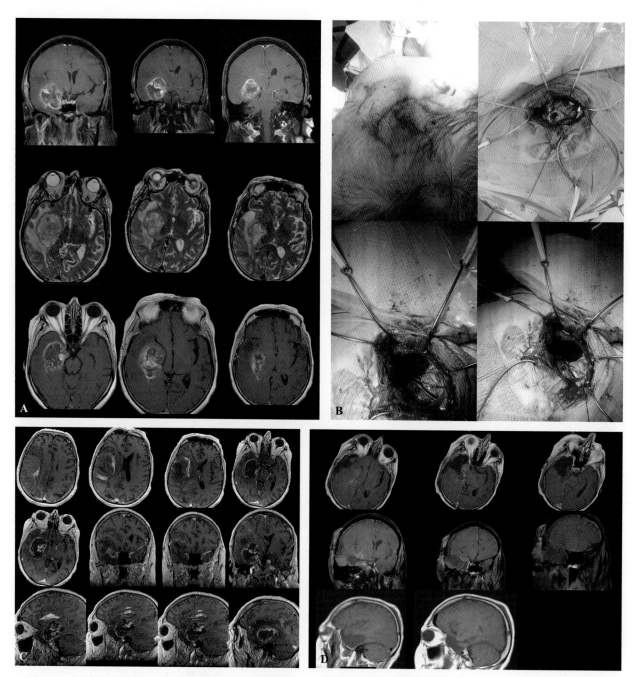

▲ 图 11-16　右侧海马巨大胶质瘤患者，已不能行走

A. 术前影像；B. 手术入路；C. DTI 纤维束成像；D. 术后影像

例中关键的一步是，需要看到室管膜表面以确保切除了所有的内侧结构。如果不这样做，你很可能会失望。

　　这位患者手术后不久又恢复了行走功能，恢复得很好。

　　• 确定这是海马胶质瘤的关键是看冠状位图像。轴位图像可能会给术者一个错误的印象，即肿瘤正在侵犯内囊，而对于一个腿部无力、无法行走

的患者，这是一个合理的解释。但冠状位图像清楚地显示肿瘤主要位于海马，深层结构被向上推，不太可能被侵犯（海马和内囊之间没有明确的扩散连接路径，因为胶质瘤一般通过白质束扩散，而不是通过裂隙、沟或脑室）。交界型和外侧型颞叶胶质瘤更倾向于侵犯内囊，这说明了它们分属于不同的白质系统。

　　• 锁孔式大脑皮质监测入路比可能存在的最小

的定位方法稍大一些，因为术者需要更多的空间来操作，尤其是在视野的中心发现肿瘤组织时。使用DTI 来规划可能会获得更大的操作空间，但是需要提前做好准备。我们发现，一个小巧的 S 形切口可以大大增加皮质显露，而不会显著延长切口长度，也不会像问号切口那样损害血管供应。

通过显露的颞中回前部进行活检。两个小白方块表示在 DTI 上与上纵束对齐的目标取消时测得的被忽视点。

• 首先值得注意的是内囊和下行的运动纤维完全未被侵犯，这进一步证实这是一个海马肿瘤。上纵束比最佳切口位置更靠后。这可能是由于肿瘤水肿，但即使如此，完整地切除也是有希望的。

• 请注意，在全切后，内囊在冠状平面内下降。笔者希望这些患者在海马胶质瘤手术后能很快恢复重要的功能。

图 11-17 展示了一例广泛浸润的左侧海马胶质瘤，肿瘤沿穹窿进入侧脑室房部。该患者最初以"丘脑肿瘤"收治，但是经过仔细检查发现，肿瘤不在丘脑，而是在穹窿内，位于丘脑上的位置。由于丘脑和海马之间没有直接联系，可以明确的是，颞叶交界区没有肿瘤（但肿瘤可以扩散到深部结构和丘脑旁区域）。

此类肿瘤能向后扩散多远完全取决于外侧白质系统的解剖结构，特别是上纵束和下额枕束的位置，它们反过来决定了切口延伸的范围，以及术者能从后面多远的地方到达它们下方的外侧系统。在这个病例中，我们可以从后方进入侧脑室房部。术后梯度图像显示丘脑后方瘤腔内的血液，从而证明了良好的后方入路和颞叶切除术能到达多深的位置。

• 当这个病例被送到笔者这里的时候，被诊断为丘脑肿瘤延伸到颞叶。只有当你认为肿瘤范围只限于增强部分时，才有可能得出这个结论。这是一个非常大的海马胶质瘤，它沿着穹窿一直延伸，现在被包裹在丘脑的后面，但值得注意的是它不是丘脑胶质瘤。这是一个具有挑战性的病例，因为它要求我们在不损害语言网络的前提下尽可能地进行切除。

• 手术切口设计得比其他情况稍微大一些，因

为笔者把这种情况作为"绝对"类型来处理。具体手术计划是先在这个领域里找到语言区域，之后在语言区域周围切除。对于大多数前颞叶胶质瘤，如果可能的话，笔者更希望没有语言区域。值得注意的是，我们准确定位了命名相关的区域，避开其位置后在前方进行操作。但术后影像未能证明术中在语言网络的后面进行了大量操作。最后从房部进入脑室，这需要耐心地在皮质下进行操作，以求保全语言网络。

• 有几件事值得注意。首先，上纵束和下额枕束似乎在某点汇合，而语言网络并没有提前进入颞叶。其次，下额枕束将限制我们进入侧脑室房部，但笔者希望能够分析 DTI 白质纤维束走行，从后方确定切口位置。另外，由于我们要进入下额枕束下方才能到达侧脑室房部，在这种情况下有损伤视辐射的风险。

• 通过术后矢状位 MRI 图像可以看到，切口的后部与 DTI 预测的位置精准一致。美中不足的是，笔者虽然能够在肿瘤的最顶端切除增强部分，但是没有获得足够高的视野来安全地观察并切除所有的增强部分。

图 11-18 展示了一例巨大的颞叶低级别胶质瘤。需要针对性制订切除计划。手术切除总体成功，但是由于部分肿瘤侵犯语言通路，术后仍有肿瘤残留于外侧系统。

• 处理这类巨大肿瘤重要的是忽略其大小，坚持基本原则。对切除有利的消息是肿瘤直接取代了外侧系统，而不仅仅是浸润。这意味着后路切口可以尽可能多地切除肿瘤。大脑中动脉和岛叶被肿瘤压迫向上移位，但岛叶下部被肿瘤浸润，这使下额枕束处于危险之中。

• 骨瓣开大一点是必要的，但请注意我们不需要显露整个颞叶。语言网络并不位于颞尖。

• 从 DTI 图像来看，这是一个应该努力争取全切的病例。上纵束终止位置非常靠后。值得注意的是，我们不能在纤维束示踪成像上看到下额枕束。

• 术后影像显示，岛叶下部和外侧系统残留少量肿瘤组织。因为术中当我们试图接近这些区域

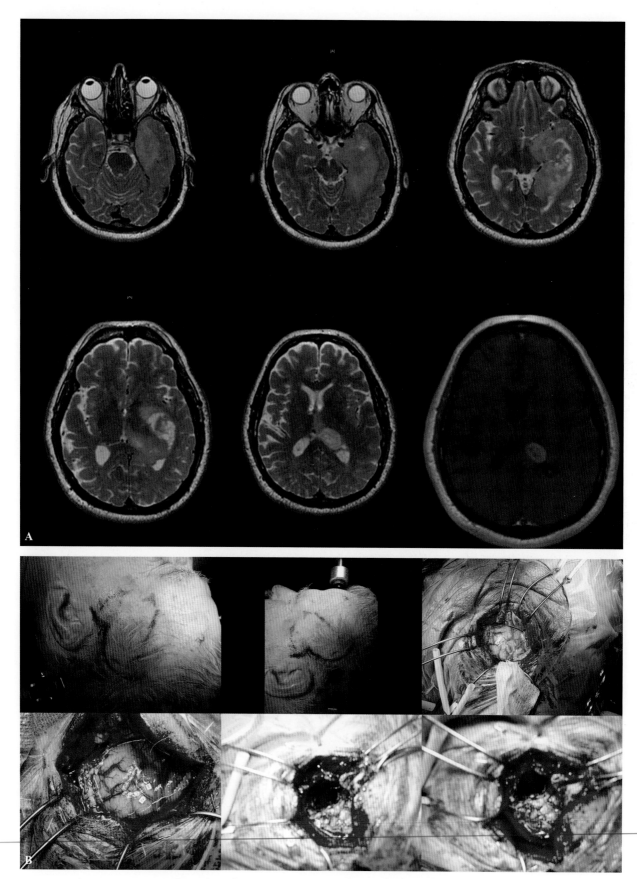

▲ 图 11-17　广泛浸润的左侧海马肿瘤，沿穹窿进入侧脑室房部
A. 术前影像；B. 手术入路

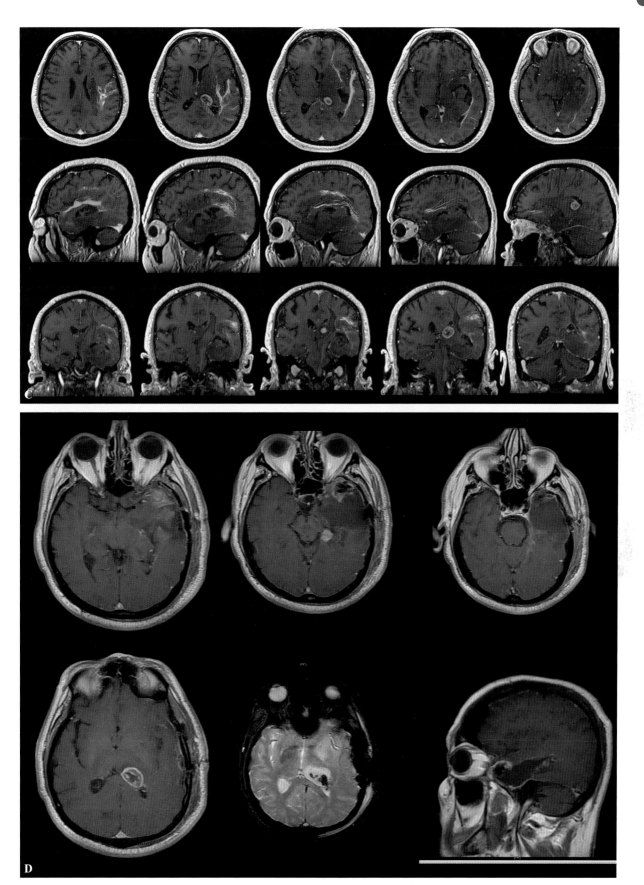

▲ 图 11-17（续） 广泛浸润的左侧海马肿瘤，沿穹窿进入侧脑室房部

C. DTI 纤维束成像；D. 术后影像

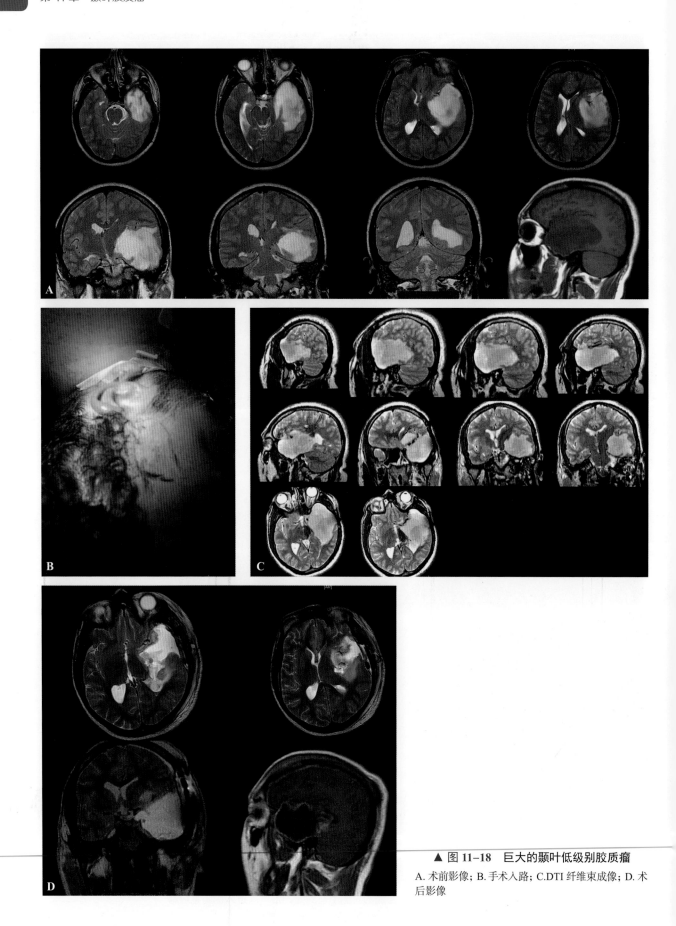

▲ 图 11–18　巨大的颞叶低级别胶质瘤

A. 术前影像；B. 手术入路；C.DTI 纤维束成像；D. 术后影像

时，都会影响到患者语言活动，为保留患者语言功能我们不得不残留这些肿瘤组织。

（二）下颞叶胶质瘤

图 11-19 显示了以梭状回为中心生长的低级别胶质瘤，并累及颞叶内侧结构。下颞叶胶质瘤最佳诊断依据是：肿瘤前后生长的覆盖距离相对较长。这意味着它主要沿着下纵束扩散，一般外侧系统不易受累，杏仁核和海马的轻微增大也提示下颞叶胶质瘤。开颅手术需要靠后居中，以使切口尽可能靠后，因为外侧系统下梭状回比内侧边缘结构更难追踪。

• 这是一例下颞叶胶质瘤，并在一定程度上累及了颞叶内侧结构。该病例相较于海马肿瘤主要挑战是，下颞叶胶质瘤位置更靠外侧，需要追踪更远的距离。肿瘤的长轴穿过眼眶或枕极。以往有学者应用颅底入路，例如翼点入路，来获得更适宜角度。但笔者认为通过前颞叶更容易处理。首先翼点入路不适宜清醒的患者，不采用术中唤醒又影响大脑功能区定位，而且手术时易迷路（从这个角度往基底节上倾斜几度是很容易的，而且我们大多数人不会经常通过这个角度来做这种类型的脑实质内肿瘤）。在这个病例中，前颞叶被胶质瘤细胞广泛浸润，故可采用前颞叶切除术，该手术难度较低，且患者耐受性高。其他入路（如从侧面通过颞中回行病灶切除术）都容易偏离手术区域主轴，且很可能遗漏肿瘤。

• 开颅手术切口设计得非常靠后，目的是使术者相对于颞叶前部肿瘤保持较低的位置。手术沿前后轴方向逐渐展开。切口需要向后延伸得尽量远以便从侧脑室房部进入脑室。

• 上纵束主要位于顶 - 额系统，而患者的小颞支已经被推挤到后方相当远的位置。为避免损伤肿瘤顶部的下额枕束，术中应尽量保持在脑室以下操作。DTI 提示，我们可以设计一个非常靠后的较低的切口，而不会影响忽视功能。

• 术后影像显示肿瘤边缘切除良好。尽管切除了大量的颞叶，但并未影响患者术后正常工作，并且肿瘤在 4 年内没有复发。该手术成功的秘诀是尽可能地向后切除。

图 11-20 展示了一例主要位于颞角下部的胶质母细胞瘤。同样，它可能累及到海马。鉴别此类肿瘤与海马肿瘤的要点是：此类肿瘤是从前到后进行扩散的，而海马肿瘤易扩散到扣带回、舌或穹窿。与上一例肿瘤相同，在定位允许的范围内尽可能向后切除是成功的关键。

• 虽然 MRI 上增强部分主要集中在颞叶下部，但在 T$_2$ 相上，整个颞叶都呈高信号改变，这表明脑叶切除术可能是肿瘤治疗的保证。此外，颞叶切除后，可顺利到达外侧系统下方，进一步可以到达肿瘤的后部。

• 这是一例二次手术患者，前次手术的线性手术切口位于本次手术设计的颞后切口稍前方。这个问题可以通过稍微延长切口来解决（如我们这里所做的），或在切口顶部后面设置一个小的 T 形切口来解决。笔者尽量避免不必要的马蹄形切口和 T 形切口，因为这种切口愈合较差。沿着后切口，对忽视功能进行监测，其结果是阴性的，所以我们在此区域进行了积极的切除。

• 在患者存在脑水肿的情况下，需要谨慎研判 DTI 结果。我们经过认真判断，认为上纵束不妨碍我们进行必要的切除。患者已经切除了一个区域，经过本次手术，病情可能会恶化。

• 术后影像展示了后颞部切口的价值。在这种情况下，我们只需在外侧系统下方进行操作，几乎就可以切除到枕极而不会引起忽视功能的障碍。

（三）外侧颞叶肿瘤

图 11-21 展示了一个广泛浸润的全颞叶非增强型胶质母细胞瘤。与图 11-18 的显著区别是外侧颞叶受累。这可能是笔者所见过或报道过的最显著的一个语言网络重建的案例。

• 本例肿瘤浸润生长相当广泛，手术基本方案是颞叶切除术。该手术面临的主要挑战是，部分肿瘤位于语言网络区域，这意味着手术将涉及语言区域。另外值得注意的是，扣带回也有肿瘤，这意味着还需要处理内侧颞叶结构。

• 因此，在计划进行颞叶切除术的同时，进行开颅手术切口设计，切口与外侧颞叶肿瘤类似，居

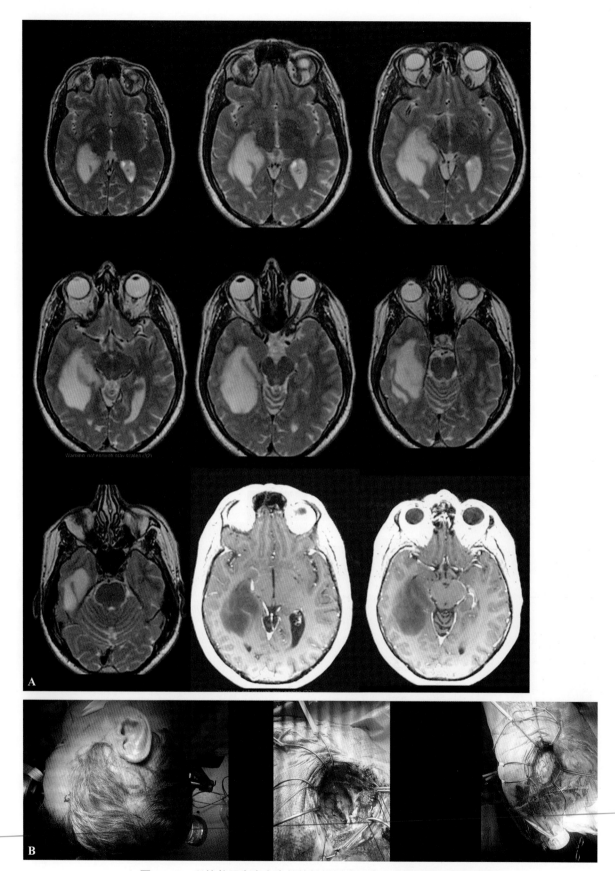

▲ 图 11-19　以梭状回为中心生长的低级别胶质瘤，并累及颞叶内侧结构
A. 术前影像；B. 手术入路

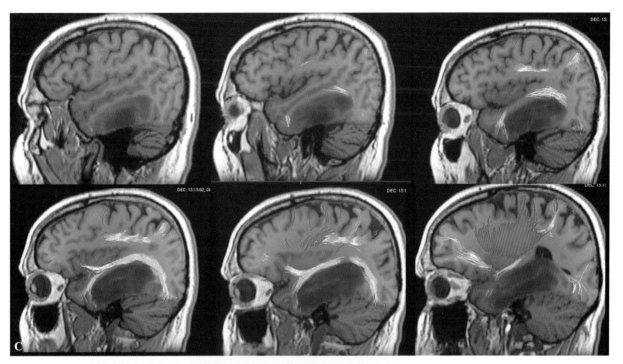

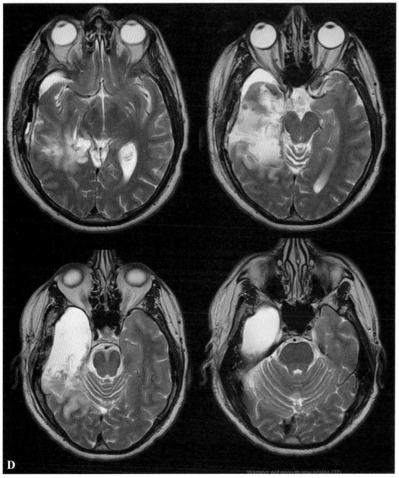

▲ 图 11-19（续）　以梭状回为中心生长的低级别胶质瘤，并累及颞叶内侧结构

C. DTI 纤维束成像；D. 术后影像

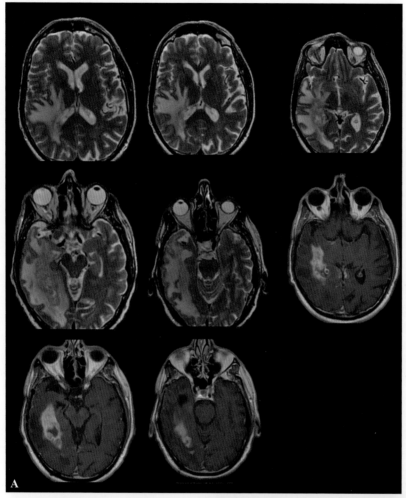

◀ 图 11–20　主要位于颞角下部的胶质母细胞瘤
A. 术前影像；B. 手术入路

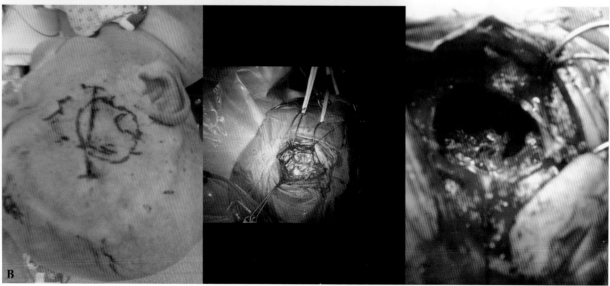

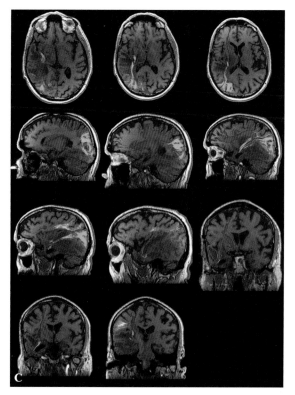
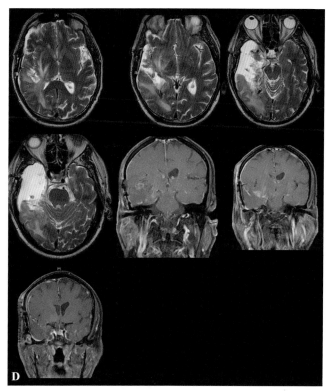

▲ 图 11-20（续） 主要位于颞角下部的胶质母细胞瘤
C. DTI 纤维束成像；D. 术后影像

中设计，因为只涉及表面操作，故不需要颞后切口。为了确保我们在颞后方有足够的操作空间，尽管已有耳屏前切口，我们又做了一个更大的向后显露的切口。注意这个病例与下颞部肿瘤的相似之处。

• 这是一个值得关注的病例，因为纤维示踪图像显示上纵束终止于顶叶，没有颞支。这与我们在这个病例中获得的经验是一致的，因为我们进行积极地切除后，患者未出现任何语言功能问题。

• 这位患者在术后甚至没有出现过短暂的语言问题。约 1 年后，他在 DTI 显示的区域出现了一个小的复发，这导致了严重的语言问题：神经网络不可能永远发挥作用。

图 11-22 展示了一例无法切除的外侧颞叶小胶质瘤。该肿瘤位于上纵束和下额枕束中，尽管患者期望切除部分肿瘤，但是我们只能进行肿瘤活检，病理学结果提示 WHO Ⅱ 级肿瘤。

• 这个小肿瘤在其他地方被诊断为多发性硬化，直到病情进展，灌注图像显示为胶质瘤。它体积虽小，但很危险。

• 肿瘤位于交界区的白质。在没有功能缺损及定位证实的情况下切除通常是不安全的。

图 11-23 展示了一例巨大右侧颞叶胶质母细胞瘤。注意在 MRI T$_2$ 相中颞叶内侧未受累，但大脑中动脉岛盖分支被包裹。这是一个危险的病例，它迫使我们在侧裂血管上残留了一部分肿瘤，术后脑组织肿胀严重，从而减缓了患者康复的速度。但最终患者恢复得很好。

• 肿瘤几乎累及整个颞叶。最令人担忧的是外侧裂有强化。虽然肿瘤不会沿外侧裂侵犯额叶，但它可以侵入大脑中动脉外膜。

• 如图，颞叶是巨大的，肿瘤浸润至颞叶表面。

• DTI 结果是有利的，因为上纵束看起来在肿瘤的后方。

• 大脑中动脉分支仍有强化的肿瘤。尝试进一步剥离肿瘤，可能导致卒中的风险。虽然有肿瘤残留，但它缺乏一条通向白质的明确路径，我们的手术至少限制了它的扩散能力。

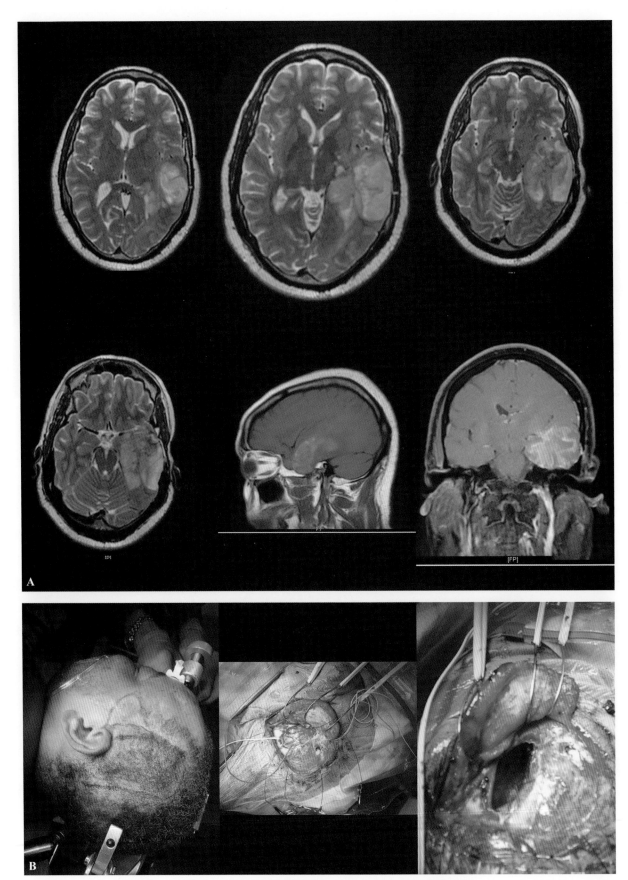

▲ 图 11-21　广泛浸润的全颞叶非增强型胶质母细胞瘤
A. 术前影像；B. 手术入路

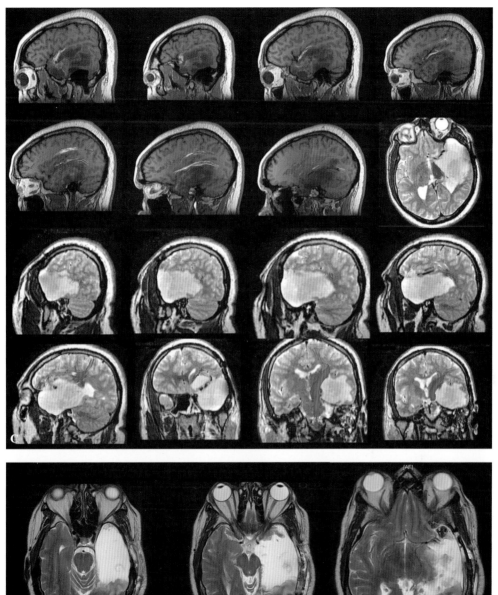

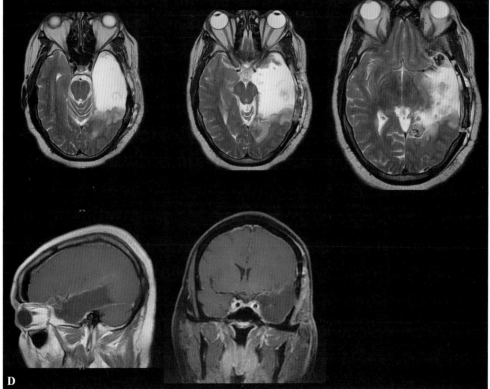

▲ 图 11-21（续） 广泛浸润的全颞叶非增强型胶质母细胞瘤

C. DTI 纤维束成像；D. 术后影像

图 11-24 展示了一例看似切除困难的外侧颞叶胶质母细胞瘤。肿瘤体积小,位置相对较低;但是,永远不要低估左半球外侧颞叶肿瘤,直到它被切除。定位显示有语义网络涉及的语言区域几乎一直延伸到颅中窝底。我们很高兴在这种情况下能安全地进行病灶切除术。

• 肿瘤较小且位置相对较低,但重要的是位于颞叶的外侧。在神经外科中,大小比位置重要得多,这是一个关键的例子。

• 我们在病变处开了一个小的骨瓣,可以看到语言区域几乎延伸到颞窝底部,这意味着神经网络直接覆盖在肿瘤上。

• 本例手术的挑战显而易见。DTI 结果显示,上纵束网络向下延伸至颞叶(语义区域似乎围绕在中心,纤维在颞叶颅中窝底终止)。纤维示踪成像表明,如果遇到语言区域,最好的办法是向前移动。我们确实在切除的途中遇到了语言区域,不得不向前移动才能把肿瘤切除。当然这需要用 Kerrison 咬骨钳咬除一点颅骨扩大骨瓣范围,定位显示这将是多么困难。

• 肿瘤切除得很干净,但请注意,与本章其他许多病例相比,我们必须进入颞叶更低的位置。胶质瘤患者的神经网络是复杂的,而且常常是不可预测的,这说明了纤维示踪成像在这种情况下是多么有价值。

图 11-25 展示了一例多灶性胶质母细胞瘤,累

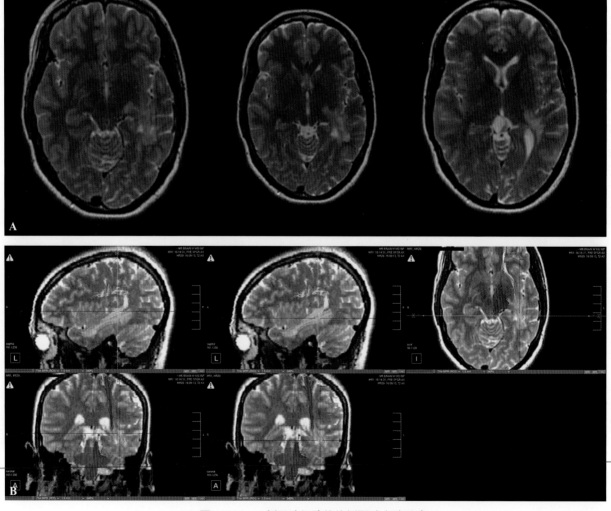

▲ 图 11-22 一例无法切除的外侧颞叶小胶质瘤
A. 术前影像;B. DTI 纤维束成像

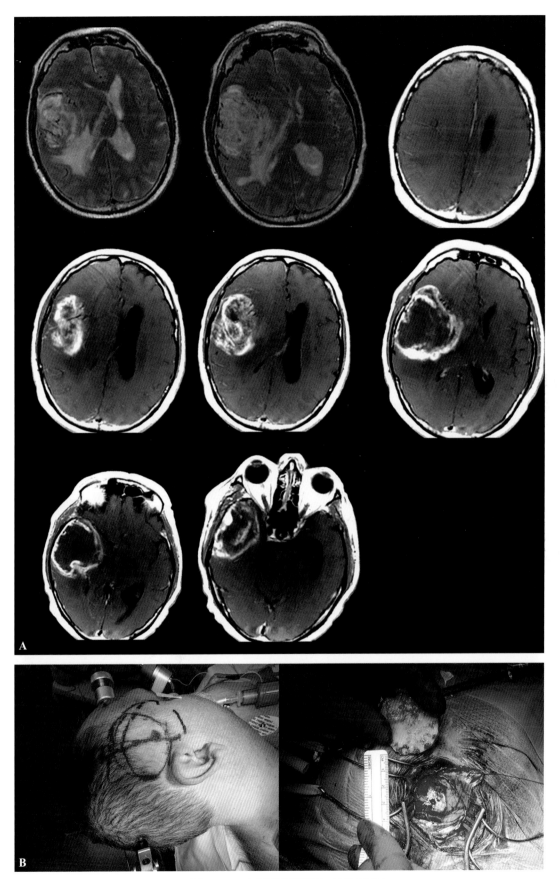

▲ 图 11-23　右侧巨大颞叶胶质母细胞瘤

A. 术前影像；B. 手术入路

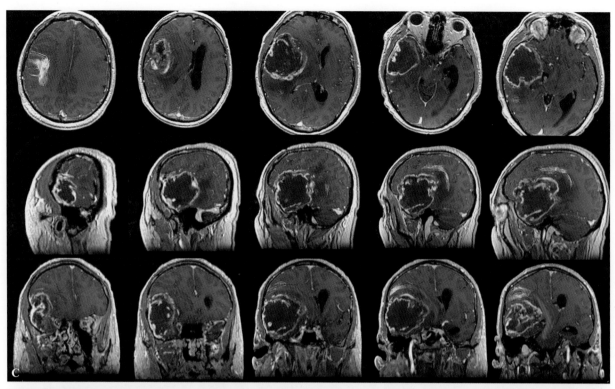

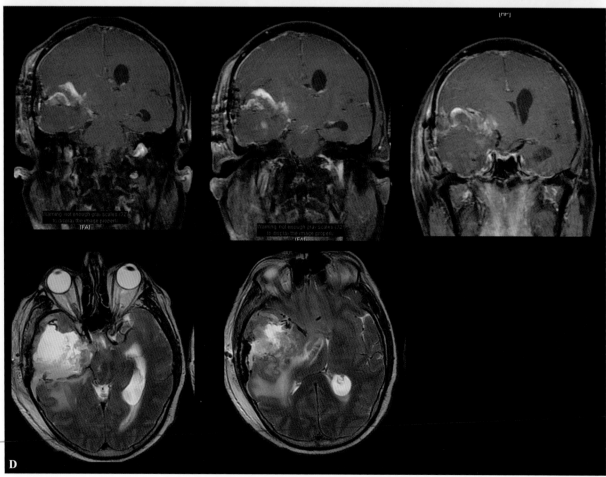

▲ 图 11-23（续）　右侧巨大颞叶胶质母细胞瘤

C. DTI 纤维束成像；D. 术后影像

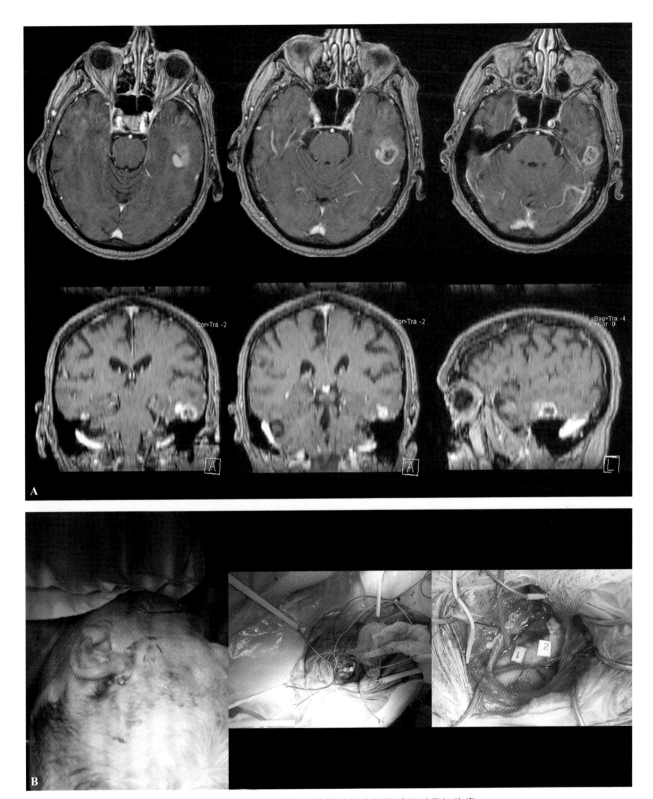

▲ 图 11-24　一个看似切除困难的外侧颞叶胶质母细胞瘤

A. 术前影像；B. 手术入路

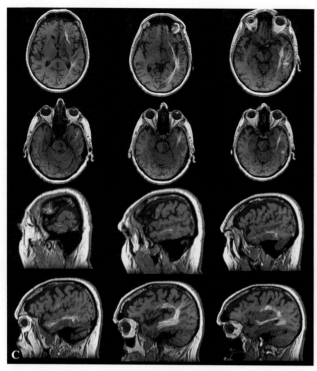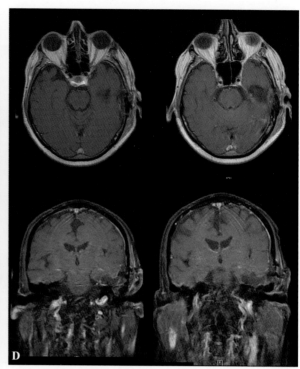

▲ 图 11-24（续）　一个看似切除困难的外侧颞叶胶质母细胞瘤
C. DTI 纤维束成像；D. 术后影像

及外侧颞叶和右侧颞叶交界处两个部位。

- 该患者在其他医院被告知肿瘤是多灶性且无法进行手术（在未进行活检的情况下给予了放化疗）后，前来就诊进一步寻求治疗。MRI T$_2$ 相显示整个颞叶可能受累。

- 我们计划在交界区（即颞上回和缘上回）开颅，首先在颞后切开，然后顺着缘上回进入交界区。请注意，交界区肿瘤的显露通常位于耳郭正上方，因为这种手术很可能发现功能区域（我们在DTI 上发现了与上纵束一致的忽视部位）。然后，我们缓慢地往交界区和内囊后面的深部组织切除，用注意力任务与下肢运动任务交替监测患者。

- DTI 预测我们将从一个狭窄的骨窗进入交界区，忽视功能区域是切口的后界。然而，检查包膜与肿瘤之间的关系表明在肿瘤的前外侧有包膜纤维，我们需要尽可能远地从后外侧进入深部白质。这意味着，除了尽可能切除颞上回和颞中回外，我们还需要移动岛盖来更清楚地观察岛叶。

- 当患者出现腿部运动功能下降时，我们停止切除，在交界区的白质中残留了肿瘤，但总的来

说，切除的范围尽可能广泛。这个患者在一年内无进展，生活质量良好，直到复发。

- 没有经验的人可能会误以为这是一个比较容易处理的肿瘤，因为它很小而且接近表面。但结果显然不是，因为这个肿瘤可能位于交界区的白质（上纵束、下额枕束、中纵束、交叉语义环、视辐射、丘脑后脚）。

- 骨瓣很小，并且位于在 DTI 上笔者能找到的最安全的平面之处。

- 虽然肿瘤的下界可以定位，但上界定位欠佳。我们可能会过度解释 DTI 的结果，即在上纵束和下额枕束的前上角有一个小骨窗可以看到肿瘤，但这严重高估了 DTI 提供的解剖学细节。在周围的语义皮质中，有大量的小纤维进出这些神经束，DTI 没有显示这些纤维，因为它们太细，而且涉及交叉纤维，DTI 无法很好地解决这些问题。记住，神经束是一条汽车路线，而不是飞机航线：如果尝试这样一种过于激进的方式，你会破坏沿途一些重要的汽车站，因为你无法想象它们。在某些情况下，这样做是可能的，但是不应该将整个计划建

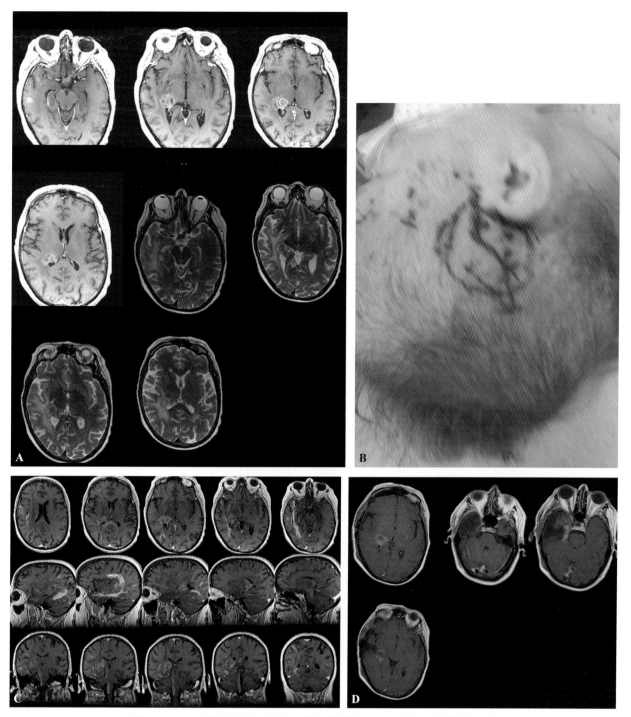

▲ 图 11–25　多灶性胶质母细胞瘤，累及外侧颞叶和右侧颞叶交界区两个部位
A. 术前影像；B. 手术入路；C. DTI 纤维束成像；D. 术后影像

立在能够这样做的基础上。

• 术后扫描表明，我们能够在一定范围的神经束内进行手术，以切除某些增强病灶，但这需要很大的努力而且肿瘤仍有残留。

图 11–26 是位于左侧颞叶交界区的另一个小肿瘤。由于肿瘤累及上纵束，我们只能对其进行小范围切除。

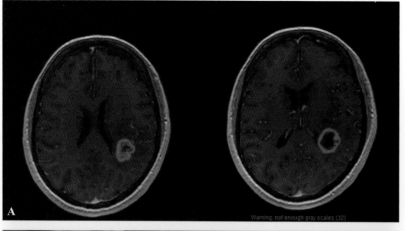

◀ 图 11–26 位于左侧颞叶交界区的小肿瘤

A. 术前影像；B. 手术入路；C. DTI 纤维束成像；D. 术后影像

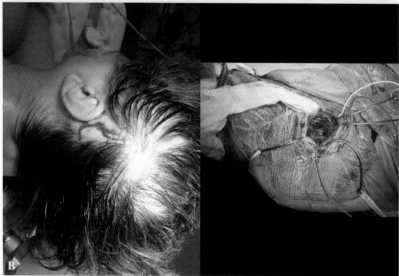

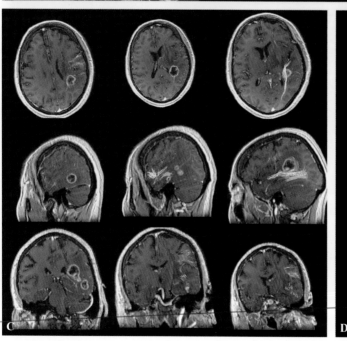

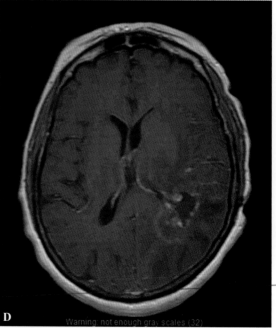

第 12 章　岛叶胶质瘤
Insular Gliomas

一、概述

岛叶胶质瘤的手术需要很长的学习周期，当笔者学习如何做这类手术时，发现很多关于如何处理岛叶胶质瘤的学习资源都没有提供充分的见解和细节来获得最佳手术效果。而在笔者完成第一例令自己满意的手术之前做了大概 40 例岛叶胶质瘤手术（即完全切肿瘤且没有出现神经功能障碍）。

为了安全有效地切除岛叶胶质瘤，我们必须了解岛叶解剖结构以及手术技巧。岛叶胶质瘤手术尽管具有挑战性，但是如果严格按照我们前几章提及的手术操作方式，也同样可以获得很好的手术效果。

以下内容是在当初学习过程中笔者自己总结的手术指南。

二、岛叶的基本解剖关系

以下提及的岛叶解剖结构对手术的成功至关重要。

• 岛叶大致是一个直角三角形结构，其两个垂直边位于额岛盖区下方，而斜边的范围从顶骨至侧裂（图 12–1）。这意味着岛叶不是矩形结构，其在顶侧向后延伸的部分多于额侧部分。

• 岛叶完全被其外部脑叶所覆盖，如果不牵开和切除脑叶或牵开外侧裂，我们就无法看到岛叶结构。

• 岛叶延伸范围明显超过外侧裂的边缘（图 12–2）。岛叶环状沟的上界大致与额下回和缘上回的顶端同一水平，下界与颞中回的顶端相平行。岛

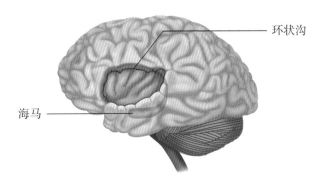

▲ 图 12–1　岛叶不规则的直角三角形形状示意图

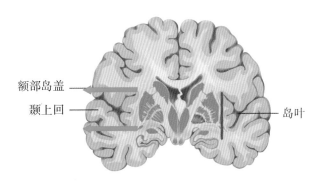

▲ 图 12–2　岛叶相对于岛盖部的位置示意图
岛叶的基底部边缘大致位于颞中回顶部水平，岛叶的顶部在缘上回、额中回的水平，位于感觉运动皮质下方。这是经额部岛盖入路优势所在

叶很大部分被面部 / 舌部感觉和运动皮质所覆盖。

• 大脑中动脉的分支走行于岛叶表面，这意味着岛叶的切除须在大脑中动脉的分支之间进行。

• 岛叶四周被脑沟（环状沟或缘沟）所包绕，白质在这些沟的外侧折叠在岛盖皮质上。这意味着如果没看到环岛沟，说明在术者所观察方向的岛盖下方仍有很多岛叶组织。因此，环岛沟也提供了很

好的白质走行信息。

· 壳核是岛叶的深部界限，正如笔者上文中多次提及，冠状面上其大致位于海马上方。因此，每当有人问如何判断切除深度或何时停止时，这就是回答。

· 上纵束（SLF）和下额枕束（IFOF）勾勒出了岛叶的边界（图 12-3）。上纵束主要构成了岛叶的后界和上界，而下额枕束构成了前界和下界。

· 若在以下两处的操作超出岛叶范围，有损伤运动纤维束的风险（图 12-3）：一处是位于岛盖运动皮质深部的环状沟上方区域；另一处是岛叶后表面，此处是内囊后肢向外侧延伸的部分与岛叶的交界。

三、"定位"阶段

（一）术前规划

值得注意的是，大多数岛叶胶质瘤并不局限于岛叶，而是早期就累及多个脑叶，单纯的岛叶胶质瘤较少见。这些肿瘤多数位于颞叶，少部分位于额叶，有时两者均有。了解这些肿瘤是如何延伸超出岛叶范围至关重要，这样才能解决岛叶以外部分肿

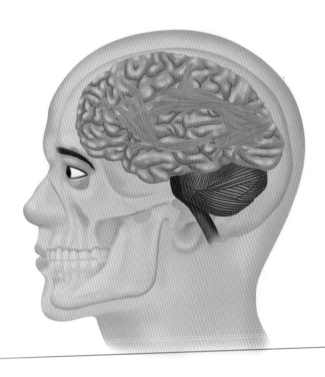

▲ 图 12-3　此图突出显示了岛叶与 SLF、IFOF、MdLF 和下行运动纤维之间的关系。SLF 和 IFOF 在岛叶周围形成一个边界，这可以指导岛叶胶质瘤的手术

瘤的继续延伸。

肿瘤延伸超出岛叶的常见方式如下。

· 向下延伸至颞叶内侧：这是岛叶胶质瘤最常见的扩散方式，同时也可以延伸至颞叶前端。

· 通过钩状束扩散至眶额皮质：也很常见。若沿着额叶下方的神经传导束，通常可以很好地切除岛叶胶质瘤。

· 向上延伸至运动前区：少见，是最糟糕的扩散方式。

· 向海马旁回和扣带回延伸：肿瘤扩散至颞叶内侧时常发生。

（二）经岛盖入路与经侧裂入路

这两种入路笔者都尝试过，基于笔者所做过的岛叶手术，强烈建议经岛盖入路到达岛叶，选择此种入路的原因是，岛叶延伸至外侧裂以外达颞叶和额叶。经侧裂入路通过在脑叶下方操作显露环岛沟，不仅限制了本可以通过牵拉岛盖部就能显露的视野，而且常使手术更加复杂化。

更重要的是，岛叶的四周都是富含神经传导束的大片白质。另外，沿着长轴追踪下额枕束直至脑回下方是难以实现或不可能的，而在岛叶后上方上纵束附近的操作同样也是很难的。切除颞上回后可获得最佳视野去保护和追踪这些神经传导束。

然而，完全局限于岛叶的胶质瘤并不常见，如果仅从治疗岛叶胶质瘤的角度看待多脑叶的复杂胶质瘤，会容易忽视其他部位的肿瘤。与岛叶相比，岛叶胶质瘤实际上是一个更大的问题。而人的天性，专注于不寻常的，容易忽略更为典型的。其实大多数岛叶胶质瘤需要的不仅仅是岛叶的切除，同时也应切除颞叶，因此经岛盖部手术入路显得更为必要。

切除岛盖后，更易于观察自己的操作、辨别岛叶的界限以及保护白质部分的神经纤维传导束。胶质瘤是需要大范围切除的一大类肿瘤，巧妙而精准的手术入路可以录制出好的手术录像，但切除肿瘤时并不总是最简单而有效的方式。也许有些术者通过经侧裂 - 岛叶入路做岛叶胶质瘤手术，但是经岛盖入路更能直接到达目标区域。

（三）经额入路与经颞入路

在手术计划阶段，决定通过切除额叶还是颞叶岛盖到达岛叶十分关键。在大多数病例中，这是显而易见的。例如，如果需要切除颞叶肿瘤，那么很明显，经颞入路是合理的选择。如果额叶岛盖或运动前区明显受累，则需要选择经额入路，因为仅在额叶岛盖下操作是具有挑战性的。鉴别困难时，笔者会选择经颞入路，因为经额入路常受额盖部运动前区、运动功能区以及语言功能的限制。大多数病例中颞上回的大部分常被切除，巨大肿瘤或肿瘤已包绕大脑中动脉复合体时，可能以上两种手术入路均需要。

正如前文所述，摆体位时经颞入路患者的头略向下倾斜，而经额入路则需要向上倾斜以便提供较好的岛叶手术角度（图 12-4）。

（四）术中定位

在岛叶胶质瘤手术中，皮质定位的主要目的是通过切除岛盖为定位和切除岛叶提供更好的手术入路，而在其他部位手术的病例中，例如颞叶切除、颞叶内侧切除或额叶外侧离断术，则不需要皮质定位。因此，如果需要，就如其他章所述，累及岛叶的胶质瘤手术需要额外的皮质功能定位和皮质离断术。

皮质定位的重点显然取决于操作的角度和肿瘤累及范围。例如，左侧颞叶入路主要考虑语言功能，而右侧颞叶入路则常忽略颞上回结构，外侧

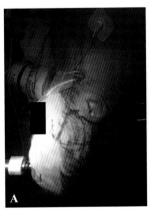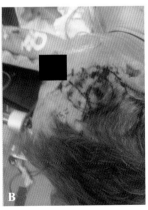

▲ 图 12-4　患者头部的摆放

A. 经颞入路；B. 经额入路

裂上方的定位包括语言功能定位和运动功能定位。DTI 纤维束成像有助于引导皮质定位预测纤维束网络的位置。但是在 DTI 纤维束成像中经常不能使颞叶后方语言区和下额枕束之间的联系可视化，因为这些传导束与上纵束的颞支相互交叉、混合，而颞支通常紧邻语言区。

四、"分离"阶段

岛叶胶质瘤手术是一种包含两个阶段的复杂手术。第一阶段：移除或牵开岛盖部使岛叶可视化；第二阶段：辨认和切除岛叶。

（一）阶段一：显露岛叶

1. 经颞入路（图 12-5）

绝大多数岛叶胶质瘤会同时侵犯颞叶内侧和（或）颞叶前方，因此大部分病例中需要切除颞叶。因仅进行功能定位就需要很长时间，所以在切除颞叶时，笔者通常不会花费宝贵时间去对整个颞叶进行功能定位。而应该把时间用在最需要定位的重点区域。另外，在取出脑叶时因多次碰击脑膜引起疼痛，这反过来又会分散术者的注意力。

经颞入路的初始阶段是切开颞叶的后部（如第 11 章所述），首先将颞上回从颞叶的后界向前方切除直至前角（侧裂前部），从而显露岛叶位置以及侧裂下方的血管，并帮助追踪下额枕束。在此阶段必须避免两种错误。第一，"死亡动脉"通常出自侧裂并向颞叶后侧走行，这时不能进行皮质语言功能区的定位。第二，要仔细辨认定位的部位（尤其是语言功能区）与下额枕束或上纵束之间的短径连接，因为 DTI 纤维束成像有时不能清楚显示下额枕束和上纵束之间小的纤维束，它们可能轻微地向前绕行或直接向内侧潜行。根据功能定位应尽可能地向后方切除颞上回，因为岛叶后侧部分常危险且容易遗漏，而且不少岛叶会挤进颞叶交界处。

接下来，应该将切口往下延伸通过颞中回到达颅中窝底。一旦发现岛叶的位置，接下来就可以很容易找到颞角。如果切口长轴通过了脑室或抵达了颅中窝底，说明已经完成了切口的延伸。

切除颞叶后，下一步就是抬起额部岛盖，这时

笔者会让患者休息。并轻轻牵拉岛盖，使其与岛叶分离，例如垫起上方皮质后清除侧裂的蛛网膜。牵拉时须小心操作，不能将来自侧裂的动脉带进脑压板里；然而只要足够谨慎，此操作通常是安全有效的，并且可以继续向后方进行分离，直至可以清楚

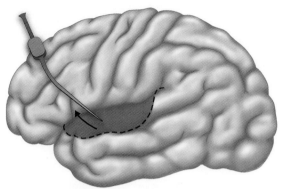

1. 切除颞上回

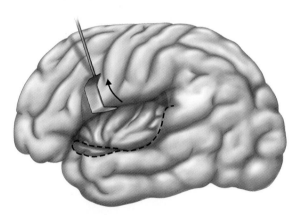

2. 抬起额部岛盖

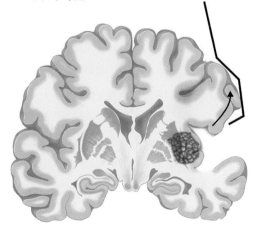

▲ 图 12-5　从颞侧经岛盖入路进入岛叶

此图显示了岛叶胶质瘤手术的第一阶段，肿瘤解剖与个人偏好决定颞侧操作角度。在皮质定位指导下尽可能向后切除颞上回。如果有必要可以结合第 11 章所述的颞叶切除术。在确定岛叶下方后，向上翻起岛盖探查就可以辨认环岛沟上界

看到环岛沟的四周。如果没看到环岛沟以及周围脑沟（此处岛盖部皮质自行翻转至岛叶），那么很有可能会漏掉一部分岛叶。特别重要的是，需要看到环岛沟的后上和前上部分，这些部位比我们想象的要高得多。如果看不到这些部位，也将会漏掉一大部分肿瘤，或者会盲目地在上纵束或皮质脊髓束附近进行探查，这两种情况都不是岛叶的最佳手术方式。

经颞侧进入时操作角度是稍平行于皮质表面的，是一个向内侧的角度，当继续深入到岛叶过程中应该考虑到这个角度（图 12-6）。越往深部进入角度越靠下，而越靠上角度越平。

2. 经额入路

这一方法不太可取，因为此入路需要在潜在的语言和运动功能区附近操作，增加了手术损伤风险。如果岛盖的周围区域已被肿瘤侵犯并延伸至岛叶时，除经额入路外就没有更好的方法去处理这些肿瘤。此外，如果肿瘤向上累及范围广，则常难以单从颞侧处理肿瘤，有时增加额部入路是获得良好显露的唯一途径。

经额入路（图 12-7）所适用的情况：根据皮质

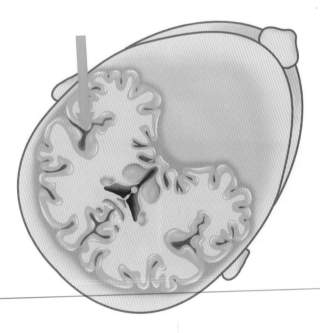

▲ 图 12-6　此图展示了经颞入路进入岛叶可提供的操作角度。重要的是，不能将操作角度视为纯粹地朝内，这样会误判操作方向

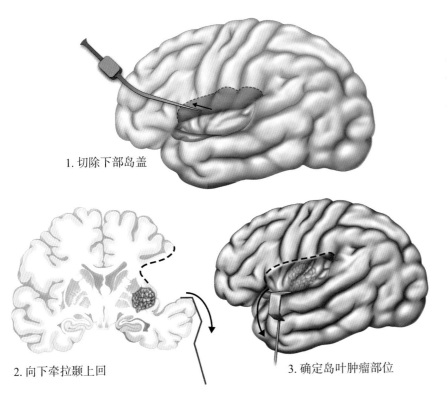

1. 切除下部岛盖

2. 向下牵拉颞上回

3. 确定岛叶肿瘤部位

◀ 图 12-7　从额侧经额部岛盖入路进入岛叶

此图显示了岛叶胶质瘤手术的第一阶段，肿瘤解剖与个人偏好决定额侧（顶侧）操作角度。首先皮质定位引导下切除侧裂上方的岛盖部。如果有必要，可以结合额叶外侧离断术或额叶切除术，如第 10 章所述。一旦确定了岛叶上方，可以向下探查颞部岛盖下方的环岛沟下界

定位和肿瘤结构显示岛盖部已被肿瘤侵犯，此时，需要缓慢地在软膜下进行操作。通常情况下，如果皮质在定位阶段结果为阴性，则可从皮质部分切除至岛叶水平。如果确实需要，也可以切除中央下区和下部感觉运动皮质（如果它们在两侧都有并且耐受性良好）。这些皮质内缠绕着许多动脉，其中很多供应运动功能区、语言功能区以及其他重要皮质区域。

如果未累及岛盖部（即为了显露而不是切除肿瘤），则不需要完全切除岛盖部，而是需要从下到上依次分离岛盖部，直至看到软脑膜卷曲进入环岛沟为止。通常一条剥离的脑沟就足以使软脑膜和动脉游离，并将它们移除手术通道。

然后用类似于颞上回清除的方法切除岛叶，但是此操作在"死亡动脉"警告的限制下，可以完成多少不能确定，因此可能还需要切除颞上回的一部分来获得足够的操作空间。虽然经额入路的操作角度也平行于岛叶皮质，但相比颞部入路，此角度更为平行（图 12-8）。换句话说，操作部位看到的经常是岛叶的侧面，而不是所想象中那样从内朝外。

3. 两种入路联合

显然，根据肿瘤的大小和解剖以及功能区域解

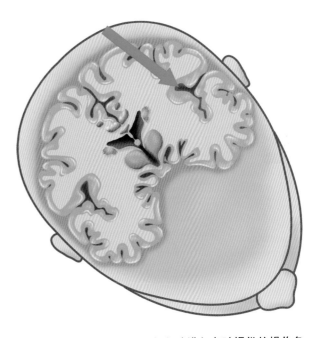

▲ 图 12-8　此图展示了经额入路进入岛叶提供的操作角度。关键要素是操作角度不能纯粹地朝内，这样会误判操作方向。术者的操作方向应大致平行于岛叶皮质

剖结构，有很多可选择的方式。在大多数使用联合入路的情况下，笔者先从颞部入路开始，因为这样可以快速创造操作空间，从而显露岛叶并且有助于接下来的其他手术入路。

（二）阶段二：切除岛叶

岛叶的切除（图 12-9）只是一个概念，因为不可能将岛叶完整切除。更确切地说，是根据皮质功能定位将岛叶与构成它的传导束分离开，上纵束位于岛叶上方和后方，而下额枕束位于下岛干并在内侧岛阈向前走行。进一步往深部切开，可以将肿瘤与基底节区和内囊后肢分离，这就向外侧完全显露了岛叶后面部分。

在寻找下额枕束时，经额部岛盖入路的价值更加明显。通过持续的皮质下监测，为术者决定岛叶下方哪些部分可以切除并且何时停止提供依据。

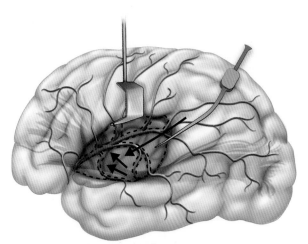

血管间操作，使用吸引器切除岛叶

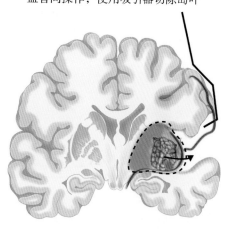

▲ 图 12-9 岛叶的切除

经额部岛盖入路完成时，切除岛叶需在大脑中动脉分支之间的小窗口进行，可牺牲供应岛叶皮质的分支旋动脉。接下来，一直切除岛叶至与海马和颞角大致水平的深度，意味着大致与基底节同一水平。然后在动脉分支深部连接所有小操作窗，直至动脉分支可以自由悬浮起来。切除时仔细辨别和保留下额枕束，另外除非看清从额侧向后走行的传导束，否则皮质定位就不能结束

岛叶上方的切除有损伤上纵束和运动神经纤维束下降部分的风险。我们利用该解剖特点得知，无论经额入路还是经颞入路，都应当使操作角度尽可能地与岛叶皮质相平行，以防止进入到这些纤维束中。环岛沟是关键标志，术者不应该转向远高于环状沟水平的部位而进入到深部白质。

如果肿瘤沿着钩状束进入额叶，当术者从前上方朝向眶额区域时，保持在岛叶内操作非常重要。也可以通过切除额下回三角部进入此区，防止因操作角度过大而损害白质传导束，最大限度保护额叶皮质，但这样做有迷失方向的风险。

五、"破坏"阶段

在切除岛叶过程中，笔者从未停止过皮质功能定位，所以自切除颞叶或额叶开始就没有真正的睡眠阶段，这也在其他章中描述过。

但是在某些方面所有岛叶切除手术都是一致的，不会因脑功能定位而改变，下面将对此进行讨论。

如何知道切除的深度

这是笔者经常被问到的一个问题，如果你一直很关注的话，笔者想现在应该已经有了明确答案。如果从颞侧进入，最后总是保留海马是有原因的（图 12-10），因为几乎所有患者的海马位于基底节正下方。应继续切除岛叶直至基底节水平，因此笔者会将切除深度控制在矢状面可以看到残腔侧壁大致与海马平行为止。显然，这是一种判断标准，术者还应该继续判断是否到达壳核（壳核看起来大致上很像尾状核头），由于壳核组织看起来像肿瘤组织，因此当术者发现自己已经在壳核中时，说明已经切除了相当一部分的壳核。

切除岛叶时海马总会被保留有另外一个原因：即在岛叶下部表面和中央核心区操作时可以防止迷失方向（图 12-10）。当没有东西可阻止术者在中央核心区下方的操作时，很容易迷失从内到外的方向，从而容易进到其他错误的平面而陷入麻烦，因此海马的存在可防止这种情况的发生，并可作为深度测量标志。

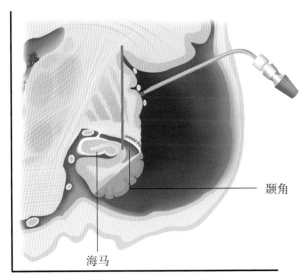

颞角

海马

▲ 图 12-10 此图显示了岛叶切除过程中海马可作为测量深度的标志。它不仅标识出基底节区大致深度，还可以防止术者深入基底节区

如果从额部进入，会缺乏衡量深度的标志，所以很难判断需要进入多深。显然，皮质下监测会成为衡量深度的信息来源，壳核组织的出现可作为另一个深度信息来源，但是经额叶岛盖部进入岛叶的角度同样也要平行于岛叶皮质，这意味着过于朝内侧方向的操作并不是基本操作（通常不得不向内侧操作否则就不能充分地切除肿瘤）。另一个技巧是利用颞上回和（或）颞中回的宽度作为测量深度指标，了解距岛叶皮质的切除深度（因为术者是通过相同的角度向下看这些结构）。如果部分颞上回已被切除，也可以根据颞中回内侧基底部来估计海马的大致位置。

六、岛叶窗内的操作规则

切除岛叶时，先在岛叶皮质大脑中动脉（MCA）的分支之间做一些皮质小窗，然后在大脑中动脉分支下方连接这些小窗。这听起来很简单，但是为了有效完成此操作，需要避免一些陷阱，操作规则总结如下（图 12-11）。

• 规则 1：显露所有小窗和岛叶边界以前不要在任何小窗内切除肿瘤。因为这样很容易迷失正确的操作方向，一旦开始切除肿瘤，就会破坏解剖结构，很难重新准确定位。

• 规则 2：尽量在所有可能的小窗内进行操作。这是后续规则合乎逻辑的延伸，但请记住，部分岛叶隐藏在动脉复合体后面要比术者想象的容易得多。即使岛盖部已经切除，也不会有大脑深部的全景视野。

• 规则 3：将所有的小窗连接。隐藏在连接动脉下方的岛叶部分远比术者想象的多。当完成连接操作时，应该会看到整个大脑中动脉主干漂浮在空腔中。所以如果是第一次看到，这会让术者感到不安，但这就是切除岛叶后都会出现的情况。

• 规则 4：在回旋动脉害死你之前就将其电凝切断。岛叶的血供主要来自大脑中动脉主干和分支发出来的小回旋动脉。需要尽早将这些小动脉从大脑中动脉干分离并切除，因为它们容易将大脑中动脉分支撕破形成破口，这种破口必须要封闭。

• 规则 5：取出的肿瘤组织大小不要超过小窗允许的范围。这可能是最重要的操作规则，在大脑中动脉干之间很容易找到一些良好的空间，并且试图从这空间反复地取出肿瘤组织。术者必须严格约束自己避免这样的操作，并且遵循规则 2，即使意味着术者需要在一个并不舒适的窗口进行操作。为了高质量地完成这个手术，术者必须巧妙地处理好动脉并轻轻牵拉它们，如果过于贪心取出的肿瘤组织太大，将会撕破大脑中动脉主干与分支交接点，这样会非常危险而且心情会很不愉快。如果术者在动脉下方较远的位置操作，即使觉得自己还可以继续切下去，也应该寻找其他操作窗，努力用好所有可利用的空间。

• 规则 6：注意动脉分叉处的回缩。动脉分叉处是可以伸展的好地方，因为动脉分支离开裂隙后与岛盖部紧密相连。术者经常不得不在一个绷紧的动脉分叉处进行操作，但应该先考虑将"V"分叉动脉从脑组织分离出来，利用新游离出来的更宽敞的空间在"V"双侧进行操作。

• 规则 7：保持方向。在这种前提下很容易成功，但术者应该总是有意识地放慢速度，并再次检查确认自己的操作角度。如果因为迷失方向在错误角度进得太深，就不能退回来以免将白质和壳核再次置入视野内。

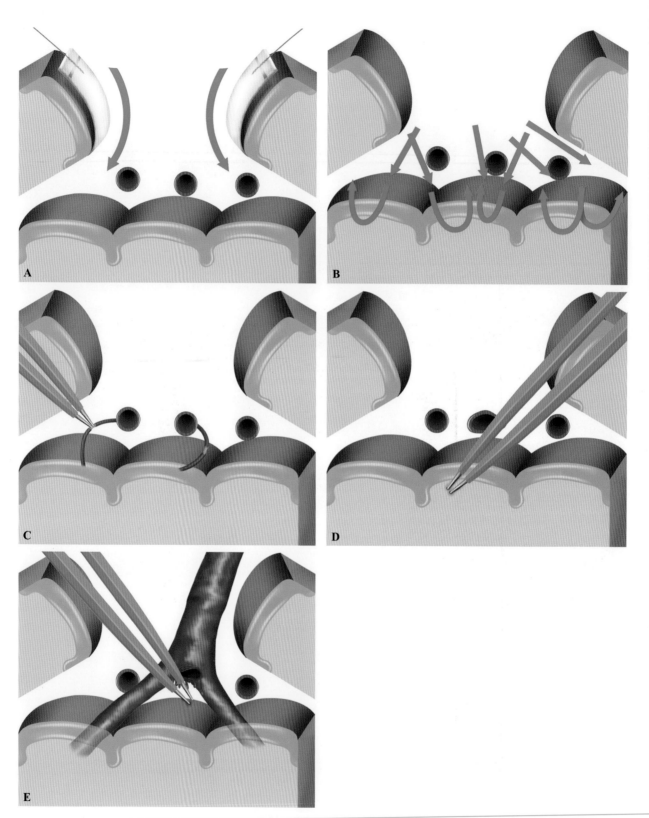

▲ 图 12-11 此图显示了在岛叶小窗内的安全操作技巧

A 和 B. 规则 1~3 描述了最大限度地利用操作窗；C 和 D. 规则 4~6 描述了避免损伤大脑中动脉的技巧；E. 规则 7，图中显示了岛叶内迷失方向的后果

七、典型病例

（一）颞岛叶肿瘤

图 12-12 显示了在外院做的颞叶前部小范围切除后残留的巨大岛叶胶质瘤。颞叶切除术是经额部

岛盖入路岛叶切除术的一部分。这是一张理想的岛叶切除术后的影像学图片：大脑中动脉漂浮在残腔中。术后 MRI 也可以看到大脑中动脉，可见运动前区肿瘤残留。

- 颞叶前外侧部已被切除，但是岛叶相当巨

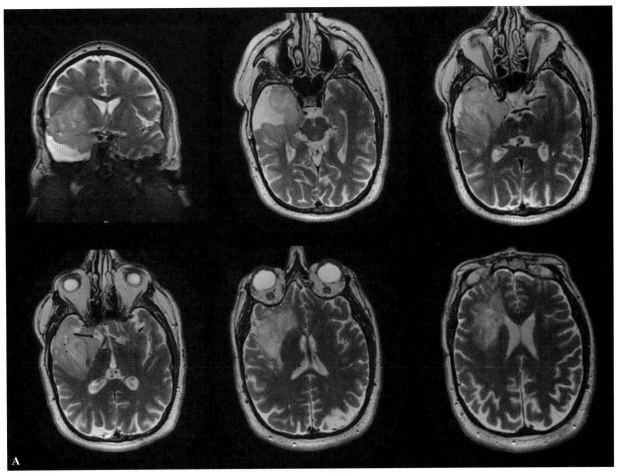

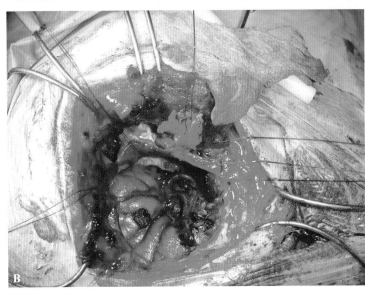

▲ 图 12-12　在颞叶前方小范围切除后残留的岛叶胶质瘤
A. 术前影像；B. 手术入路

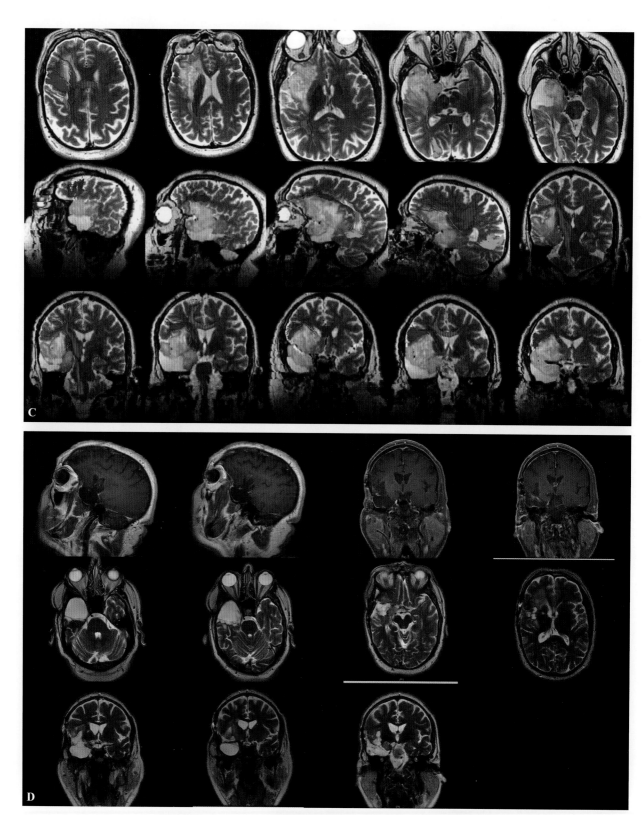

▲ 图 12-12（续） 在颞叶前方小范围切除后残留的岛叶胶质瘤

C. DTI 纤维束成像；D. 术后影像

大，海马内长满了肿瘤，并且肿瘤延伸至运动前区。手术策略是通过行颞叶切除术，切除颞上回，利用下方的角度到达岛盖下方，即可以深入到岛叶顶部。

• 该图为切除后的图片，图中可见自由悬浮的大脑中动脉。如果术者以前从未见过这样的情况，就会觉得这是极具侵袭性的操作。但是如果在保护其他解剖结构的前提下，这完全可以接受。值得注意的是，我们选择使用了原切口，其实这个切口比我们通常做的手术切口要大。

• DTI 显示了肿瘤上部已累及运动传导网络。在额斜束（FAT）和运动传导通路的前方有肿瘤，这是岛叶胶质瘤最具挑战性的地方，术者必须判定是否值得把岛盖部分切除后再继续切除肿瘤。笔者以往是不这么做（在笔者早期系列文章中提过，如今笔者有想尝试的想法，但仍认为这很困难）。

• 总体而言，肿瘤切除情况很好。显然在前运动皮质区有意留下了肿瘤，无意中留下一小块受累的内侧颞叶。为什么会在此处遗留部分肿瘤，笔者觉得原因有以下两点。第一，这也是笔者的早期经验，当初笔者也没有现在这么自信去追求颞叶内侧的扩大切除术。而现在笔者可以一直切到能清楚看到颈内动脉、动眼神经以及大脑后动脉为止，尽管这看起来并不舒服（放疗后复发的胶质母细胞瘤除外）。第二，没有正确摆放患者体位，在岛叶胶质瘤手术中，如果经颞侧入路时不使患者头向下倾斜一点的话，术者就会在矢状面切到钩回，从而遗漏岛叶顶部的肿瘤，笔者当初也曾经历过这种情况。

图 12-13 显示了巨大的右侧颞岛叶胶质瘤。实时功能定位的结果限制了颞叶后方的切除，但尽管如此，依然完整切除了肿瘤。

• 在这种病例中，显然适合选择经颞侧入路，因为脑叶切除术是十分必要的。矢状位和冠状位图像均显示肿瘤呈 C 形，沿着钩状束进入眶额皮质，通常由岛叶向前上方向进入额叶。

• 神经纤维传导束成像很满意：下额枕束向内侧推移，上纵束明显向前移位，而额斜束未受到肿瘤顶部的直接影响。

• 肿瘤切除满意。在持续皮质监测下，我们向内侧切除了肿瘤，而且无神经功能障碍。

图 12-14 显示了一例很有趣的病例：一例小的左侧岛叶胶质瘤，且使下额枕束向内侧发生偏移。这种情况并不总是发生，幸运的是，由于下额枕束的偏移，我们利用岛叶下间隙完成了极佳的肿瘤切除。

• 值得注意的是，这种肿瘤的主要扩散方式是向下延伸至颞叶，但它也会累及与缘上回交界处皱褶。若在左侧，横跨岛下间隙累及缘上回的肿瘤常会引起两个方面的麻烦，即下额枕束和上纵束/语言网状传导通路。还有一点值得注意的是，枕部有异常信号改变。笔者在各种各样的岛叶胶质瘤中至少见过 15 次这种情况，而且从未见过这个区域在不治疗的情况下有任何进展，即使随访很多年也没有见过这种侵袭方式。笔者怀疑这可能是内囊后肢常发生的 Wallerian 变性，但是在随访中，笔者也从未见过直接穿过内囊连接岛叶和枕部发生信号改变的情况。笔者承认这是微观水平上的变化，但在笔者看到丘脑信号进展之前，笔者会对丘脑部分继续不予以处理。

• 鉴于 DTI 成像中上纵束显示不清楚，以及颞叶部分肿瘤较小，我们计划了范围局限的颞叶入路。包括颞上回的切除，尽可能地将注意力集中在岛颞交界处。如果可能（即下额枕束的 DTI 成像是真实的），我们将从岛叶向下探查并处理位于颞叶的小部分肿瘤。我们准备好了迎接这种挑战，在颞上回中寻找命名性语言中枢并没有让这变得容易。

• DTI 对这类病例极其重要。幸运的是，下额枕束在肿瘤后方发生一个近 90° 的内侧弯曲，且这个过程中位置未变，这对我们有很大的帮助。相比之下，上纵束在颞上回前端距离较远的位置（这在术中是准确的）。这让我们改变了手术入路，选择比平时更向前的较局限的入路。因为很明显，它没有明显的重组现象。

• 由于下额枕束发生了移位，我们成功地清除了岛叶间隙和颞叶的肿瘤，达到了满意的肿瘤切除。

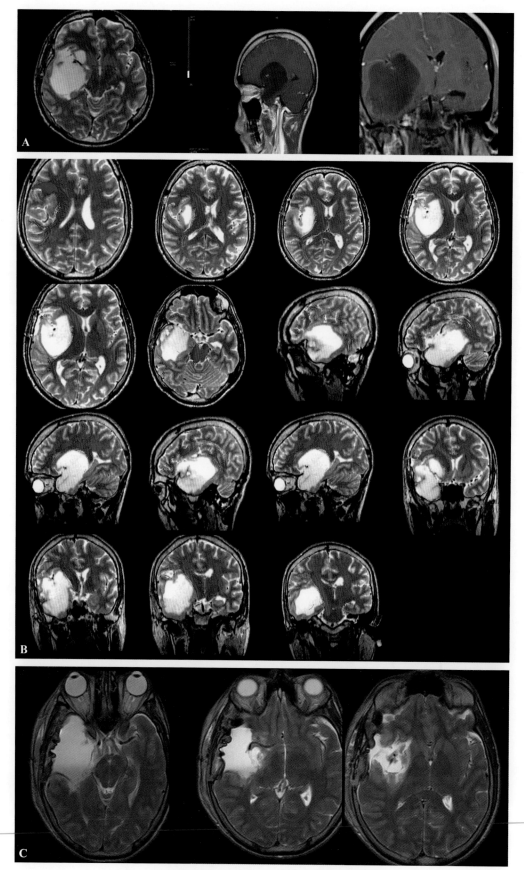

▲ 图 12-13 右侧巨大颞岛叶胶质瘤

A. 术前影像；B. DTI 纤维束成像；C. 术后影像

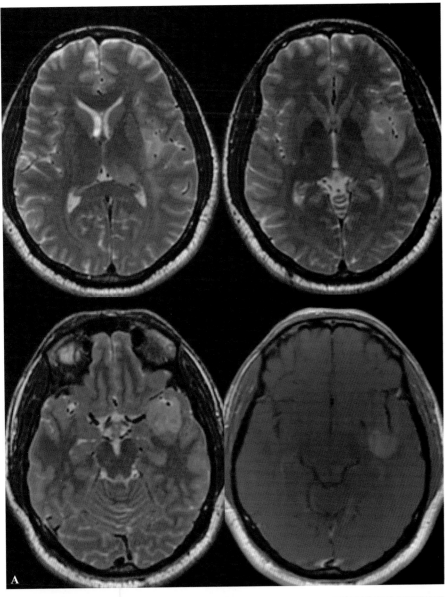

◀ 图 12-14　一例左侧岛叶小胶质瘤，使 IFOF 向内侧偏移

A. 术前影像；B. 手术入路

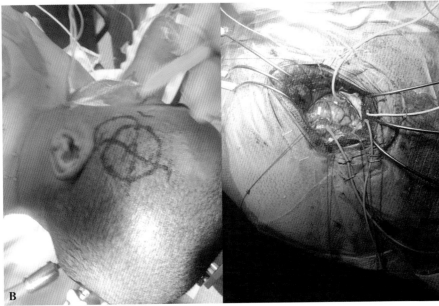

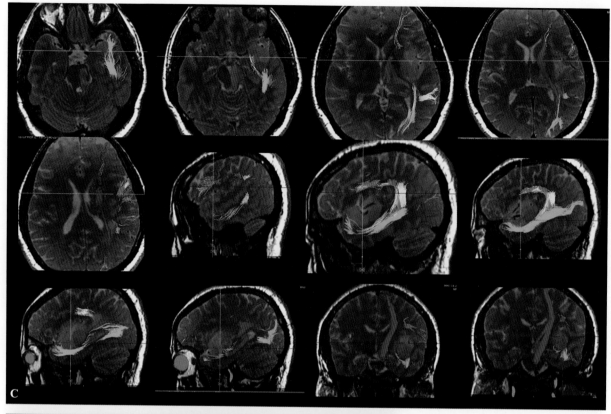

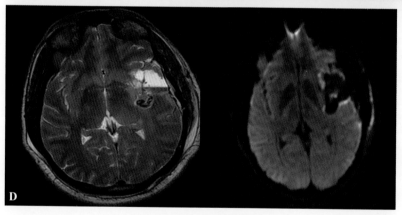

▲ 图 12-14（续） 一例左侧岛叶小胶质瘤，使 IFOF 向内侧偏移
C. DTI 纤维束成像；D. 术后影像

图 12-15 显示了一左侧巨大颞岛叶胶质瘤的切除。考虑到语言功能，颞叶交界区的肿瘤部分残留。

- 这个肿瘤如此巨大，已超过天幕缘并压迫中脑。肿瘤大部分位于颞叶，因此正确的选择应是经颞侧部入路，但岛叶部分也要考虑。因此，颞上回的切除也许是处理岛叶部分最好的方式了。

- 尽管之前在外院做了肿瘤内减压术遗留了巨大的"？"形切口，但我们忽略此切口并重新在中间做了新的线形切口，术后愈合良好。一般情况下，笔者尽可能地会把上次的手术当作没有发生过。笔

者强烈建议不要让别人在上一次手术中的决定改变你在当前手术中的决定。因此，笔者从来不打开原来的手术切口并移除旧的骨瓣。笔者将切口和骨瓣设计在自己认为需要的地方，除非是绝对强迫者。

注意这例肿瘤在颞叶内侧向很靠后的方向延伸。因此，向后切除时尽可能远离语言功能区下方网状传导束。我们发现失语区，这限制了切口向后的延伸，但是我们通过在此下方设置角度并调整床位尽可能地远离此区进行操作。

- 上纵束在一个非常有利的位置就终止了。下额枕束显示得不够清晰，但从冠状位还是能看清，

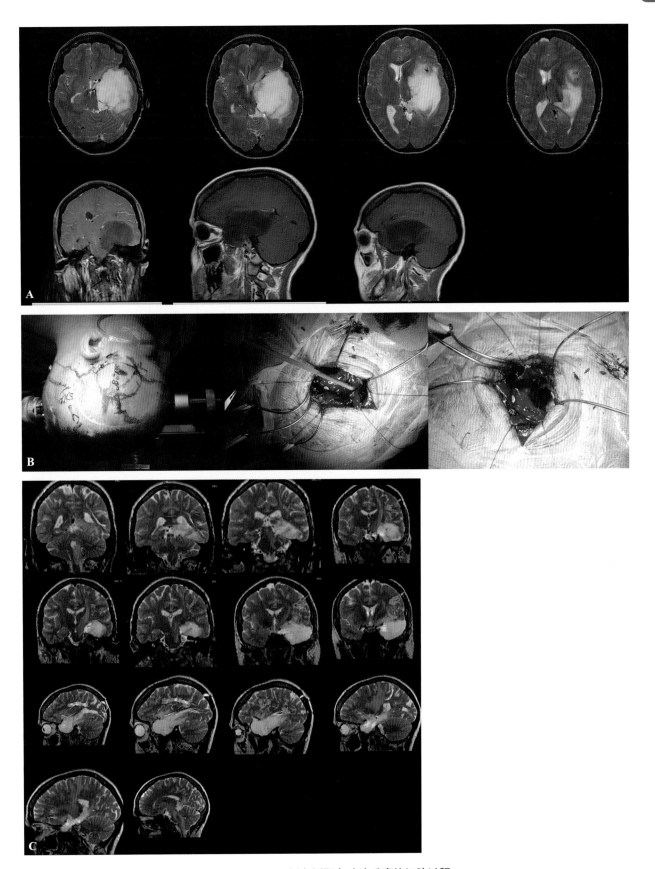

▲ 图 12-15　一例左侧颞岛叶胶质瘤的切除过程

A. 术前影像；B. 手术入路；C. DTI 纤维束成像

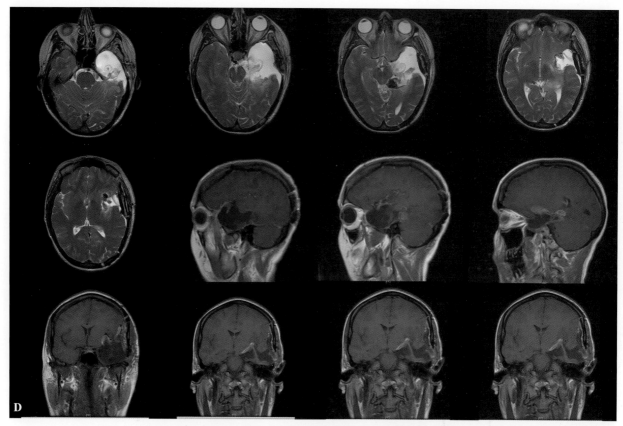

▲ 图 12-15（续） 一例左侧颞岛叶胶质瘤的切除过程

D. 术后影像

它穿过了岛叶肿瘤的内下方部分。从这一点，我们希望能够足够向后延伸切口到达肿瘤背侧，并且成功切除颞叶内侧。

• 术后扫描结果显示整体情况较好，但是后侧交界区白质仍有肿瘤残留，显然这都是为了保护下额枕束。穹窿部也有肿瘤残留，随访 3 年期间这些肿瘤均未见进展。

图 12-16 显示右侧颞岛叶肿瘤，肿瘤累及了基底节区，而侵犯基底节区的岛叶胶质瘤并不常见。根据笔者的个人经验，将颞岛叶部分肿瘤切除后，并使用同步放化疗可使基底神经区肿瘤消退。在此病例中的确如此。

• 这例肿瘤位于颞叶内侧和岛叶的中心，而令人担忧的是，下丘脑区域也有肿瘤信号，并且前连合也受肿瘤侵犯。这个病例中，我们的目标不是完全切除肿瘤，而是通过处理肿瘤主要部分并孤立"坏的部分"。

• 以侧裂后方和颞上回 / 颞中回为中心进行开

颅。这可使我们了解语言网状结构并保护它。骨瓣下方切除颞叶，岛叶（前缘刚好位于颞尖后方）正位于骨瓣中心位置。右图显示了残腔内大脑中动脉。

• 下额枕束在肿瘤表面有一定的损伤风险，但大部分被推挤移向了上方和内侧。上纵束的位置比较靠后而有利。

• 切除岛叶和颞叶后，T_2 序列仍显示壳核和下丘脑等区域有异常信号。

• 治疗后 1 年时的随访结果显示了深部结构的肿瘤已消退，笔者发现这种情况经常发生。

图 12-17 显示了一巨大复发性胶质母细胞瘤，范围累及颞叶和岛叶，肿瘤包绕了豆纹动脉，向内侧操作时笔者会小心这些高危动脉，虽然主要部位的肿瘤已切除，但在内侧有一些残留肿瘤。

• 肿瘤填满了颞叶切除后的残腔，也填满了岛叶部分，并沿着钩状束延伸。冠状位提示肿瘤可能位于 M_1 表面及后方。T_2 序列上，肿瘤前内侧有一些小动脉。对于这样的情况，我们应有符合事实的目标。

• 之前的手术取的大"？"形切口，我们无法完全忽略原切口去设计血供良好的新切口。因此，我们自原切口基底部切开后并向前翻开了皮瓣基底部，保持切口在通常部位。

• 下额枕束，上纵束以及下行的运动神经纤维传导束看起来都被肿瘤推移到了较远的位置，这让我们乐观地认为，我们应该能够在风险可接受的情况下，积极切除颞叶和岛叶。颞叶切口是一种 J 型切口，如第 15 章所述，用于重建颞后分离平面。

• 尽管在深部结构附近可见一小的强化边缘，我们也会将颞叶、岛叶切除，接着向内侧切除肿瘤。虽然目标不是全切肿瘤，但这并不意味着可以将肿瘤遗留在可安全切除的部位。虽然不是 100% 切除肿瘤，但这仍是很好的减瘤术。

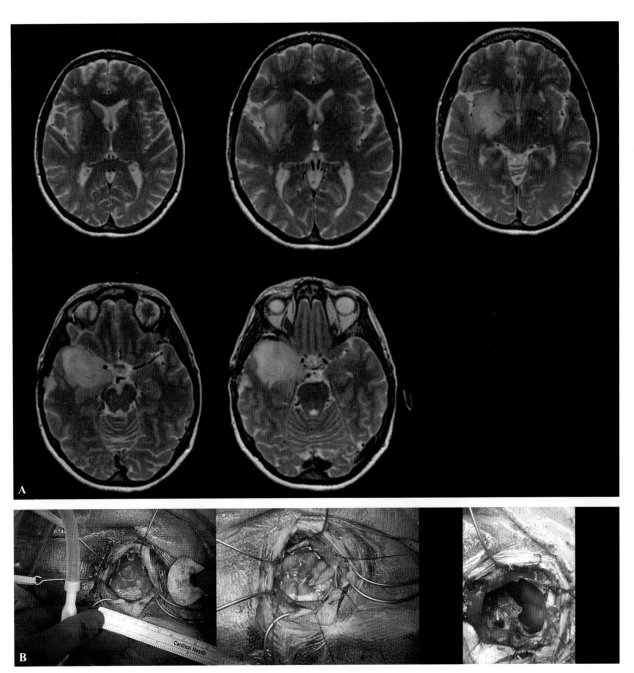

▲ 图 12-16　右侧颞岛叶胶质瘤，已累及基底节区

A. 术前影像；B. 手术入路

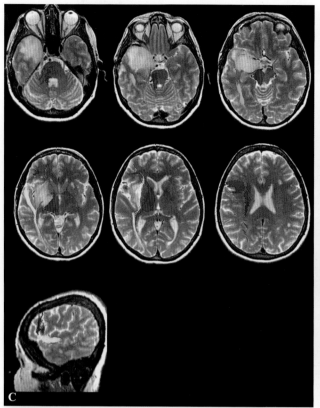

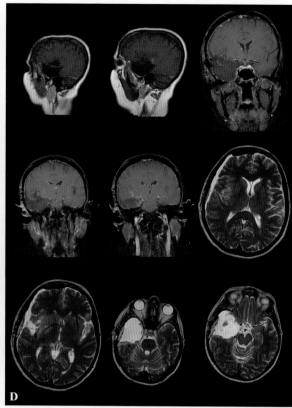

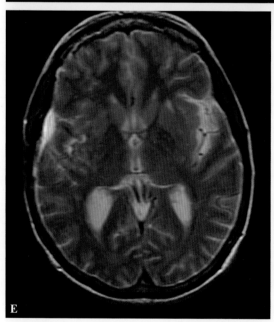

▲ 图 12-16（续）　右侧颞岛叶胶质瘤，已累及基底节区
C. DTI 纤维束成像；D. 术后影像；E. 长期随访影像

　　图 12-18 显示了复发的颞岛叶胶质瘤，原为前部额岛叶胶质瘤。采用颞岛叶胶质瘤的手术方式，肿瘤前方的切除以其前方的残腔作为指导，来判断前方切除范围是否足够。尽管肿瘤残腔较大，但患者的神经功能保留得很好。

　　• 这个患者此前因额叶低级别胶质瘤接受过两次 Yasargil 教授的手术治疗，这解释了形成巨大切

除残腔的原因。多年后，肿瘤向岛叶和颞叶有了进展，现在可见基底节区受推挤移位，但没有被侵犯。计划按颞岛叶胶质瘤的手术方式切除肿瘤，前方的切除止于原先的残腔。

　　• 原切口是一翼点入路切口，我们利用其下半部分显露了颞叶和岛叶。

　　• 图中显示上纵束主要参与顶叶系统，很小部

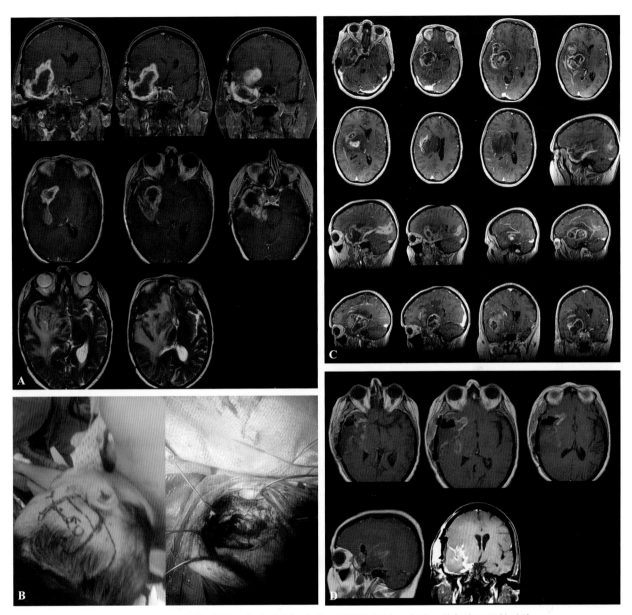

▲ 图 12-17 一例复发的巨大胶质母细胞瘤，已累及颞叶、岛叶，并包绕了豆纹动脉

A. 术前影像；B. 手术入路；C. DTI 纤维束成像；D. 术后影像

分向颞叶延伸。轴位显示下额枕束在肿瘤内侧弯曲并延伸进入到肿瘤残腔内侧。

• 虽然图示切除的残腔很大，但是患者手术耐受性很好。有意思的是，手术后最终复发的部位不是切除腔的边缘，而是 Broca 区和端脑基底之间的斜角带区。杏仁核是肿瘤扩散到无法切除的部位和对侧的途径，这一因素应该会让任何人都犹豫，可能会保留受侵犯的杏仁核，以防止出现"轻度记忆力障碍"。

（二）额岛叶入路

图 12-19 显示了以岛叶前部为中心的胶质母细胞瘤，已经包裹了大脑中动脉的一部分。虽然此入路包括颞叶前部分的切除，但手术的重点是从额侧开辟手术通路。通过经额叶侧方切除的方式，将肿瘤与下额枕束进行分离，主要切除位于肿瘤后方的岛叶前部，这样我们成功将肿瘤与大脑半球进行分离，同时能够在直视下将血管与肿瘤进行分离，类似于脑膜瘤手术。

• 这个肿瘤的解剖结构很有意思，肿瘤同时位于颞叶和眶额皮质，这意味着肿瘤位于钩状束或可能性较小的下额枕束。这个病例的关键要点是大脑中动脉和侧裂完全被肿瘤向后推移，提示大部分岛叶位于肿瘤后方（虽然肿瘤在沿着钩状束延伸至前岛叶中的生长范围较局限）。因此，处理这个病例的窍门在于将其视作蝶骨嵴脑膜瘤，其大部分位于大脑中动脉前

方，我们所要做的就是将大脑中动脉主干分离出来。皮质功能定位的目的是将额叶和颞叶部分切除，所以它基本上就是蝶骨嵴脑膜瘤了。不同之处在于部分肿瘤虽然位于岛叶，但是绝大部分位于岛叶前方。

• 记录了岛叶和岛盖部的表面功能定位。这个手术开颅部位较其他手术的开颅部位更靠前，因为在心理上我们认为处理的就是类似蝶骨嵴脑膜瘤的东西。

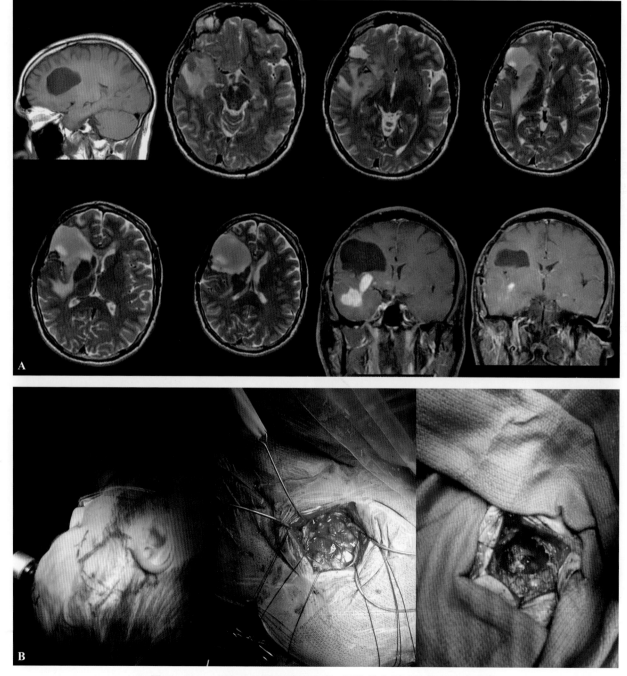

▲ 图 12-18　一例复发的颞岛叶胶质瘤，原为前方额叶的额岛叶胶质瘤
A. 术前影像；B. 手术入路

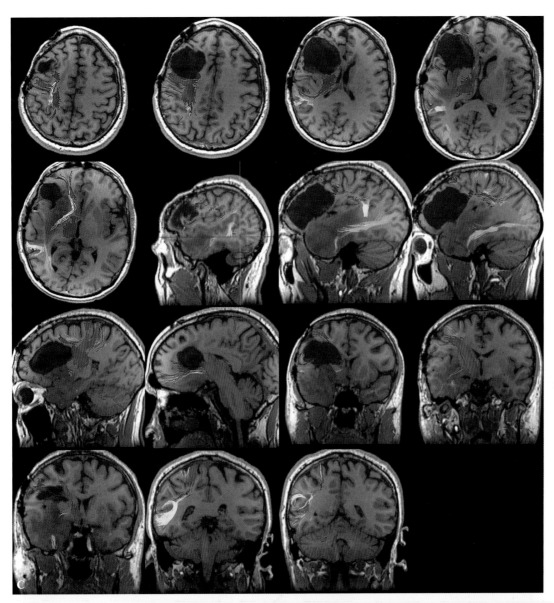

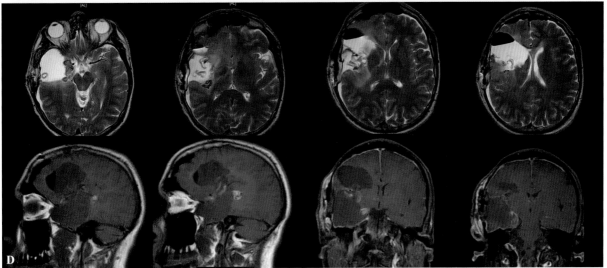

▲ 图 12-18（续） 一例复发的颞岛叶胶质瘤，原为前方额叶的额岛叶胶质瘤

C. DTI 纤维束成像；D. 术后影像

- DTI 显示了上纵束和额斜束位于肿瘤后方较远的位置，利用这点我们可以将肿瘤与运动规划区域进行分离。正如手术图片所示，我们能够做一个积极的侧额叶切开术使肿瘤的边界变得清晰。

- 术后影像显示，增强信号被完全切除。大脑中动脉分支周围的血液信号提示，除了切除强化信号区域外，也尽可能地切除了岛叶和颞尖在 T_2 序列上的异常信号部分。

图 12-20 显示通过上下联合入路切除的巨大的岛叶胶质瘤。额部岛盖切除后，在功能解剖的直接可视化的前提下，我们可以在尽可能靠上的部位处理前运动皮质区和运动区的肿瘤。

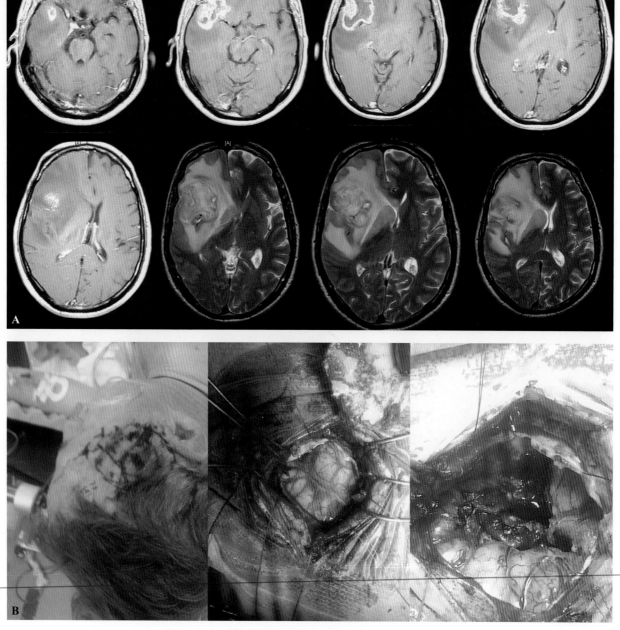

▲ 图 12-19　一例包绕部分大脑中动脉的岛叶前部胶质母细胞瘤

A. 术前影像；B. 手术入路

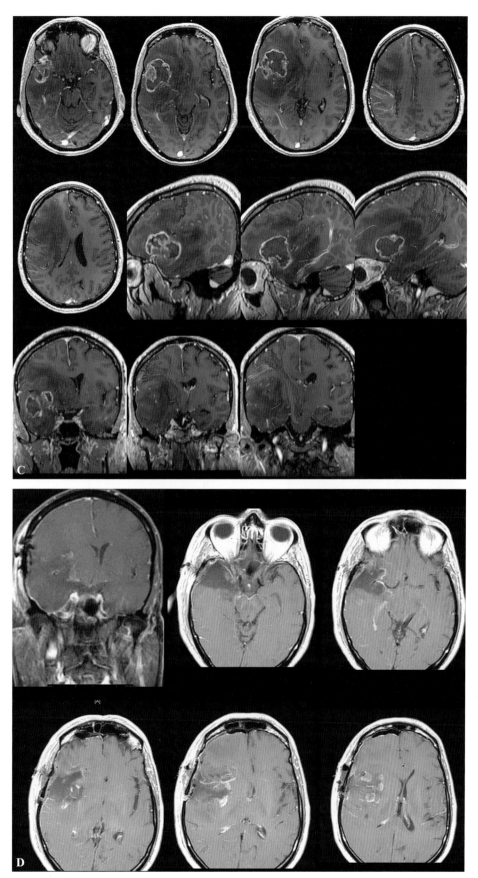

▲ 图 12-19（续）　一例包绕部分大脑中动脉的岛叶前部胶质母细胞瘤

C. DTI 纤维束成像；D. 术后影像

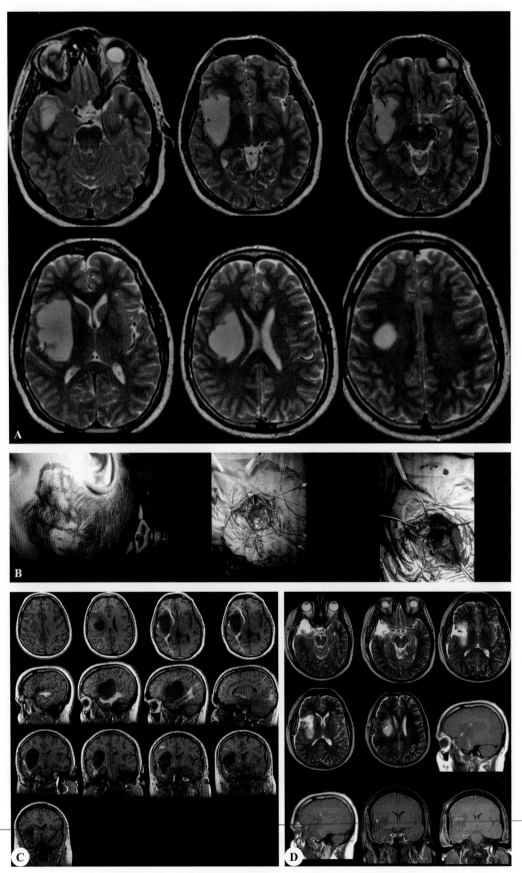

▲ 图 12-20　一例体积较大的岛叶胶质瘤，采用上下联合入路

A. 术前影像；B. 手术入路；C. DTI 纤维束成像；D. 术后影像

• 肿瘤已累及颞叶，但是轴位清楚显示肿瘤向上延伸进入运动传导纤维束网。试图从颞侧切除肿瘤是不明智的，这样会盲目地切除肿瘤在岛盖下运动纤维束网内的部分。因此，处理此类肿瘤时我们会切除额部岛盖。

• 注意头部一侧的标志线，显示了患者岛叶的界线以及与颞叶的关系。笔者每次都这么做以确保自己清楚地知道切除多大范围的岛盖可以显露环岛沟。上下联合锁孔入路常需要大小类似于传统手术方式的开颅手术，当然这取决于解剖结构。

两个标记物指出两个被忽视的部位，位于颞上回和额下回，都被 DTI 显示的上纵束所连接。请注意，笔者在脑回下方稍微切开了一点，尽管其稍上方皮质运动定位是阳性的。这是有可能的，因为来自额斜束上方和上纵束后方的纤维束在此汇聚，意味着切除小部分岛盖并不会切断传导网络，而且患者对此耐受性很好。

• 肿瘤使大部分的纤维束发生了偏移。最值得注意的是，在冠状位上发现肿瘤顶部已推挤或侵犯下行运动纤维。

• 考虑到神经功能，我们不得不停止切除肿瘤顶部和后方。肿瘤上极留下来是为了保护运动功能，岛叶后部留下是考虑到上纵束走行于岛叶后上界线附近（最难到达的界线），而忽略功能的皮质限制了岛盖部的切除以及限制了手术操作到达此区。颞叶内侧还有一点残留，因为患者的头没有向下倾斜的情况下，从中央核心区下方向上到达更高的位置极具挑战性。尽管如此，肿瘤大部分经岛盖侧被切除。然而在某些情况下，若只能游离岛盖而不能切除，术者也不想在岛盖下方关键区域附近盲目地切除肿瘤。综合考虑，虽然我们切除了肿瘤的大部分，但切除程度显然不如其他病例。

图 12-21 显示了一例右侧巨大的岛叶胶质瘤，有开颅活检手术史，放疗未成功。在切除肿瘤至基底节后，我们给患者使用替莫唑胺治疗残余病变，并取得了良好的效果。

• 这位肿瘤患者曾在一家知名的医院行手术治疗和放射治疗，并在多年的随访中发展到此阶段，这是晚期岛叶胶质瘤的整体外观。它已累及颞叶

（并导致每天 10 次或以上的复杂部分性癫痫发作），岛叶体积明显增大，肿瘤向上延伸至运动前区，并向前延伸至钩状束。壳核已被推移或者可能被肿瘤侵犯（笔者也很难说），但是豆纹动脉被包裹在肿瘤内部，并很可能接受了放疗。无论如何，我们的目标与早期病例相似：切除颞叶和岛叶，尽可能多地切除额叶肿瘤，对其充分减压，并分离深部肿瘤以便之后的辅助治疗。

• 由于需要经额部和颞部联合入路，我们不得不选择原切口。术前、术后影像资料提示，切除这样的胶质瘤需要切除大块看起来正常的脑组织。

• 右侧的下额枕束正穿过肿瘤的中间，我们不可能在完全保留下额枕束的同时处理这个巨大的肿瘤。在这种情况下，只能选择接受现状。冠状位图像上，可以看到下行的运动纤维也贯穿肿瘤的后上部。我们不可能在不破坏运动网络的情况下完全切除这个肿瘤（也包括额斜束），上纵束在较有利的位置。

• 残留肿瘤主要位于丘脑下部和运动前区。其他安全的部分都予以积极地切除。

• 这是完成了替莫唑胺 1 个疗程后 9 个月随访时的影像学结果，尽管 T_2 序列仍有一些异常信号，但是丘脑下部的 T_2 异常信号改变仍在，并且对减瘤术和辅助治疗相结合的综合治疗反应较好。肿瘤范围缩小，这些残留肿瘤是我们能为他争取的最小的肿瘤负担。还有，大脑长期移位后，岛叶血管现在正对着硬脑膜。这是重点考虑的情况，特别是在进行积极的解剖切除之后进行再次手术时（这一问题会在第 15 章讨论）。

图 12-22 显示一个具有挑战性的病例：巨大复发的向左侧岛叶前方扩散的少突胶质细胞瘤（WHO Ⅲ级）。

• 回顾性影像显示，大部分肿瘤实际上位于眶额皮质，岛叶被明显向后推挤。颞叶存在肿瘤说明它是沿着钩状束扩散的。之前肿瘤切除残腔非常靠前，可能是为了避免处理岛叶和语言功能区；然而，这种处理方式对这类问题并不是很有效。现在重要的是要认识到，这个空腔已经使岛叶向这个残腔移位。因此岛叶的表面现在朝向冠状面而不是矢状面，

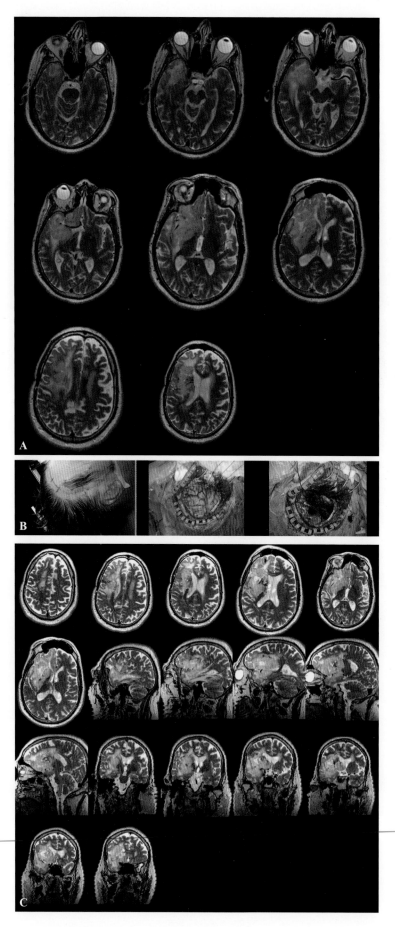

▲ 图 12-21　一例右侧巨大岛叶胶质瘤患者，既往接受开颅活检术和放射治疗

A. 术前影像；B. 手术入路；C. DTI 纤维束成像

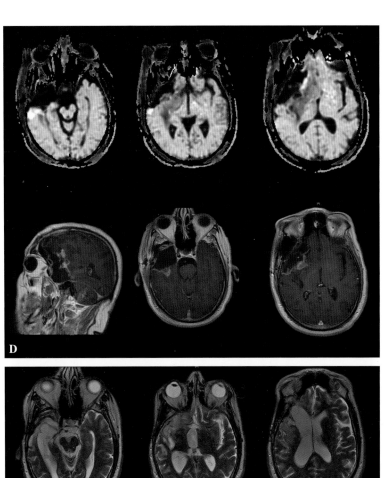

◀ 图 12-21（续） 一例右侧巨大岛叶胶质瘤患者，既往接受开颅活检术和放射治疗

D. 术后影像；E. 术后长期随访影像

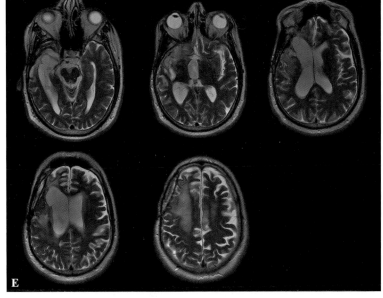

如果术者不知道之前手术对肿瘤解剖的影响，这将成为一个会让术者迷失方向的陷阱。虽然大部分肿瘤不在壳核，但还是很可能存在一些肿瘤，因为肿瘤似乎已侵犯了内囊。

笔者对这个肿瘤制订的手术策略如下：①切除颞上回确认岛叶位置，并制造操作空间；②进行额叶外侧离断，游离岛叶前部；③继续向前分离直至眶额皮质上方（轴位上平行于分离方向并朝中线方向）；④切除眶额皮质直至看到 M_1；⑤在保护下额枕束的前提下，尽可能多地切除岛叶；⑥完成颞叶切除术。

• 由于之前的手术，上纵束的额支明显向前发生移位（在皮质功能定位图也精确显示了这个改变）。在 DTI 中无法定位下额枕束，但是患者术前语言功能正常说明下额枕束是正常的，只不过在 T_2 序列上高信号的肿瘤附近无法清楚地看到。因为语言功能，使手术的操作空间受到一定限制且手术操作具有挑战性。

• 总体而言，笔者对这次手术效果很满意，患者情况很好。然而，仍有一些值得商榷的地方。端脑底部的肿瘤残留是预料中的，而一些残留的岛叶肿瘤可能含有下额枕束，因为命名中枢的存在限制了我们向后方的切除。M₁ 段被包裹在眶额皮质、端脑基底或基底节区巨大肿瘤内，及早辨认 M₁ 段的目的在于，在 M₁ 前方操作可以识别这些解剖结构

的位置，从而可以避免损伤豆纹动脉。然而，笔者真心希望自己可以继续深入切除至直回及其内侧软膜界线，以确保更好地切除已分离的脑回。

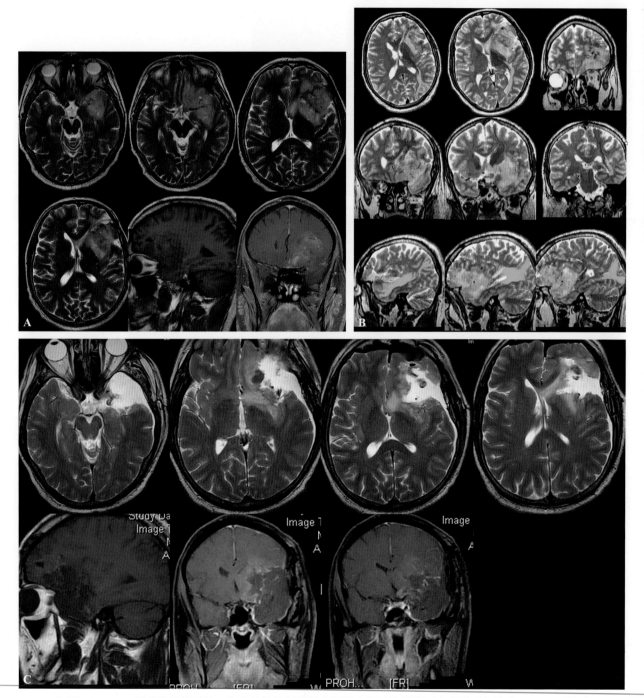

▲ 图 12-22　一例具有挑战性的、向前扩散的复发性左侧巨大岛叶胶质瘤（少突胶质细胞瘤，WHO Ⅲ级）
A. 术前影像；B. DTI 纤维束成像；C. 患者的影像图

第 13 章　顶叶和枕叶胶质瘤
Parietal and Occipital Gliomas

一、概述

在 Yasargil 经典专著中有关 AVM 的部分，他郑重其事地谈到顶叶的 AVM，尽管具有丰富的手术经验，但对于顶叶病变的手术治疗持有非常谨慎的态度。当笔者在训练阶段读到这篇文章时有点惊讶，因为笔者从未想过顶叶的手术会像运动功能区、脑干或丘脑那样危险。然而，经验告诉笔者，他在这一点上可能是对的，因为顶叶手术的意外很容易严重影响患者生活质量。顶叶的大体解剖简单，但显微解剖却异常复杂。

笔者之所以将顶叶和枕叶胶质瘤合并到同一章，是因为在许多方面这两个脑叶之间并没有实质性的不同。很多时候，该区域肿瘤跨越了我们所定义的脑叶边界，使这些边界变得无关紧要。更重要的是，这些肿瘤所威胁的系统都是相同的，因此这些部位肿瘤的切除遵循相似的原则。顶叶和枕叶的手术基本上是围绕着视觉处理系统进行的，包括外侧的两个通路系统（上纵束 / 下额枕束）（语言 / 执行行为或忽略行为）和前方的运动感觉系统。

尽管在解剖学上顶枕叶手术比岛叶手术简单，但顶枕叶手术涉及复杂的功能区域，这些区域抽象地整合了感觉、注意力以及认知方面。这意味着大部分病例需要术中的皮质功能定位来确定、辨认和保留这些功能，这要求切除的解剖范围比其他部位要小（如胼胝体）。换句话说，这个区域只有根据功能解剖学定义才有意义。

二、顶枕叶手术的具体要求（图 13-1）

在顶枕叶手术中术者"最好的朋友"是双侧的视觉系统。虽然有些神经心理综合征是由于顶叶或枕叶区域的损伤造成的，但大部分是由双侧同时损伤引起的。其结果是由双侧丰富的网络结构的损伤造成，而这主要代表视觉系统。其中大多数为同型连接，并连接位于内侧的类似的皮质。然而也有一些异型连接，维持视觉处理的双侧性。

虽然这一特性使顶叶某些区域具有耐受性，但是需要考虑双侧的连接，以保持视觉信息与相关区域的联系（如语义网络）。例如，左侧枕叶切除术本身不会导致命名障碍或失读症，但是对右侧视觉系统与左侧语义网络之间异型连接的损伤会造成此结果。这提出了一个有趣的想法，即在枕叶切除术中，胼胝体成为功能性的脑组织结构，值得对此进行功能定位以保护语义网络。

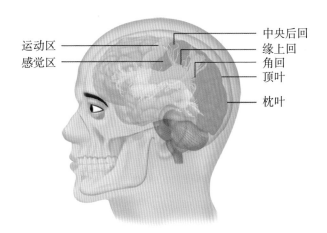

运动区
感觉区
中央后回
缘上回
角回
顶叶
枕叶

▲ 图 13-1　顶枕叶胶质瘤手术中的关键连接纤维示意图

同样重要的是要知道顶枕叶哪些部分不能完全切除而且对侧不能代偿其作用。最明显的单侧神经网络是感觉运动神经网络，它决定了大多数顶枕叶病例中前方切除的范围。上纵束（SLF）将部分的顶叶（参与视觉空间信息）与前额叶运动皮质区（关键的手功能区）进行连接，但同样重要的是将语义功能区（SMG，STG，MTG 等）与前额叶运动皮质区连接起来，是重要的语言、执行行为以及忽略行为的神经网络。这些神经网络是高度单侧化的，不能耐受单侧的干预，因为通常缺少来自对侧脑叶的强大的同型连接。

很显然，单侧的视觉中枢会被破坏，造成经典的同向性偏盲或者其他类似的变化，这在视辐射损伤中常见。值得注意的是，这可能不仅是由于外侧膝状体（LGN）到距状沟的主要纤维束被破坏，而且还可能是枕丘与上丘之间的联系（高级视觉处理）被破坏。有趣的是，视觉通路后面部分（背侧或腹侧）的中断常可以被代偿。例如，切断左侧枕叶内下额枕束（IFOF）常不会导致感觉性失语，因为仍可接受来自对侧的视觉信息。而岛叶下方的 IFOF 不是双侧都存在，因此如果被切断，则无法由对侧代偿其功能。

三、"定位"阶段（图 13-2）

下面笔者所描述的顶枕叶肿瘤的多样性夸大了它们之间的差异。切除肿瘤之前的所有关键问题总是相同的，因此详细分类只不过是对同一基本问题的不同看法。

问题 1：能否保留同侧的视觉系统？

如果可能，最好是尽量避免视野缺损，因为偏

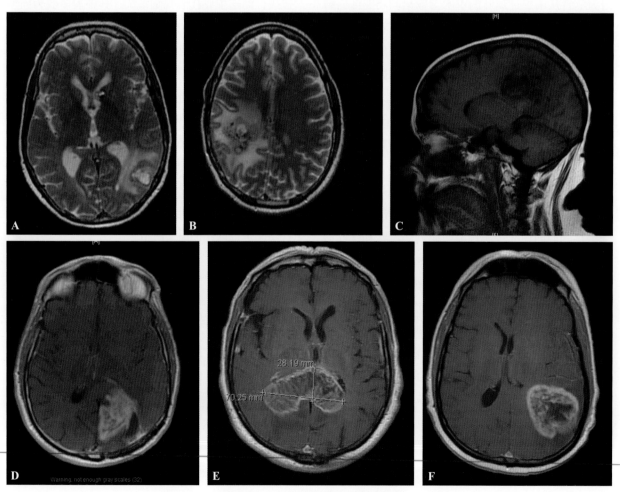

▲ 图 13-2 顶枕胶质瘤的基本类型

A. 枕叶前方型；B. 顶叶内侧型；C. 扣带回后方型；D. 枕极型；E. 胼胝体压部蝶状胶质瘤；F. 颞顶枕叶交界区型

盲会妨碍安全驾驶，同时会造成其他问题。但有时这是不太可能的，例如，一例侵犯侧脑室房部侧壁的胶质母细胞瘤患者，即使最初没有偏盲，也不能避免长期随访过程中的偏盲。在低级别胶质瘤中，有可能在不影响肿瘤治疗计划的前提下保留传导纤维束，DTI 纤维束成像在此过程中非常有帮助。

问题 2：如果一侧的视觉系统受损（或将会受损），那么对侧的视觉信号是如何输入的？

视觉信号的输入是语义功能的重要组成部分。由于缺乏一侧大脑半球的视觉信息，那么必须由对侧传入视觉信息，这意味着胼胝体（尤其是压部和体部后部）纤维束应被考虑纳入手术计划中。若肿瘤延伸到胼胝体压部，那么保留这些纤维束极具挑战性。

问题 3：这个肿瘤与上纵束（SLF）是什么关系？

除了枕极内侧的肿瘤外，几乎所有的顶枕区肿瘤都与 SLF 有一定的关系。对这些胶质瘤的手术治疗包括将肿瘤从 SLF 的内侧或后侧边界进行分离。肿瘤位于颞顶枕叶交界区时（颞上回、缘上回或角回），SLF 的很长一段可能会受累。

问题 4：累及运动系统是什么情况？

对于一些肿瘤，例如位于枕叶前方的肿瘤，运动系统一般不会被侵犯。但大多数顶叶肿瘤的前方都有累及运动系统的部分，至少对顶叶相关的运动系统和感觉系统部分有影响。在一些极端的情况下，位于颞顶枕叶交界区的肿瘤可以向深部侵犯至内囊。

问题 5：是否会累及扣带回后部或海马旁回？

肿瘤出现在扣带回使情况有所改变，因为这会增加默认模式网络和记忆巩固环路的损伤。这些脑回中的肿瘤会在一定程度上改变神经网络功能，也要求术者沿扣带沟在运动带下方或颞叶内侧进行操作。

基于这些区别，笔者将顶枕叶肿瘤细分为以下几组（图 13-2）。

· 枕前型肿瘤：位于枕叶外侧下方区域，切除原则是保留前方 SLF。它们主要是视觉通路腹侧的肿瘤，其存在一个独特的风险（除了引起典型的视野缺损 / 语言 / 忽略行为的风险）是阅读障碍，而且只发生于左侧大脑半球。

· 顶叶内侧型肿瘤：位于顶叶内侧区域，其前方为运动系统，外侧为 SLF，下方为视束，后方为 IFOF。

· 扣带回后部型肿瘤：这通常是顶叶内侧型肿瘤的一部分，但也可以单独发生，因此我们可以采取类似于顶叶内侧型的手术方式，经皮质切除肿瘤。它们对记忆力和警觉性具有特定的风险，辨别扣带沟边界对手术安全至关重要，尤其是肿瘤向运动感觉区延伸时。

· 枕极型肿瘤：这些肿瘤与顶叶内侧型肿瘤有很多相同的切口，但手术风险通常小得多。如果同侧的视觉系统有风险无法保留，但对侧的联系存在，有意识的对其谨慎保护，那么视觉系统与其他系统的联系会保留。

· 胼胝体压部蝶状肿瘤：第 14 章讨论了位于前部的单纯蝶状胶质瘤。值得注意的是很多枕叶肿瘤会累及胼胝体压部，这会对视力的完整性造成威胁，所以处理这个问题非常重要。

· 颞顶枕叶（TPO）交界区型肿瘤：这类肿瘤是大脑最难切除的肿瘤之一，因为它们可能同时涉及多个系统，主要出现在语义网络中，换句话说，它损害了我们作为人类最基本的功能，这些功能集中在顶下小叶以及与此连接的额叶。这一区域四周被功能区所包围，始发症状是神经功能缺陷，需要在发生异常改变的解剖结构中进行手术操作，被迫实现有限的目标，这些在这类病例中都是司空见惯的。

颞顶枕叶交界区的病例会在第 14 章复杂胶质瘤中进行讨论。

皮质功能定位

皮质功能定位目的是辨识运动网络系统、注意力网络系统和 SLF 的终点。我们通常会预先测试许多功能区域，通过功能联系可重复测试这些区域。例如，测试忽视系统功能以及目标取消任务可以再次确认运动区计划。

笔者监测了每个病例的运动计划、语言和忽视网络。这不是因为笔者每次都想找到功能阳性的区域（忽视网络位于右侧，语言网络位于左侧），而是笔者总是假设 SLF 网络可能在双侧都存在，不过只需要找到操作同侧的 SLF。

四、"分离"阶段

从概念上讲，这些病例中实际上只有两种基本切开方式：枕前切口和顶叶内侧切口。这意味着我们并不总是自枕极至感觉运动皮质进行肿瘤的切除。然而在这些病例中，我们所做的限制性的切除都是基于这一原则。

这两种切除的目的都是为了保留 SLF，并至少保留一些来自位于同侧腹侧的视觉通路或对侧视觉系统到语义系统的视觉信号输入。而这些肿瘤分离方式的不同主要取决于切除方式与视辐射以及感觉运动神经网络的关系。

（一）枕前离断（图 13-3）

这种切开的主要目的是将肿瘤与 SLF 的颞支进行分离。类似于颞叶后部的分离，当白质从肿瘤中分离出来，在脑室和 SLF 的内侧就可以切除颞叶内侧。显然，视辐射有损伤风险，因为术者是在腹侧视觉通路中进行操作的。但 IFOF 通常是可以被辨识和保护的，从而保留与语义网络的视觉联系。而在左侧，阅读中枢存在损伤风险。

（二）顶叶内侧切口（图 13-4）

这是具有挑战性的切开方式。它是基于前方和侧方的 L 形切口，需要切得很深，这看起来很有挑战性。切口的后界和内侧边界分别是视觉系统核心（后界与腹侧视觉通路以及视辐射平行，术者至少会牺牲同侧的背侧视觉通路，但这是可以被代偿的）和大脑镰。

侧方的切开涉及 SLF，这将会使几个系统处于危险中，特别是左侧的语言和执行功能，右侧的忽视网络和背侧注意力网络。笔者总是先做这种切口，因为这样可以使运动网络系统更高位置的检测成为可能，即使这些检测是临时的。该切口向侧脑室房部的顶壁延伸，目的是使沿着 SLF 向下至脑室房部，以保留内侧纤维束，也保护了视辐射。要

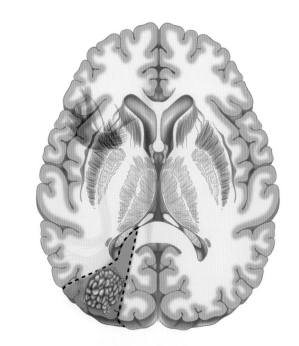

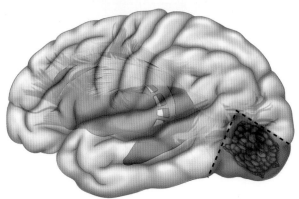

▲ 图 13-3　枕前离断的步骤

这个切口的主要目的是将肿瘤与前方 SLF 进行分离，主要是 SLF 颞支后方的一线形切口。这个角度朝内是脑室，在神经功能映射的允许范围尽可能向前延伸，在 IFOF 和 MdLF 允许范围尽量向上延伸。是否进入脑室取决于手术目标和肿瘤解剖特点，因为存在全盲的风险

注意的是，脑室房部的顶壁可以含有胼胝体的纤维束，包括语义交叉环路，是连接双侧语义网络的小纤维束。

前方是冠状切开，其前方平行的是感觉运动神经网络，而这个系统范围较广，当术者在感觉带后方操作时，要经常想到这可能会造成运动协调问题。因为这是在顶叶视觉运动协调区域的操作，应将此考虑到位。

另外，该切口还涉及扣带回和胼胝体。然而与额叶肿瘤一样，肿瘤可以从顶叶侵犯扣带回后部，

都是根据肿瘤解剖特点、患者术前的神经功能和治疗目标所计划和决定的。

五、"破坏"阶段

大部分顶枕叶的病例通常以分离和功能定位为主，解剖切除占较少部分。如上所述，与大脑其他部位相比，顶枕叶解剖结构简单。在很多病例，当完成肿瘤切除时，笔者只需 10～15min。

上述情况的原因有很多。首先，不像其他部位的胶质瘤，那些动脉不是过路的血管，而是 MCA 和 ACA 的远端动脉，将供应你要切除的大脑部分。此外，当完成了离断，正好到达丘脑和中央核心区的后方，因此出现严重定向障碍的概率明显降低。最后，术者要么决定切除枕极或不切，要么使"破坏"阶段的终点受限（例如，不需要向后操作太多）或简单直接的结束操作（一直切到将枕极全部切除）（图 13-5），这些都取决于肿瘤本身。

如接下来的部分所述，根据具体情况可以另加其他步骤。

（一）颞叶内侧结构的切除（图 13-6）

枕叶或顶叶肿瘤通常进入颞叶下方和（或）颞叶内侧，沿着下纵束（ILF）进入梭状回或沿着扣带回进入海马旁回和（或）海马。这种情况下可以在顶枕侧从后向前进行切除，而且会保留内侧和下方的侧脑室房部和颞角等结构。必须非常谨慎，避免迷路，因为这样容易进入丘脑、内囊或 SLF/IFOF/视辐射等结构，而当头部旋转摆放时很容易发生这种情况。

（二）扣带回后部的切除（图 13-7）

当肿瘤没有累及扣带回时，最好不要碰它，因为它是默认模式网络（DMN）和记忆有关的关键通路。然而，如果肿瘤累及了扣带回，那么这将造成功能丧失和（或）重组 / 被代偿。

从顶叶侧，这些肿瘤通常延伸到感觉运动皮质下方。扣带回是类似于隧道的结构，被其他脑皮质和胼胝体包绕。因此，如果保持在扣带回下方，并在由这些沟构成的矢状面内侧时，术者可以安全地完成感觉运动皮质下方的操作，并随心所欲地沿着

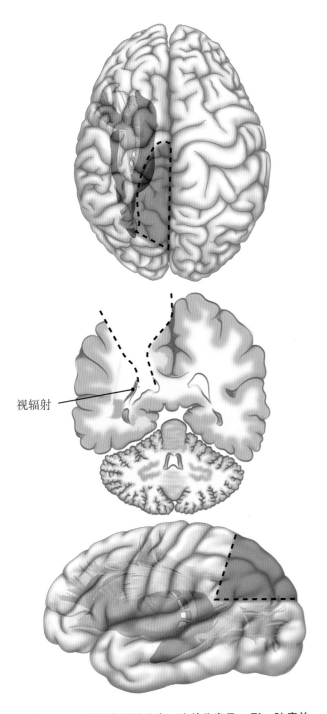

视辐射

▲ 图 13-4 顶叶内侧的分离。这种分离呈 L 形，肿瘤前方与感觉运动系统分离，而侧方与 SLF 分离。两个切口继续延伸直至进入脑室上壁，必要时充分考虑来自对侧的语义网络分支

但通常不会累及，这是因为这些区域的白质系统是截然不同的。如果未累及，术者应该在注意力功能定位的辅助下争取保留扣带回，以扣带沟为边界，远离扣带回和默认模式网络（DMN）。如果打算进入胼胝体压部，这也是完全正确的，因为这些应该

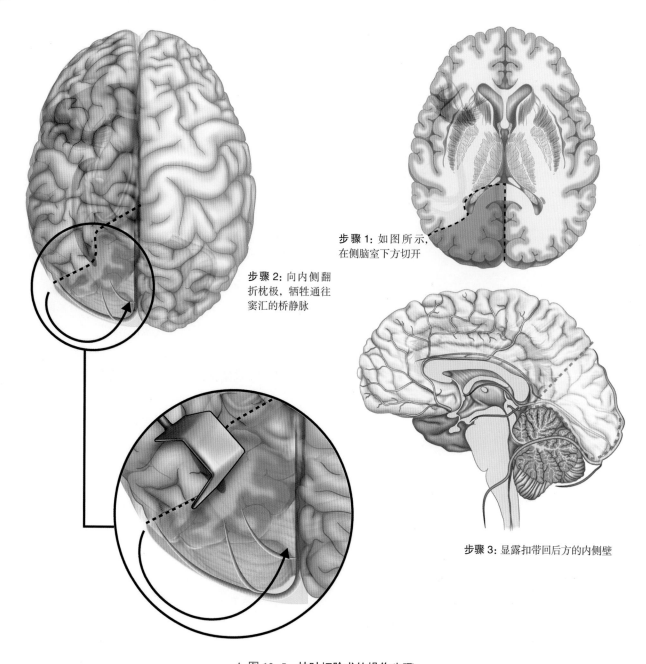

步骤 1: 如图所示,在侧脑室下方切开

步骤 2: 向内侧翻折枕极,牺牲通往窦汇的桥静脉

步骤 3: 显露扣带回后方的内侧壁

▲ 图 13-5 枕叶切除术的操作步骤

一个完整的脑叶切除术,包括至少两种形式,即枕前分离和(或)顶叶内侧的分离(在小的肿瘤中,这些将是非常保守的切除方式,距离传导纤维较远,但应始终考虑纤维束的位置)。当经这两种切开分离方式进入侧脑室房部时,大脑后动脉的分支和桥静脉应该被分离出来,并将脑叶向内侧翻。就像额叶、颞叶切除术,没必要将骨窗扩大到所切除脑叶的边缘

扣带回往前探查。重要的是,笔者认为通过调整显微镜可以向下看到扣带回的最长轴,并可以反复确认操作角度,因为错失方向可能会造成灾难性的后果。

(三)胼胝体压部的切除(图 13-8)

胼胝体压部切除的原则与经额部切除胼胝体膝部和嘴部相似:术者继续向前切除,直至看到双侧侧脑室打开,然后利用解剖边界去判断是否为胼胝体,以下为总结的不同之处。

• 切除胼胝体压部至进入到侧脑室房部。侧脑室房部的后壁为胼胝体压部,就和额叶胼胝体一样,进入侧脑室后可以将受累的胼胝体与同侧大脑

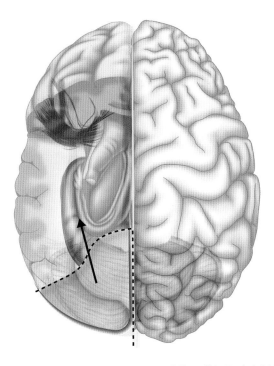

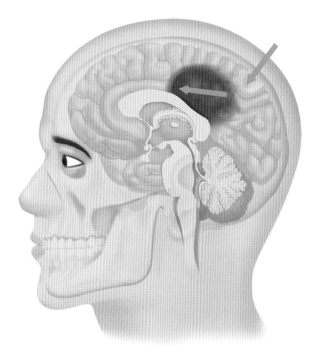

▲ 图 13-6 从枕侧进入颞叶内侧结构：进入颞叶内侧的主要障碍是外侧的白质系统。虽然枕部肿瘤常不进入颞叶内侧，但可以通过舌叶 – 海马旁回或扣带 – 海马旁回进入颞叶内侧。当脑叶切除术或顶叶内侧的分离完成时，**SLF** 和外侧白质系统就不再挡道，肿瘤延伸至颞叶内侧的部分处理起来就简单了

▲ 图 13-7 切除累及扣带回后部的肿瘤：首先从顶叶内侧进入扣带回，然后从外侧将其与顶叶分开。切除扣带回后部的正确方法是切除肿瘤时设想自己是在打一隧道。这隧道的侧壁是感觉运动系统，底是胼胝体。当明确了相关的脑沟边界后，应该利用功能定位来确认正在被切除的扣带回是否有必要切除

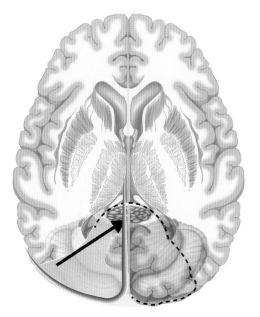

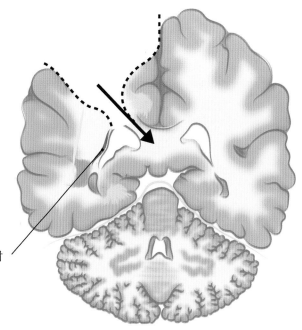

视辐射

▲ 图 13-8 切除胼胝体压部的步骤

首先需要在肿瘤外侧切开进入侧脑室房部，而且切口位于 SLF 和其他纤维束的内侧。这样可以从枕叶切除胼胝体压部，而且确定其边界。胼胝体压部的前壁是侧脑室房部的后壁，其下表面与 Galen 静脉相邻，后表面是大脑镰和扣带回后部的下缘。所谓切除胼胝体压部就是将这些边界内的所有组织切除，直至已经广泛地进入到对侧。对侧的胼胝体压部隐藏在大脑镰后，常需要 30° 内镜和有角度的器械来到达对侧

半球进行分离,从而限制了肿瘤扩散能力。安全进入侧脑室房部意味着清醒状态下完成了肿瘤与 SLF 的分离。

- 胼胝体压部的后界是大脑镰。因此,切除侧脑室和大脑镰之间的所有结构,意味着已切除胼胝体压部。要注意的是,大脑内静脉和 Galen 静脉正位于胼胝体压部下界。

- 前方的穹窿和丘脑处于危险中。

- 胼胝体压部上面是向外展开三角形结构(图 13-9)。我们对白质的研究工作表明双侧大脑半球是通过这些结构联系的,因此应该考虑到这点。

- 对侧胼胝体的后弯位于大脑镰后方。这通常需要内镜及有角度的器械来沿着后曲进入对侧枕叶。

六、典型病例

(一)枕前肿瘤

图 13-10 示枕前型胶质母细胞瘤。切口前方是 SLF,而切除此肿瘤的主要挑战是有损伤阅读能力的风险,我们发现了两个阅读能力相关的部位。我们成功切除了肿瘤强化部分,而且没有造成失读症,实现更大范围的切除是不可能的。

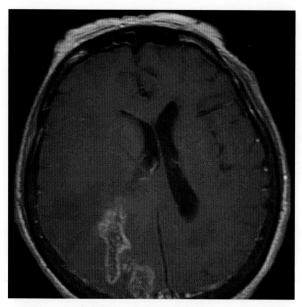

▲ 图 13-9 此图显示了胼胝体压部的上界,是向顶叶展开的三角形结构,内含纤维束。肿瘤偶尔会向上延伸,但应该知道语义网络纤维穿过这部分胼胝体到达对侧

- 在做这个手术的时候,发现阅读功能区域让笔者有些惊讶,但是笔者已经很多次遇到这种情况了。第 6 章里的功能定位图清楚显示了视觉到语言的例子,阅读中枢位于前方靠近中心的位置。

- 从这个耳后小的开颅可以进入天幕。如标记所示,失读症区域以及语言区位于肿瘤前上方,我们必须用 kerrison 钳扩大骨窗以便在这些区域后方操作。

- 术后影像学结果显示,枕前下方的分离避开了语义网络。这个肿瘤比类似的肿瘤花了笔者更多的时间,是因为笔者不得不暂停操作多次去确认失读区域,而笔者最终避开了此区。

图 13-11 显示了较深位置的枕前肿瘤。我们在肿瘤前缘发现了命名中枢,然后在此区后方切开到达肿瘤,肿瘤大部分位于 SLF 内侧。注意,从这个角度可以切除杏仁核和海马。术后患者语言功能正常,但是有一段时间出现了阅读障碍,估计和手术影响有关。回过头再想这也讲得通,因为现在笔者更好地理解了其宏观联系。

- 在多年前笔者做这个手术时,笔者不认为这是涉及复杂语言功能的病例,而且也不认为阅读能力受损是主要的手术风险(大多数手术功能定位图显示此区位于顶叶,笔者个人也没有发现它在别的语言部位出现)。通过 DTI 纤维束成像,观察它们的互相毗邻程度后,笔者最终选择了枕前入路。

- 从枕前入路可以看到,语言功能区与肿瘤的前缘有多接近,正如 DTI 纤维束成像预测的那样。

- 纤维束成像清楚地显示 SLF 位于肿瘤前缘的前方,在这种情况下有很大的手术风险。IFOF 被肿瘤向上推移,而这位于枕前切迹前方的肿瘤正威胁着同侧的腹侧视觉通路,位于该通路的 ILF 很有可能已受累。因此,阅读功能显然是有风险的,现在笔者知道这一点了。

- 切除情况良好。术后 2 年多时间患者保持着良好的命名和语言功能,直至肿瘤向 SLF 内进展。他还是得了失读症,而且术后长期随访都未恢复。

图 13-12 显示了枕前外侧较大的 WHO Ⅲ级胶质瘤。切口向前延伸至语义网络,我们在其下方切除肿瘤,前方有少量肿瘤残留。

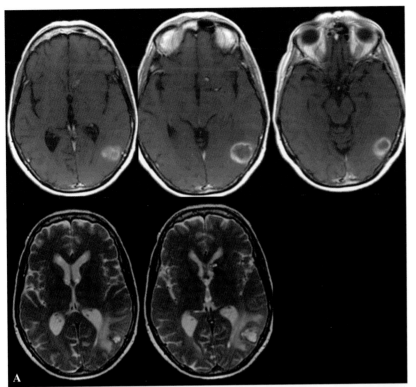

◀ 图 13-10 枕前型胶质母细胞瘤
A. 术前影像；B. 手术入路；C. 术后影像

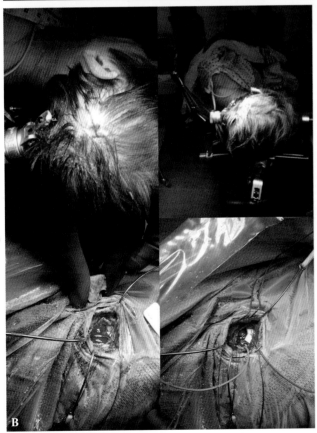

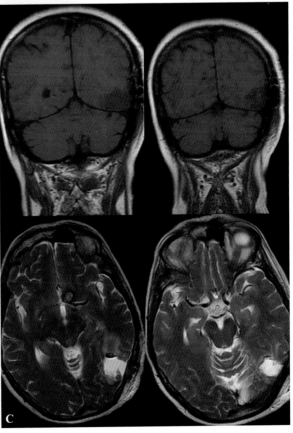

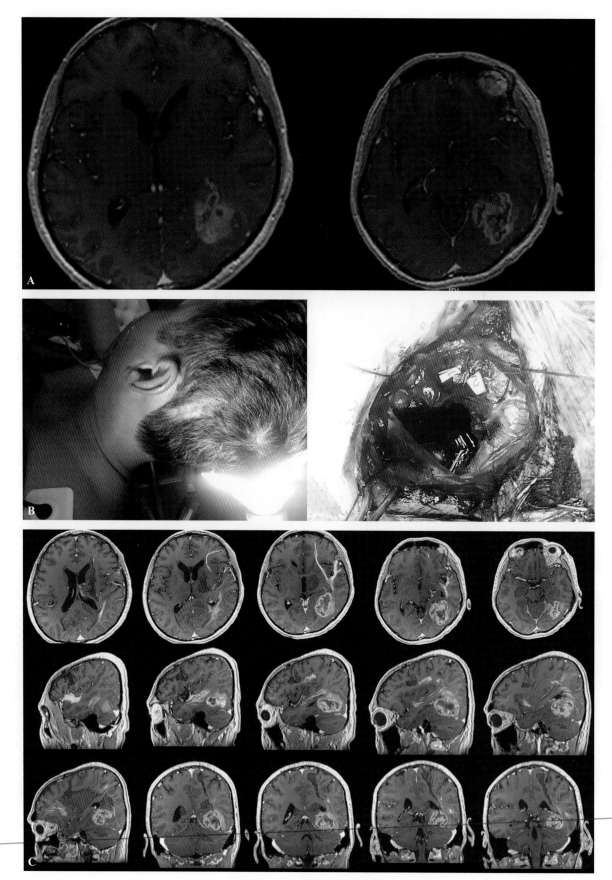

▲ 图 13–11 深部的枕前型肿瘤

A. 术前影像；B. 手术入路；C. DTI 纤维束成像

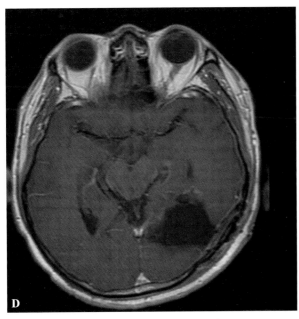

▲ 图 13-11（续） 深部的枕前型肿瘤
D. 术后影像

• 该肿瘤位于角回，显然它威胁到 SLF 和 IFOF 以及其前缘的语义网络。它似乎沿着向顶端发出并离开脑回的白质纤维走向了交界处白质。

• 术中图像显示了语义网络大范围地受到肿瘤威胁，这些标记代表的是命名区域，此区域靠后的部分位于肿瘤前缘的异常脑回内。这要求我们尽可能向后操作以避开这些区域。这个病例中第一步是在安全区域切除一些肿瘤，使脑组织张力下降并创造出操作空间。

• 可以清楚看到 SLF 穿过肿瘤前部，这与术中我们发现肿瘤前缘有语言区是一致的。IFOF 也沿着肿瘤的深层边界延伸，虽然其中一些纤维束可以由来自对侧的交通语义网络环纤维束得以补偿，但深部的操作还是得放缓速度，尽可能不要广泛地打开侧脑室房部，因为这可能会切断这些纤维的连接。

• 不出所料，前缘有部分肿瘤残留。通过看这种影像学结果笔者学会的一点是，在多个平面进行一一比较。这种情况下，通过观察术后影像会让术者感觉切除的部分比实际切除的要少。因为肿瘤残腔内陷，周围水肿范围扩散以及渗血等可能会影响术者的判断。始终根据手术实际切除情况很重要，因为有些术后影像看起来与实际不符。

（二）顶叶内侧肿瘤

图 13-13 显示了复发的顶叶内侧胶质母细胞瘤，肿瘤大部分没有强化，由于肿瘤位于 SLF，造成患者轻度忽略行为。我们进行了顶叶内侧的分离和切除，以保护 SLF 和运动网络。

• 就如许多复发的胶质母细胞瘤的病例，设定术者要试图摆脱困境的目标是至关重要的，下面就是很好的例子。肿瘤中部有一个强化的区域，靠近 SLF，然而，T_2 序列异常信号范围很广，将肿瘤完全切除并保留神经功能的想法是不切实际的。同时，如果仅仅切除强化部分帮助也不大，而且可能会造成水肿加重。最后，如果不想根据 T_2 异常信号进行大范围切除，而且出于某些原因保留部分强化区域（当然这不是指肿瘤所有部分，而是最危险区域的部分）。为了解决这个问题，笔者制订了一个疯狂的计划，即先处理强化的部分，然后在笔者认为是合理、可行的各个方向的区域进行解剖切除。如果笔者认为强化病灶的切除很困难且危险，那么就不会行大范围的脑叶切除术。

在这个特殊病例中，笔者选择了顶叶内侧切除方式，并尽可能扩大内侧的切除范围。这将会在肿瘤前上方的运动系统和 SLF 留下 T_2 序列异常信号，但这样至少会减少内侧界和后界的强化信号。

• 患者最初表现为轻度忽略症，很容易看出其原因，因为肿瘤明显累及了 SLF 的顶支和运动网络的后部。顶叶内侧分离时最主要的是切开这两个区域进行分离，因此处理此区时应进行适度调整。

• 术后影像学结果显示了顶叶内侧的分离和解剖切除。中央后回的软脑膜可见渗血，可能含强化的残留肿瘤。这个患者对手术的耐受性良好，但是 3 个月后猝死于深静脉血栓引起的肺栓塞。

（三）枕极肿瘤

图 13-14 显示了枕极胶质母细胞瘤，患者有严重的同向偏盲。

• 这些图片揭示了两个关键的事实。第一，肿瘤位于侧脑室房部旁的视辐射内，因此视野缺损无法恢复，也不用尝试。第二，肿瘤开始延伸至胼胝体压部。如果术者在做枕叶切除术，那就没有理由

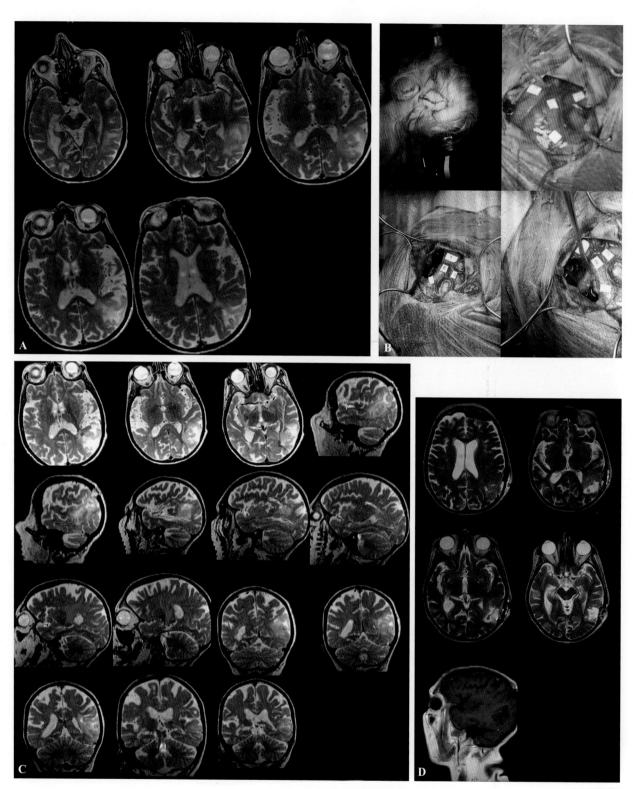

▲ 图 13-12 枕叶外侧型 WHO Ⅲ级肿瘤

A. 术前影像；B. 手术入路；C. DTI 纤维束成像；D. 术后影像

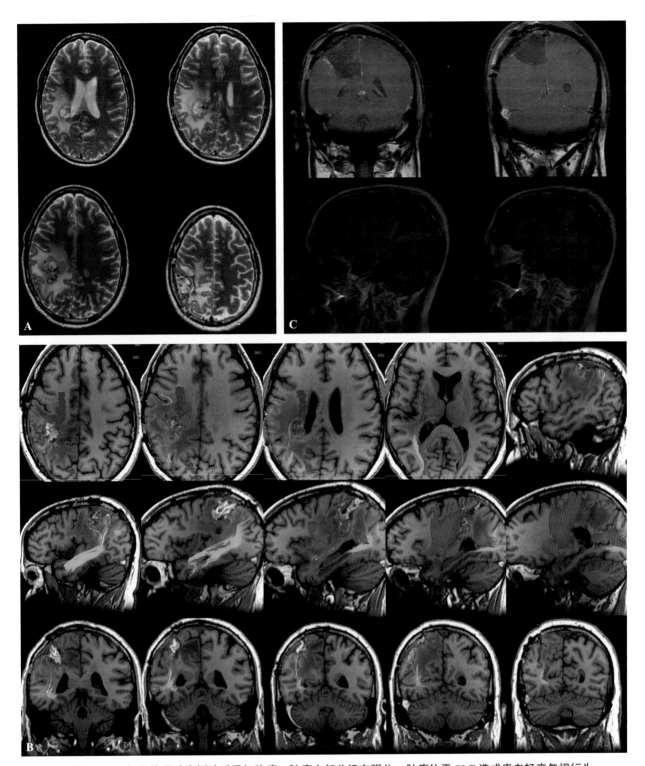

▲ 图 13-13　复发的顶叶内侧胶质母细胞瘤，肿瘤大部分没有强化，肿瘤位于 SLF 造成患者轻度忽视行为
A. 术前影像；B. DTI 纤维束成像；C. 术后影像

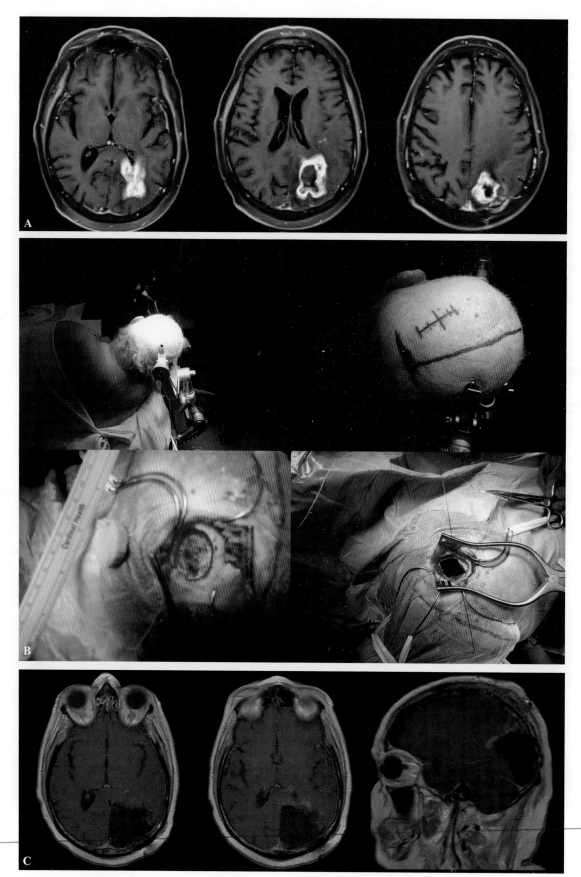

▲ 图 13-14　枕极胶质母细胞瘤，患者有严重的同向偏盲
A. 术前影像；B. DTI 纤维束成像；C. 术后影像

避开胼胝体压部，除非因为默认模式网络（DMN）而保留扣带回后部，但是肿瘤一般不会侵犯此部位。目前为止，我们还没有发现任何证据显示胼胝体压部含有与枕叶外部联系的同型连接，关键是要避免切断语义网络交通环，因为如果是左侧肿瘤的手术，这会导致命名性失语。而该传导束位于胼胝体稍靠前的部位，一般不会进入压部。

- 在这个病例中，我们要做的是枕叶切除术，所以我们的主要目标是避免侧向损伤 SLF 和语义网络，避免在顶叶切得太高。手术入路图显示了以这些切除为中心的开颅，离窦汇和静脉窦较近，所以我们可以在骨瓣下将枕尖显露出来。就如往常一样，最好不要显露静脉窦，因为仅仅显露枕尖没有此必要。

- 术后的轴位和矢状位图很好地显示了标准枕叶切除术。

图 13-15 显示了与行枕极切除术的胶质母细胞瘤相似的病例。在顶叶和 SLF 的切除与顶叶内侧肿瘤相似，但很明显侵袭性较弱。

- 这是一例转化的、放疗过的低级别恶性肿瘤，曾在外院做过手术。切除这个肿瘤的强化部分会破坏同侧的视觉系统。因此只能说，几乎没有理由去保留视觉通路，因为这里长满了肿瘤。

- 勾勒出了静脉窦和窦汇以及计划中开颅的部位。以前做这个手术时，没有唤醒患者，而如果现在做，笔者会在患者清醒状态下进行手术，以保留语义网络环的交通支。术后患者出现了部分的命名性失语，但得到了部分改善，笔者认为原因可能就是因为没有在唤醒状态下进行手术。

- 术后影像学结果显示切除情况良好。

图 13-16 显示了范围更广的枕极胶质瘤。

- 仔细分析影像图显示，该肿瘤沿着视束侵犯了丘脑和丘脑枕，同时沿着 ILF 延伸到了颞叶下方。手术以枕叶切除术为基础，最初的切口也是相似的。从侧脑室房部后方切入，可以确定肿瘤的范围，包括切除丘脑部分肿瘤，并可根据需要进入颞叶和海马区。术者在沿着颞叶长轴操作，是枕叶切除术深部的操作，建议小心迷失操作方向，因为这样容易进入到内囊和中央核心区部位。

- 手术开颅计划与标准的枕叶切除术相似。在切除颞叶内侧部分时，手术床应该旋转调整，这样侧方的大脑就不会坠入到手术通道内。

- 到达侧脑室房部和天幕缘后，只要保持在颞角内侧和下方，就可以沿着颞叶内侧继续往前进入。

图 13-17 显示了枕外侧叶胶质母细胞瘤，这个患者没有出现视野缺损。

- 此肿瘤主要局限于枕叶外侧皮质，肿瘤的深部与视辐射相邻，位于视觉处理区域。对于这种情况，术者可以详细讨论边缘切除术和病灶切除术哪个更好：笔者倾向于一个介于脑叶切除术和病灶切除术之间的折中方案。这显然是一个非常困难的决定，因为在功能正常的病例，我们希望能保留同侧视觉系统。基于肿瘤解剖边界的扩大性的切除有以下几个讨论点：①肿瘤的深度接近视辐射，无法保留功能，全切除肿瘤；②如第 6 章所述，视觉处理是一系列位点进行有序的处理，并且通过许多小的局部连接和相互连接来完成的，它们还在多阶段与丘脑进行联系，笔者认为切断链上的任意部位（尤其是早期阶段，如 V_2 或 V_3）很可能会像切断 V_1 一样造成视觉信号输入的中断，笔者不确定术者能否在不影响视觉功能的前提下切断这些网络，因为这里有一个明确的主要连接，保留它可以起到像 SLF 对语义和忽略功能保留的效果；③从长远看，尚不清楚是否可以留下视觉系统内肿瘤来保留视觉功能；④单侧视力丧失会导致视野缺损，限制驾驶行为，否则患者就可以有较高的生活质量，也不需要设想来自对侧的视觉信号输入；⑤最后，在这样的病例中，试图保留视辐射，我们可能会遇到"双输"的情况，既不能保留同侧的视觉功能，也不能很好地切除肿瘤。同样，为了功能而放弃对肿瘤的切除，通常两者都得不到，因此在权衡时我们应该意识到这一点。简而言之，笔者并不主张对所有类似的肿瘤进行枕叶切除术，特别是对于没有功能缺陷的低级别胶质瘤，通过切除视辐射增加 1%～2% 的切除率所带来的风险收益是微不足道的，现实中术者可能有能力保留视觉通路，而笔者是想概述一下这个问题中存在的冲突。

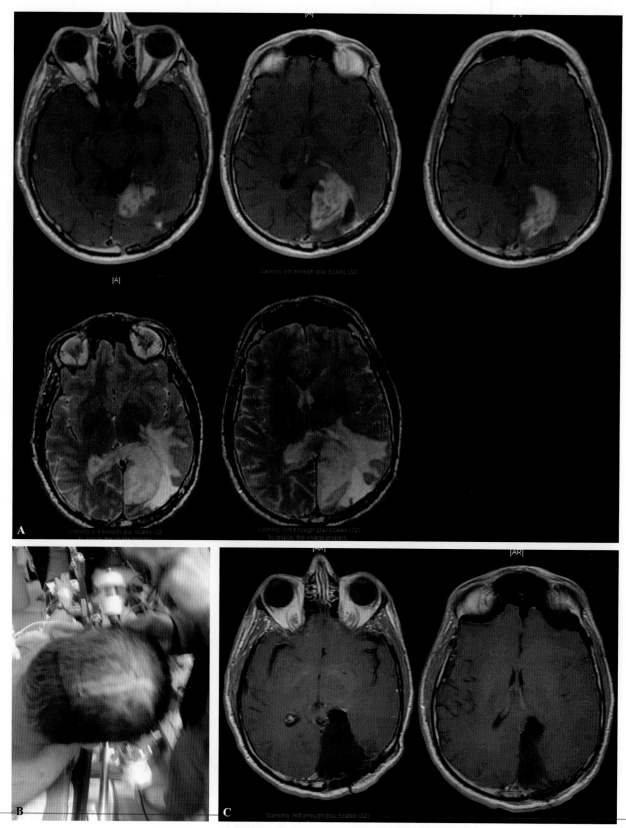

▲ 图 13–15　此图显示了与行枕叶切除术的胶质母细胞瘤相似的病例
A. 术前影像；B. 手术入路；C. 术后影像

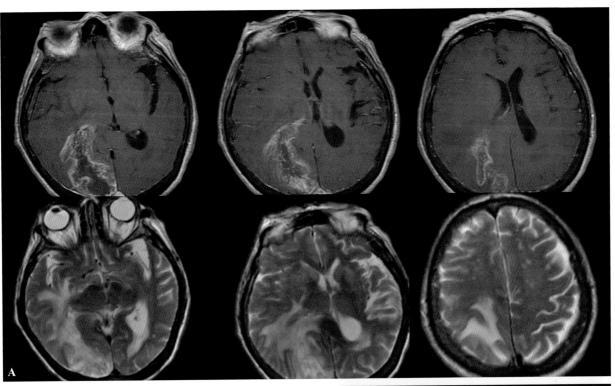

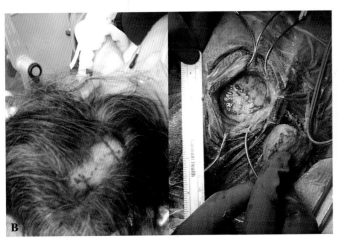

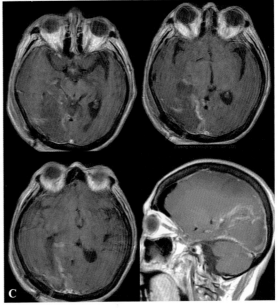

▲ 图 13-16　此图显示了范围更广的枕极胶质瘤
A. 术前影像；B. 手术入路；C. 术后影像

• 手术是具有侵袭性的，但笔者确实试图保留至少部分的视觉系统（诚然，笔者当时没有像如今这样理解）和视辐射，希望至少保留部分的视野是错误的想法（最终也没有效果）。

• 该患者早期复发，复发时肿瘤不仅在手术腔内重新生长，还沿着连接纤维延伸到了丘脑枕，这是可以预料到的。

当然，我们不能确定患者接受放射治疗是否能防止这种早期复发，我们试图去努力挽救，但没有帮上忙，特别是考虑到扩散到压部和丘脑的情况。答案永远不会像回顾的时候那样清晰，在事后看来，笔者认为自己深思熟虑地权衡了神经功能的保

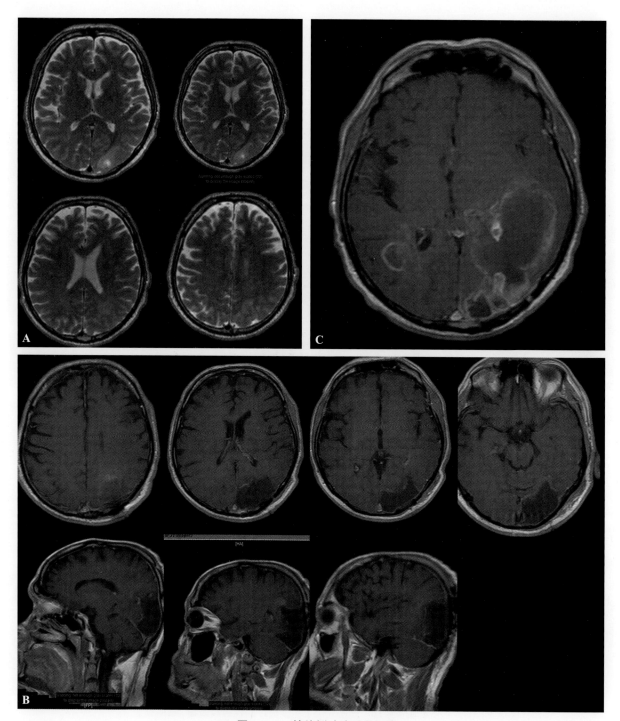

▲ 图 13-17　枕外侧叶胶质母细胞
A. 术前影像；B. 术后影像；C. 术后长期随访影像

留和肿瘤的切除，但最终两者都没有实现。

图 13-18 显示了枕叶外侧胶质母细胞瘤，向前内侧延伸到了颞顶枕叶交界区，并沿着纤维束侵犯了丘脑。未经过训练的术者可能看不到损伤语言功能的风险。然而，DTI 纤维束成像显示，肿瘤头端夹在了 IFOF 和 SLF 之间，这是相当具有挑战性的。

- 不仔细看，很容易将其视为枕叶外侧肿瘤，如图 13-19 所示，其有一系列相关问题。但是仔细观察可以发现，这个肿瘤沿着枕叶外侧通路进入深部白质，从而使许多通路处于危险之中。患者在睡眠状态时，盲目地试图将肿瘤头端找到，在没有纤维束成像情况下也有可能找到，但是如果接下来患者出现语言障碍，也不要感到惊讶。

- 在本书中，像这样的纤维束成像应该引起读者的注意。在颞顶枕叶交界区，肿瘤的头部已嵌入到 SLF 和 IFOF 之间。此外，IFOF 在相当长的一段都有损伤风险（正如我们所预期的，肿瘤开始于枕叶外侧皮质并沿着与 IFOF 大致平行的路径延伸）。这是一个很难完全切除的肿瘤，而且术后患者很难正常说话。

- 在该病例中，笔者花了几个小时耐心地把这个肿瘤从深部白质中取出。解剖切除在这里是不现实的，所以我们根据大体外观和功能信息进行切除。这涉及大量的皮质下语言捕捉，特别是在深处。笔者基于影像学图像进行了切除，很高兴尽可能多地切除了肿瘤，且患者没有任何语言问题。

（四）扣带回后部肿瘤

图 13-13 至图 13-19 显示了第一眼看上去像是复发的顶叶内侧肿瘤，然而，更仔细地观察发现，大多数肿瘤主要集中在扣带回后部。这些肿瘤沿扣带回延伸到感觉运动皮质下方，这是具有挑战性的特征。切除这些肿瘤的方式类似于顶叶内侧肿瘤（它们也常位于顶叶的这些部位，并与扣带回和顶上小叶有联系）。有了通往扣带回后部的手术通道后，笔者可以确定扣带回后部的哪些部分可以切除，而且通常可以发现这些区域的解剖改变，肿瘤可从大多数扣带回中切除。界定扣带沟是至关重要的，并且保持在扣带沟和胼胝体之间切除感觉运动皮质下方的肿瘤。术者需要监测下肢功能，因为这是主要的相关危险区域。

- 当术者第一次看到这些不常见的肿瘤时，会把它误认为是顶叶内侧肿瘤。关键是要观察矢状位图像，这会让它变得明显。同样重要的是要注意，这不仅是扣带回后部的肿瘤，它也位于顶叶内侧，甚至可以威胁到 SLF。就像岛叶肿瘤一样，扣带回肿瘤的切除也需要两个步骤。第一步是进入困难区域的标准手术入路。对于岛叶肿瘤而言，第一步是岛盖部的切除，但对于扣带回后部的肿瘤，第一步是顶叶内侧的切除。完成第一步后，接下来就可以到达更深结构的边界，并且可以看清自己的操作。术者心里要清楚地划分这些区域，否则会发现自己在完全不清楚的深腔中操作。术者可能会在扣带回中迷失方向，就如岛叶手术，需要辨认安全边界并保持在其内进行操作。

- 在该病例中，左侧向上的方向完成了 SLF（基底部）和运动区的顶叶内侧切除术。在运动网络前内侧的切除操作是很难看到的（大约在 2 点钟方向），正好位于扣带沟边界内运动网络下方数厘米区域内。

- 如果仔细观察 DTI 纤维束成像，会看到蓝色的运动纤维。这在所有序列上都能看清，尤其在矢状位，形成了一个扣带回肿瘤必须通过的通道。胼胝体的纤维束是粉色标记的，也为扣带回肿瘤形成通道。保持在这些通道区域内操作是成功的关键。

- 虽然在运动系统中仍有 T_2 序列异常信号，但总的来说这是一个很理想的切除。这个切除残腔反映了在顶叶内侧切除术后进行了扣带回肿瘤切除术。

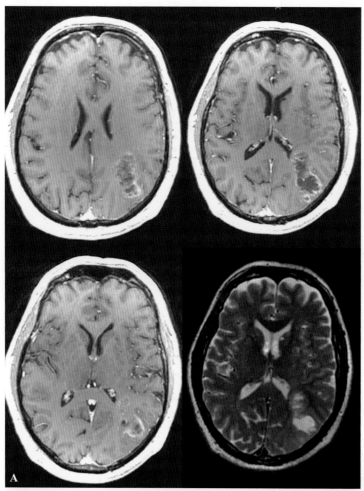

◀ 图 13-18　枕叶外侧胶质母细胞瘤，向前内侧延伸到了颞顶枕叶交界区，并沿着纤维束侵犯了丘脑

A. 术前影像；B. DTI 纤维束成像

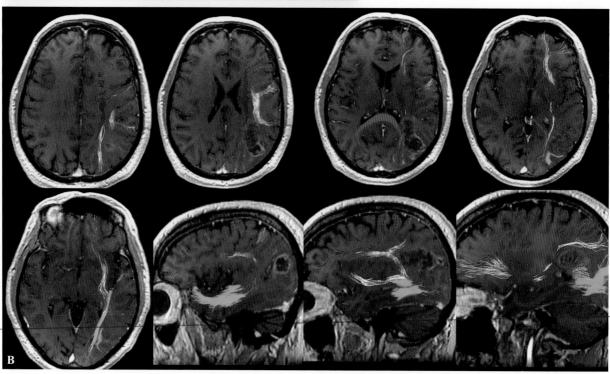

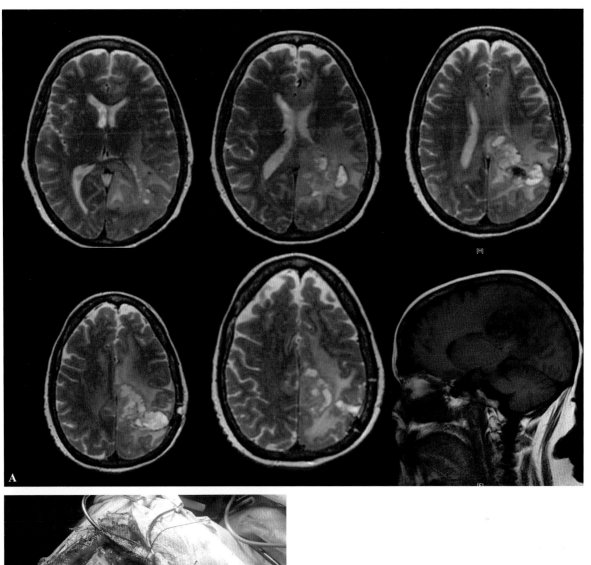

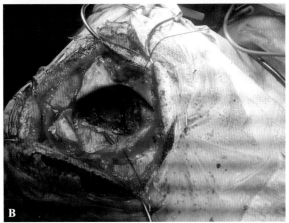

▲ 图 13-19　复发的顶叶内侧胶质母细胞瘤，肿瘤大部分未强化，因肿瘤位于 SLF，患者有轻度的忽视症状

A. 术前影像；B. 手术入路

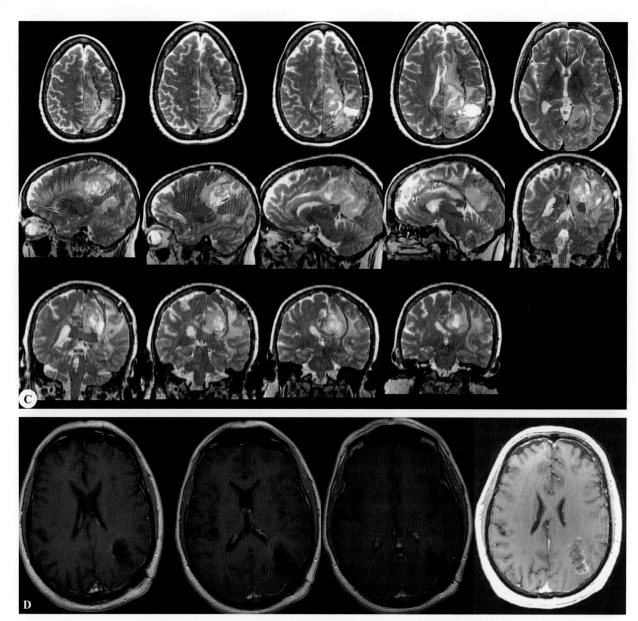

▲ 图 13-19（续）　复发的顶叶内侧胶质母细胞瘤，肿瘤大部分未强化，因肿瘤位于 SLF，患者有轻度的忽视症状
C. DTI 纤维束成像；D. 术后影像

第 14 章　难治性胶质瘤
Difficult Gliomas

一、概述

本章将探讨难治性胶质瘤。很明显，这类肿瘤手术治疗风险高，很多优秀的肿瘤外科医生都认为它们是"不可手术的"。这些肿瘤可位于大脑的不同区域，而且其解剖结构在许多方面也各不相同，以下是笔者通过观察发现的，也是笔者为什么将这些肿瘤放在同一章里讲述的原因。

● 这些病例中的肿瘤切除几乎都是病灶切除术；很少采取楔形解剖切除术（如脑叶切除术），因为这种术式在大脑的这些部位是不可取的。

● 肿瘤常被周围重要的脑组织所包绕。手术步骤不包括"破坏"阶段，因为术者经常需要处理肿瘤各个方向的基本功能区。因此，术中功能定位的结束通常也是手术结束的标志。

● 我们常不熟悉这些肿瘤复杂的三维解剖结构。我们大多数人都可以显露位于颞尖的肿瘤，因为肿瘤完全位于此结构内，但是在处理钳形肿瘤时，这些肿瘤主要自胼胝体压部走向枕叶白质内，或在丘脑操作时，需要深思熟虑来搞清楚自己的操作。许多这样的手术都需要术者根据理论知识在脑海中对解剖结构进行重建，而远不止于所能看见的实际结构。术中对解剖结构的迷失很容易带来悲惨的后果。

● 患者病情往往较重。这些肿瘤多为高级别胶质瘤，而这些部位的水肿会导致严重的神经功能障碍。这类患者的功能映射定位比较困难，也很难达到所期待的效果。更糟糕的是，很多时候在行肿瘤切除术之前，患者都经历了活检术（在被认为"不

能手术"之后）、放化疗及长期服用类固醇药物等，身体状况也已经恶化，这使得手术更加困难。术者的手术目标既需要符合实际也需要胆量。记住，唯一比因胶质母细胞瘤而瘫痪或失语更糟糕的事情就是，不仅将会因为胶质母细胞瘤的发展造成瘫痪或失语，而且会危及患者生命。

● 通常，肿瘤相关的目标纤维束是细小且不可预测的。例如，在丘脑肿瘤切除术中，对中脑的上行激活系统纤维的轻微侵犯就可以导致灾难性的后果。一个小的错误的操作步骤就可以切断运动网络或转向进入到颞顶枕叶交界处的上纵束（SLF）。

二、对此类肿瘤的常见建议

● 慢慢进行操作。允许出错的余地很小，而术中迷失方向的风险很高。通常需要切除的肿瘤体积不大，而且切除所需时间很长的也少见（这些病例切除所需时间都不像额叶切除术或岛叶切除术那样长），但重要的还是要强迫自己放慢速度，探测刺激比平时更多，根据需要改变任务，频繁地调整自己的操作方向。将肿瘤切除时间缩减 30min 是没有任何奖励的。

● 不要忽视深层的边界。如果术者正按照本书中描述的方式来处理这些肿瘤，就会发现常需要一个清晰的解剖边界来表明手术已完成。到达脑室、大脑镰或一个界限清晰的脑沟，可以帮助术者再次确认切除部分已经越过了有风险的纤维传导束。相反，这些病例的一个共同特征是永远不会有上述情况能够让术者确认肿瘤切除已完成，因为深层边界通常是白质纤维束或关键结构。如果不花时间去处

理深部边界，要么会导致切除残腔底部越界进入白质纤维束（很多时候这会是 SLF），要么会造成底部的关键结构受损。另一方面，如果术者没有积极处理深部边界，那么肿瘤切除范围可能不会让术者满意。

简而言之，这些病例会涉及深层表面白质的切开（应该考虑到神经功能），而且经常通过估计（如比较操作深度与邻近脑沟的关系等）来粗略地指导切除深度。术中笔者从不停止进行功能映射定位，直至确定所有的边界都是清晰的，特别是深部边界。然而，一旦映射定位停止，笔者就会强制自己停止处理深部边界，当然继续切除更多的肿瘤是很有诱惑力的。然而，无论保留神经功能是否重要，当患者处于睡眠状态时，就不能保证没有侵犯相关的重要脑组织。

- 在这些手术中，根据所见区分肿瘤组织非常重要。在大多数胶质瘤中，分离大脑功能区后进行良好的解剖切除是确保肿瘤满意切除的最好方法。换句话说，在残腔的中心没有残余的肿瘤。这避免了因肿瘤组织"手指样"渗透蔓延以及和正常脑组织混合不清造成不知何时停止切除的问题。

然而，在难治性胶质瘤术中切到肿瘤解剖边界是不可取的。如果我们操作的区域越界侵犯太多脑组织，将会造成毁灭性的后果。在某些病例，大脑皮质功能重组使外科手术成为可能。对于许多难治性胶质瘤，尤其是深部的肿瘤，富含肿瘤细胞的是可切除的部分，它们推移了大脑的功能区域，而在肿瘤边界上的浸润部分则是不可切除的部分。胶质瘤的肉眼组织特征在第 2 章中已描述，在这些病例中，这个特征是至关重要的，因为通常这是术者安全切除肿瘤的全部依据（例如，肿瘤组织致密且非侵入的部分）。

- 利用一些在处理简单胶质瘤时有用的概念和技术，以简化这些难治性肿瘤。许多时候，在其他病例中使用的切除方法对于这些肿瘤是有帮助的。岛叶和白质纤维束的解剖定位也有助于明确复杂肿瘤的边界，或确定深部肿瘤的手术入路。笔者直到最后一节才讲述这些肿瘤的治疗是有原因的，因为在对付这些"怪物"之前，需要打下坚实的基础。

- 处理其他部位的肿瘤。我们很容易将注意力集中在危险区域的肿瘤上，而忽略了其他部位的肿瘤。在危险的区域进行大量的操作而不去处理其他相对安全区域的肿瘤，这从肿瘤外科学角度讲是不充分的。在做类似胼胝体蝶状胶质瘤的手术时，没有理由只处理危险的部分而忽略了额叶肿瘤。同样，我们的手术目标总是尽可能少地留下肿瘤，如果只处理肿瘤复杂部分而没有最大范围切除相对安全部分，这个目标是不能实现的。

- 仔细研究 T_2 序列。详细了解肿瘤确切位置是至关重要的，这是成功的必要条件。T_2 序列可以告诉术者内囊、基底节区、丘脑相对于肿瘤的位置（它们通常不在正常位置），这对选择进入肿瘤部位的切入点至关重要。通过它还可以精确确定脑回以及血管的位置。运动区肿瘤和推移运动区的顶叶肿瘤之间的区别很大。

- 充分利用解剖学。在这些病例中术者不会获得很多解剖线索，因为这通常是从大脑中心的形状不规则肿块取出无定形组织的过程。在进行任何不可逆操作之前，必须先确定脑沟和（或）脑室的标志。

- 经常确定你的操作角度。许多手术入路的目标位置较深，而且患者头部常不处于自然位置。这两种情况都可能使术者错失前后方向，从而变向进入危险区域。影像学的引导并不能代替对解剖学良好的理解，但它在几乎没有解剖标志的手术腔内可以帮助确定操作方向，这种价值是无与伦比的。

三、特殊肿瘤的切除方法

本章之所以区别于本书其余部分内容，是因为这些肿瘤不太适合这一体系。在这章，"分离"意味着对"四周包围的肿瘤"进行切除，不存在"破坏"阶段，取出肿瘤之前，功能映射定位永远不会停止，因为最危险的是在"盲区"切除肿瘤。下面是笔者用来切除这些肿瘤的操作步骤。

（一）感觉运动区肿瘤

从运动区切除胶质瘤是令人不快的，而且有时这在短期内是没有明显效果的。然而，有两点将使这些手术的目标变得明确。

• 唯一比因感觉运动区胶质母细胞瘤而瘫痪更糟糕的是感觉运动区胶质母细胞瘤仍存在且患者出现了瘫痪。

• 运动区是冰山一角，而这冰山位置很深。注意，在感觉运动区的深处，是整个 SLF 复合体，在它的内侧下方是扣带回和胼胝体，在它的末端是基底节区、丘脑和脑干。你不觉得这会比偏瘫更糟吗？肿瘤可以自行进入这些结构。

归根结底，就像很多胶质瘤一样，"没有战争就没有和平"，没有肿瘤的控制就没有功能的保留。因此，当患者完全正常地走出医院时，我们都会为自己感到高兴，但这与我们的自豪感无关，而是因为我们为患者选择了正确的治疗策略。在这个区域，这意味着尽可能地保留运动功能，同时也尽我们所能防止肿瘤延伸到附近任何结构，通过控制肿瘤的同时减少附近区域的水肿。根据笔者的经验，这通常只有通过切除肿瘤才能实现。

（二）手术策略

正如前文解剖所阐明的那样，感觉运动系统是一个垂直方向的系统（图 14-1），与大多数网络中非丘脑投射的方向不同。它看起来像一束花：有点圆锥形，靠近枝杈的顶端变宽。在前文中，我们切开方向平行于这些纤维，在冠状面又与中央前沟或中央后沟平行，以保护运动网络系统，以及它们与

小脑、基底节区、丘脑和脊髓的连接。

当我们为位于感觉运动系统中的肿瘤制订手术计划时，应该把这个区域视为一个网络，并尽可能少地离断网络系统。首先要明确受累的脑回。例如，如果肿瘤从后方侵入运动皮质，术者就不能错误地从前部进入肿瘤部位，因为这样将会遇到辅助运动区（SMA）或前运动皮质区（PMA）系统功能障碍的问题。同样，后路入路切除靠前部的肿瘤，不仅破坏了运动规划的感觉和视觉输入，而且可能在此过程中穿过下行运动纤维（图 14-2）。

DTI 纤维束成像是至关重要的。正如在讨论网络系统时多次提到的那样，如果切断运动皮质的纤维，那么保留运动皮质并没有什么好处。这些皮质细胞可以被肿瘤推移或浸润，当它们与肿瘤紧密相连时，通常无法处理这些肿瘤。同样重要的是，SLF 在感觉运动系统下方走行，这是切除范围的深部界限。需要注意的是，如果忽略了 SLF（或者不切除肿瘤，导致这些纤维束受损），就会使偏瘫的患者新增忽略症或失语症。

最后，手术目标很重要，它们应该推动手术决策的实施。有时谨慎的切除可以让患者重获某些神经功能，但并非总是如此。然而我们不希望成为虚无主义者，并应该实事求是，努力把每个患者置于我们所能做到的最好的情况下，即使这种情况仍然很糟糕。

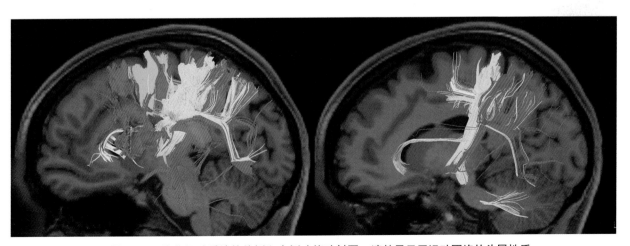

▲ 图 14-1　这些运动系统的外侧和内侧功能映射图，清楚显示了运动网络的头尾性质

这个网络的皮质部分是盒状的，这些网络在脑干顶部形成花束状，这是下行和上行的纤维。在这个网络周围操作意味着首先要在冠状平面上进行操作，并保护这个平面的组织

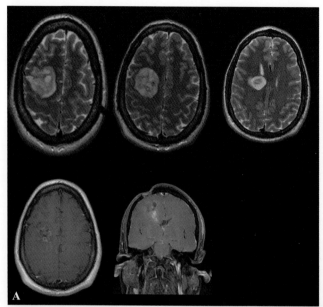

◀ 图 14-2　这个病例描述了从正确的一侧进入感觉运动区胶质瘤的重要性。这是一例经典的胶质瘤，肿瘤将运动辅助区（SMA）和运动区皮质分开。从图中可以看出，在充分尊重和保护网络系统的前提下，可以将肿瘤切除且不伴任何神经功能障碍，这主要是因为术前仔细研究了运动网络系统

A. 术前影像；B. DTI 纤维束成像；C. 术后影像

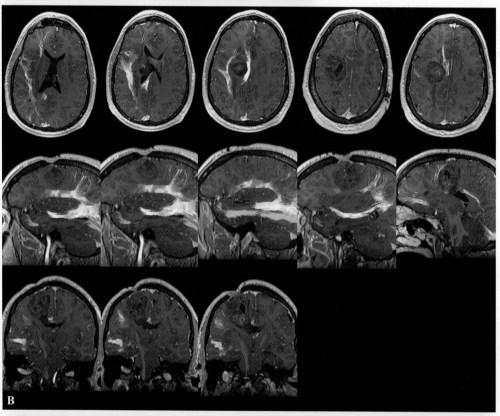

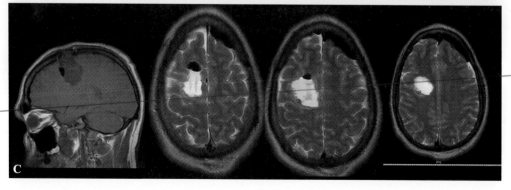

（三）手术计划执行情况

感觉运动区下部的胶质瘤

首先需要注意的是，感觉运动区下 1/3 部（岛盖部）肿瘤的切除相比运动和感觉皮质其他部分的肿瘤切除要简单。面部和嘴部不仅是由双侧中枢支配和相互补偿的，而且它们不像支配手运动的皮质那样直接覆盖下行的皮质脊髓束。此外，岛叶皮质可作为一个关键的深度测量标志（图 14-3），因为通过它可以估计 SLF 的大致深度，以及下行运动纤维的主干（它们正好位于 SLF 的内侧）。皮质功能映射定位可以明确网络中的关键部位，但在感觉运动区下部难治性胶质瘤中，笔者倾向于更积极的手术方式，如果有必要，可以切除单侧嘴部 / 面部的运动和感觉功能区，并且如果 SLF 在深部保留完好，语言功能将得以长期保留（图 14-4）。

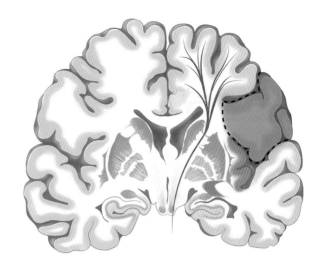

▲ 图 14-3　岛叶作为关键的深度解剖标志，为下行运动网络和 SLF 等重要结构的深度提供了很有帮助的参考。在许多位置较深的感觉运动区胶质瘤（以及稍后讨论的 **TPO** 交界区肿瘤）中，了解岛叶的位置可以在没有解剖特征的部位帮助术者保持操作方向

步骤 1：如图示方向向下操作，找到外侧裂软脑膜

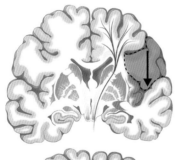

步骤 2：如图示方向向内操作，直到找到岛叶脑沟

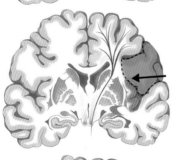

步骤 3：逐步向下切除到达切入点

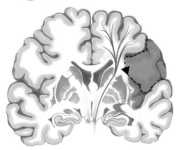

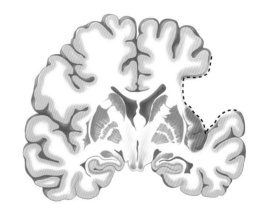

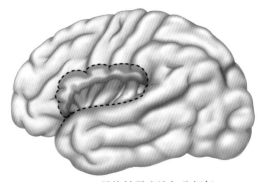

最终结果应该与此相似

▲ 图 14-4　这些图像显示了切除位置较低的感觉运动区胶质瘤的操作方法。在皮质功能映射定位后，第一步是向下切除岛盖皮质至侧裂，这有助于找到岛叶。最后，危险又关键的一步是向上切除，在皮质功能映射定位辅助下尽可能地切除肿瘤。当到达岛叶的深处时，肿瘤就会转向下与岛叶相连，这样就最大限度地减少了进入 SLF 或下行运动纤维的机会

感觉运动区下部的肿瘤切除从皮质功能映射定位开始。通常最好是寻找自发的运动和感觉，因为这很容易找到而且对确定运动前区很有帮助。除此，还需要寻找 SLF 功能区域（如言语及忽视功能区），因为它们在整个感觉运动区域都有值得注意的涉及点。运动区的功能映射定位也可用于在开始切除之前明确神经网络。

当我们制订好了总计划，这些肿瘤的切除就从软膜下受累的脑回开始。第一个目标是找到并保留所有出自侧裂的动脉（它们很可能到达重要区域）。通过切除这些动脉周围的脑组织，可以提供宽松的空间，并且可使它们不再挡道。最终的目标是切除岛盖部，沿着侧裂显露岛叶，因为这是这些手术的关键解剖标志。

当明确了岛叶及其方向，笔者就把注意力转向上方的切除，这是手术中的关键一步。肿瘤与感觉和（或）运动区的其余部分的分离是在矢状面上经过脑回进行的，这种切开方式具有一定侵袭性，并与最初的操作轴向成直角（换句话说，不要试图太快地走捷径到达岛叶）；然而，术者必须意识到这是一个危险的切口，有可能损伤 SLF 和运动纤维，因此功能方面的考虑通常会让你偏离理想路径。

到了这一步，笔者将受累脑回的前后界软脑膜轮廓化（在这个区域受累的脑回很少超过 1~2 个脑回），并在矢状面将所有切口延伸至岛叶外侧的肿瘤深部边界，取出这一块肿瘤，在没有岛盖部的区域可以清楚地看到肿瘤深部边界。接着，只要运动纤维和（或）SLF 功能纤维允许，笔者会从各个方向逐渐进入肿瘤深部边界。如果测试部位没有重叠（例如，手任务用于测试右侧忽略功能区与主要纤维束有无重叠，而言语和手的功能区重叠较少），那么术者需要经常来回测试，以防遗漏重要区域。岛叶作为关键解剖标志，时刻提示着 SLF 的位置。

四、典型病例分析（一）

图 14-5 显示了运动皮质下方的低级别胶质瘤，手术相对简单，切除后无神经功能缺陷，因为术中

功能测试提示面部运动功能区域在运动区靠上的位置。

- 通过追踪和确定由额上沟和中央前沟组成的直角，并用"把手"（hand knob）作为标志，如果沿着这个肿瘤向下探查，可以看到这个肿瘤主要位于面部 / 舌部运动皮质。这里最需要注意的是冠状位，它显示肿瘤沿着 U 型纤维进入岛叶上部的环状沟。基于功能映射定位处理 U 形纤维的顶部，在运动带所选的切口应该尽可能靠上，以清楚地看到岛叶环状沟。将岛叶作为深度标志，所以我们需要知道它的位置。

- 面部运动区位于切口的顶端（在冠状图上可以清楚地看到）。这个切口向下移位了，实际上低估了其高度。在这个病例，我们不认为牺牲同侧面部运动区会是理想的切除方式。

图 14-6 显示了感觉区下方的胶质母细胞瘤。

- 这可能看起来像是运动区肿瘤，但仔细分析 T_2 序列发现它位于感觉区，并向前稍微推移了运动区，而肿瘤强化的部分能够被完全切除。

- 肿瘤切除前后的术中图像显示了切除的深度，以及开颅不久后脑沟变形的程度。可以看到深部的活检位置，这是在功能映射定位后显微镜下进行的，以确保岛盖部动脉没有损伤。

- 这类肿瘤的典型特点是，SLF 和运动纤维沿着肿瘤的深部边界走行。观察冠状位就会发现，在感觉运动区外侧肿瘤中，岛叶作为深度测量标志的重要性，而且 SLF 和运动纤维永远不会位于岛叶表面的外侧。

- 在感觉运动皮质位置更靠上的区域有 T_2 序列异常信号，但在这样的病例中，这是一个令人满意的结果，特别是考虑到患者之后的神经功能是完好无损的。

图 14-7 是一个典型的弥漫浸润性的低级别胶质瘤病例，占据了感觉运动区的下 1/3 以及额下回（IFG）后部。令人惊讶的是，整个皮质表面没有任何功能，因此我们能够切除肿瘤直至遇到深处 SLF，此处有肿瘤残留。尽管对肿瘤进行了积极的切除，但患者术后没有出现神经功能障碍。

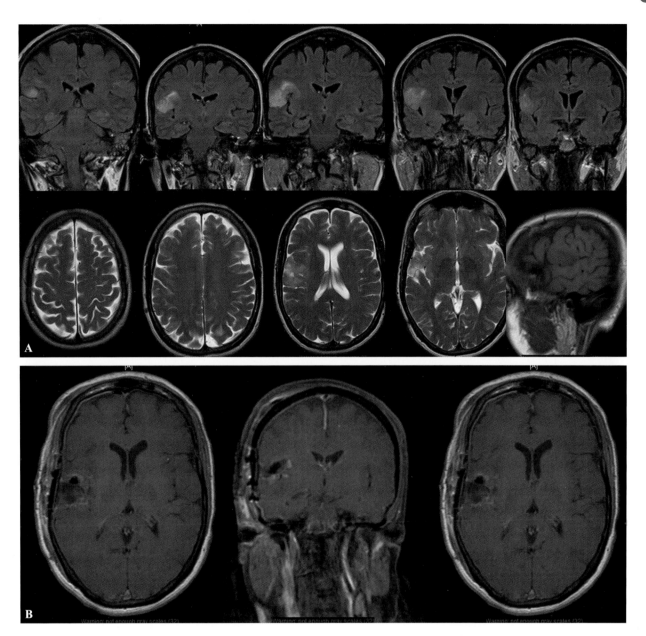

▲ 图 14-5　此图显示了相对简单的运动皮质较低位置的低级别胶质瘤，由于功能映射定位显示面部运动功能在运动纤维区上部，切除后患者无神经功能障碍
A. 术前影像；B. 术后影像

• 这是位于运动区和感觉区的范围广泛的肿瘤，已威胁到语言网络。最大的手术风险来自肿瘤深部，几乎延伸到了脑室。请注意，这个肿瘤似乎有一个密度较高的区域（预期中可能是非浸润性的）和一个密度较低的区域（可能是浸润性的）。我们应该非常关注肿瘤的侧方部分，因为它靠近关键的神经纤维束。

• 毫不奇怪，SLF 和运动纤维束贴在了肿瘤的深部。简而言之，它们也无法逃脱。而鼓舞人的是，SLF 的额支、颞支和顶支，以及 FAT 似乎没有穿过肿瘤，而是绕行。我们不能假设这个肿瘤内没有与这些纤维束相关的区域，因为目前 DTI 还不是那么精确，因此不应该跟随它"跳悬崖"。纤维束成像技术显示的是"公交车路线"，而不是所有的"车站"。但它还是很有前途的，应该用于研究对这种肿瘤进行积极性切除的可能性。

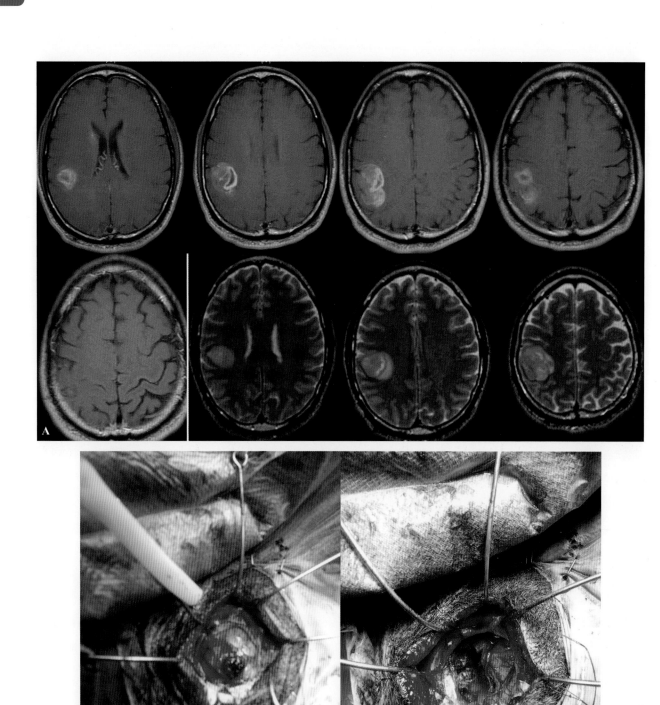

▲ 图 14-6　此图显示了位于感觉区位置下方的胶质母细胞瘤

A. 术前影像；B. 手术入路

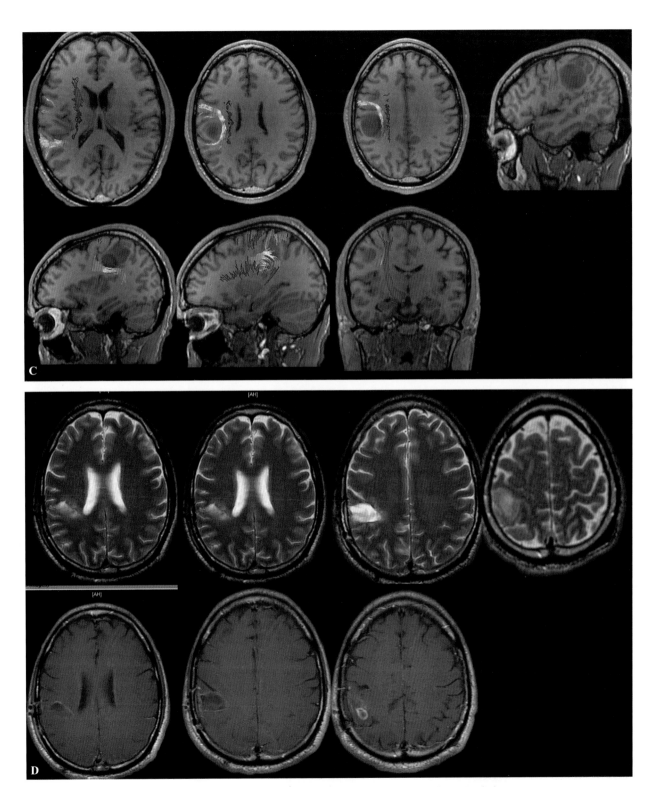

▲ 图 14-6（续）　此图显示了位于感觉区位置下方的胶质母细胞瘤

C. DTI 纤维束成像；D. 术后影像

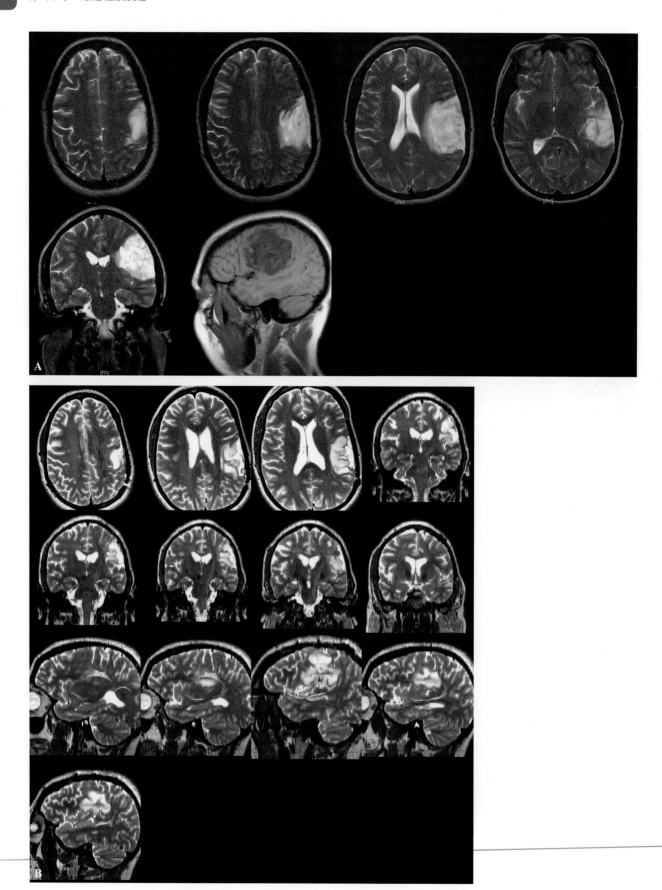

▲ 图 14-7 弥漫浸润的低级别胶质瘤，占据了感觉运动区的下 1/3 及额下回（IFG）后部

A. 术前影像；B. DTI 纤维束成像

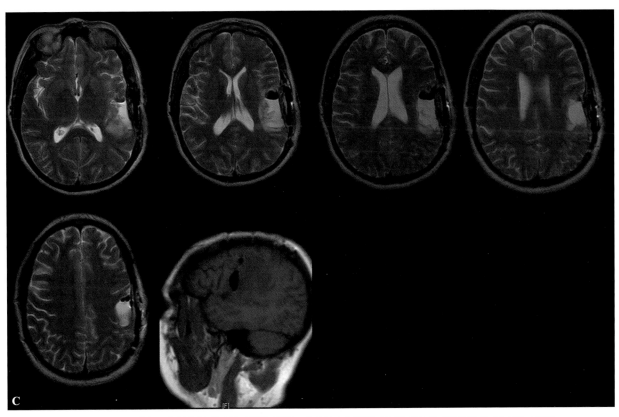

▲ 图 14-7（续）　弥漫浸润的低级别胶质瘤，占据了感觉运动区的下 1/3 及额下回（IFG）后部

C. 术后影像

• 在此病例中大脑功能重组是显著的，而无神经功能后遗症的积极性切除是可以实现的。我们在 SLF 中留下了一层肿瘤，除此之外，其余受肿瘤累及的大脑部分是无功能的。

感觉运动区中部和内侧的胶质瘤（图 14-8 至图 14-10）

这是一个更大的问题。这些区域覆盖在下行的运动纤维上，而 SLF 在长轴贯穿于这些区域的下方。此外，若损伤手和下肢运动功能皮质就很难从对侧得到补偿。有趣的是，这些特征使切除变得简单：可以方形或圆形切除，无论皮质功能映射提示什么，SLF 位于深层边缘。术者应该假设在各个方向都被包围了，即使皮质功能映射测试提示情况并非如此。以下是几个观点。

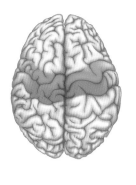 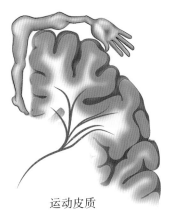 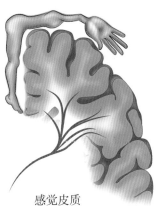

运动皮质　　　感觉皮质

◀ 图 14-8　此图显示，在许多感觉运动区内侧或中部胶质瘤中，上肢和下肢功能都处于危险之中，在功能监测过程中需要频繁切换以测试这两种任务

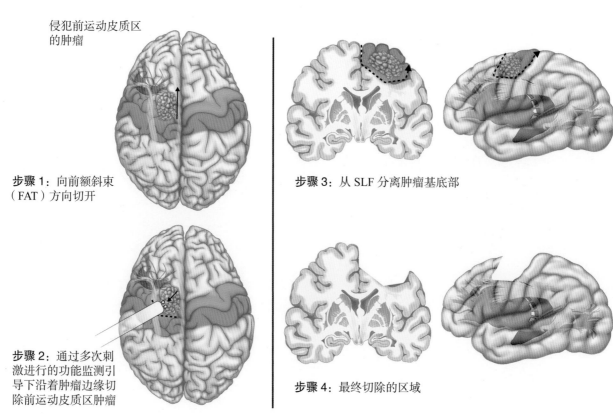

侵犯前运动皮质区
的肿瘤

步骤 1：向前额斜束
（FAT）方向切开

步骤 2：通过多次刺
激进行的功能监测引
导下沿着肿瘤边缘切
除前运动皮质区肿瘤

步骤 3：从 SLF 分离肿瘤基底部

步骤 4：最终切除的区域

▲ 图 14-9　此图显示了经前方入路切除中 / 内侧感觉运动区胶质瘤的步骤。关键步骤是找出运动规划区和运动区，然后慢慢地接近它们，并从中寻找肿瘤。当背侧切开完成后，下面的切口就是将肿瘤从其深部边界 SLF 附近切出来

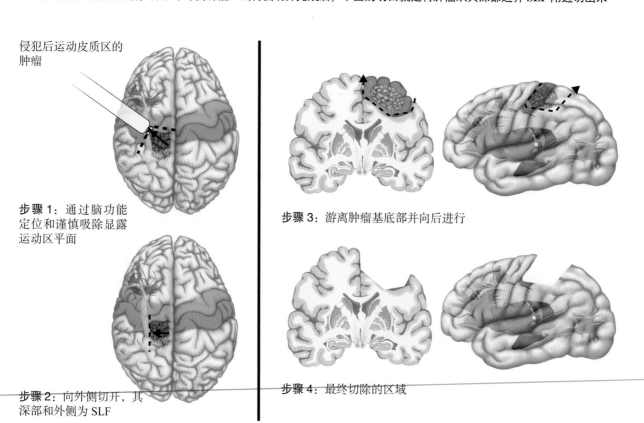

侵犯后运动皮质区的
肿瘤

步骤 1：通过脑功能
定位和谨慎吸除显露
运动区平面

步骤 2：向外侧切开，其
深部和外侧为 SLF

步骤 3：游离肿瘤基底部并向后进行

步骤 4：最终切除的区域

▲ 图 14-10　此图显示了从后方入路切除感觉运动区中部 / 内侧胶质瘤的步骤。这一区域的关键考虑因素是四肢的感觉输入，在向前进行操作时应该同时进行功能监测

• 通常下肢和上肢的功能都处于危险中（图 14-8）。在切除过程中术者应该经常改变方向，以确保上肢和下肢功能时刻受到监测。如果同时监测两个功能，则可能不会使患者同时执行运动和命名功能，因为敏感度会降低（它不会同时激活两个系统）。

• 皮质功能定位和 DTI 通常可以让术者知道这些神经纤维束在解剖学上是否相连，如果是，可以提示具体位置。它们可能是无功能的，特别是 SMA 或前运动区已被破坏时，但它还是可以帮助术者判断哪个方向的（前方或后方）入路是最好的。

• 如果不清楚从哪一侧入路进入，选择顶侧通常更好，因为这样保留了运动规划区及其与运动带的连接，还有一些恢复的希望，尤其是从顶上小叶切除肿瘤时。有时候选择与 SLF 平行的较长的手术路径比直接穿过运动皮质要更好。而有时，选择进入运动皮质的短路径也是正确的。

• 虽然经脑沟入路到达这些肿瘤可能看起来非常漂亮的，但要记住，这些不是转移瘤或海绵状血管瘤，因此有些经脑沟入路不仅不合适，而且从最大限度地减少对运动系统的损害来讲也是不正确的。中央沟和顶内沟不是无神经性裂隙，而是皮质和白质，它们是大脑功能网络的重要组成部分。正如笔者反复表示，胶质瘤是一种独特的疾病，经过大脑的一条"聪明"的手术途径通常比一条"漂亮"的途径更好，后者虽然避免了侵犯大脑，但提供了糟糕的或易迷失的操作角度，或功能保留的情况很糟糕。

• 请记住，SLF 走行于切除范围的深部边界。

• 不要沿着运动区肿瘤进入胼胝体，因为患者需要尽可能获得对侧的信息传入。

• 如果能保留 FAT 和运动计划网络，患者就有希望恢复一些功能，尤其是对于仅限于运动皮质一小部分的肿瘤。

五、典型病例分析（二）

图 14-11 显示了一例运动前区内侧胶质瘤的典型前路手术入路。病灶的强化程度低估了这个经过贝伐单抗治疗的肿瘤。请注意，在皮质功能映射监测的允许范围内，切开方向是垂直的，并且平行于感觉运动系统的方向。

• 与其他病例一样，术前的影像显示了这是一例很复杂的肿瘤，而确定手术目标是至关重要的。增强始于 SMA，似乎是沿着下行的运动纤维走向基底节，累及了运动前区和 SMA 的大部分区域。我们的目标是根据功能解剖学进行额叶后部类型的离断，并尽可能更大范围地切除 T_2 序列异常信号区域。值得注意的是，患者术前存在肿瘤导致的明显无力症状，但不是偏瘫，下肢比上肢肌力更弱。我们的目标是尽我们所能保留功能，并认识到如果没有积极的干预，他的运动功能预后会很差。

• 沿用原先活检术的切口，并与切除方向平行。切除后的图像显示，切口非常不规则且复杂，这是因为需要明确合适的安全手术路径，切除方向需与运动计划系统相平行，此系统在冠状面上可能相当复杂。在这些病例中，皮质下缓慢且仔细地剥离是至关重要的。

• DTI 纤维束成像快速地显示出患者运动功能问题的性质。FAT 不再进入 SMA，这很可能是因为已经被肿瘤侵犯了，或者在活检时损伤了，但至少在纤维束成像中很难再显示了。运动系统围绕肿瘤向外展开，皮质脊髓束的一段已被推得相当靠前。由于水肿，在这个肿瘤中我们已经看不到实际上存在的一些联系。另外，肿瘤似乎正在越过中线，但实际上这只是同侧中线附近的额叶在大脑镰下疝出。冠状位上显示胼胝体基本上没有受累，只是被肿瘤所推移。

这名患者在就诊时有一种迷糊的感觉，笔者见过许多晚期的胶质母细胞瘤患者看起来就像这样（这位患者在外院完成 6 个月的放射治疗后来到我们这里寻求治疗意见，当时他的病情比最初就诊的时候严重得多）。虽然他反应灵敏、善于交际、能遵嘱活动等，但他并不是谈话的主导者，他是被动的。笔者认为发生这种情况的原因有很多，包括疲劳，但像他这种情况，笔者怀疑很大程度上是因为如图中所示的默认模式网络（DMN）和扣带回的受损。

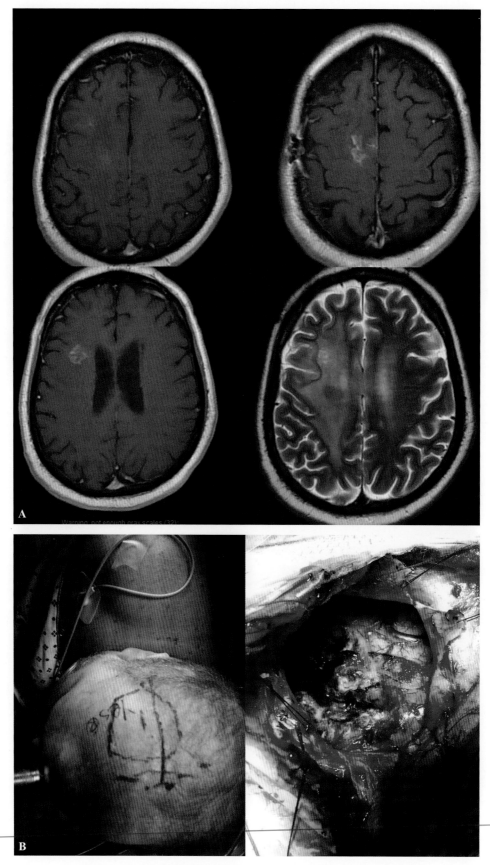

▲ 图 14–11　经典型的前入路行肿瘤切除术的一例运动前区内侧胶质瘤

A. 术前影像，B. 手术入路

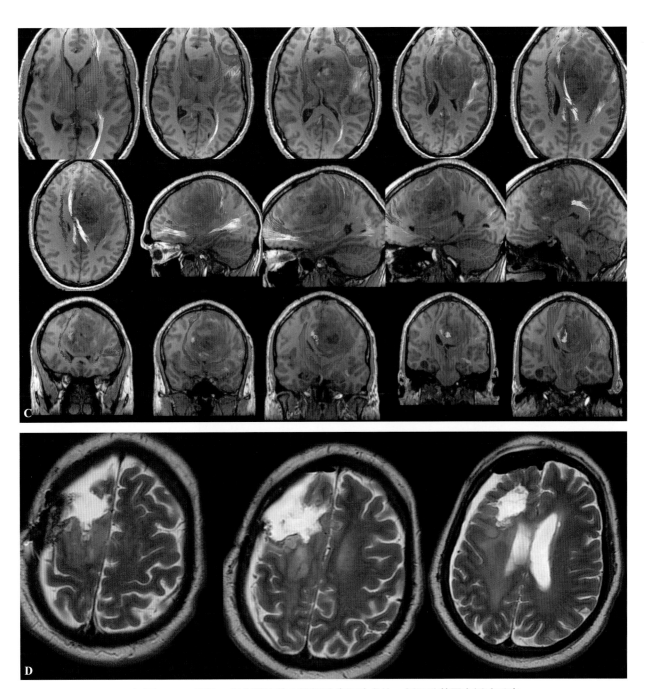

▲ 图 14-11（续）　经典型的前入路行肿瘤切除术的一例运动前区内侧胶质瘤

C. DTI 纤维束成像；D. 术后影像

• 我们进行了积极的切除，且没有使患者神经功能恶化；但是，在约 3 个月时患者出现残腔边缘的肿瘤复发，这时他糟糕的神经功能状况使我们一致决定不再给予进一步治疗。这个病例强调的一件事是，如果可能的话，需要尽早控制这些肿瘤。如果患者在开始积极治疗之前的好几个月里没有叠加的脑水肿和类固醇毒性，那么患者后续的治疗将会更容易进行。笔者试图积极治疗所有寻求帮助并了解风险的胶质瘤患者，而且毫无疑问，如果能及早接触这些患者并从一开始就积极治疗，我们会更有成就感。

图 14-12 显示了横跨运动区和辅助运动区（SMA）的胶质母细胞瘤，患者表现为偏瘫。尽管他不能够参与运动区的测试，但我们通过直接刺激来识别和保留运动皮质和下行运动纤维，同时切除肿瘤的强化部分。术后第 1 天，患者改善到 4 级水平，但他的运动功能只保留约 6 个月的时间，然后就被肿瘤破坏了。

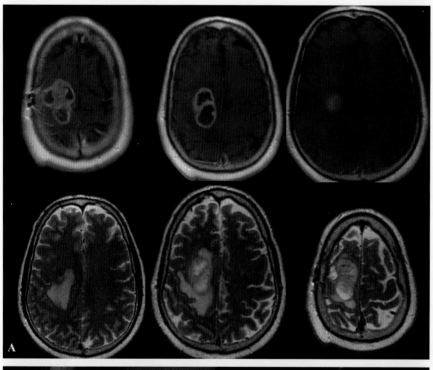

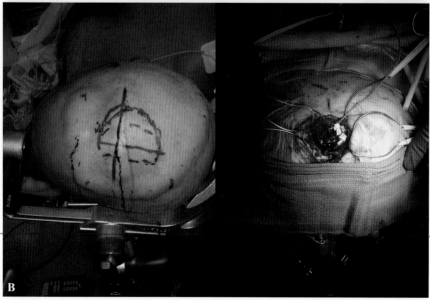

◀ 图 14-12　一例横跨运动区和 SMA 的胶质瘤，患者主要临床表现为偏瘫
A. 术前影像；B. 手术入路

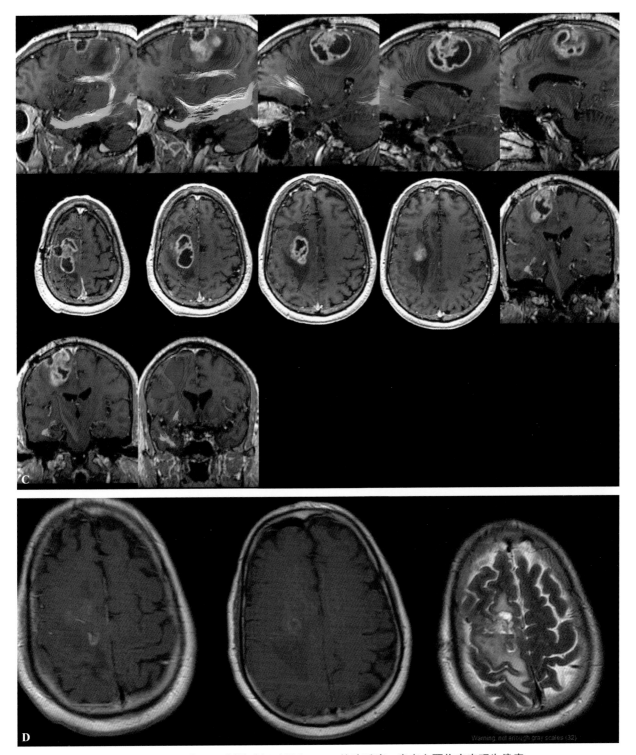

▲ 图 14-12（续）　一例横跨运动区和 SMA 的胶质瘤，患者主要临床表现为偏瘫

C. DTI 纤维束成像；D. 术后影像

• 肿瘤的强化部分一如既往的小于 T$_2$ 序列的异常信号范围，而 T$_2$ 序列异常信号范围大部分位于运动区，过于追逐此区并不值得。虽然 T$_2$ 序列上信号改变的范围比之前的病例要小，但考虑到更多部分处于靠后的位置，我们决定做病灶切除术，因为前部分的切除会在 SMA 区域内，而不是真正位于 T$_2$ 所显示的区域内。

• 因为肿瘤的切除与上一例病例相似，所以切口看起来也相似。当打开硬脑膜时，肿瘤清晰可见，标记物所显示的是通过皮质刺激可引起运动反应的区域。我们使用这项技术来明确边界，并初步切除了异常区域。

- DTI 纤维束成像显示了有趣的图案：肿瘤位于 SMA 和 FAT 复合体以及运动区之间。患者在病灶切除后恢复功能的事实表明，运动区和 SMA 之间的关键连接不是通过 U 形纤维。

- 切除范围仅限于强化区域，但以此为目标，术后扫描结果看起来很好。

图 14-13 显示了在外院手术的运动前区胶质母细胞瘤的病例，该患者在肿瘤切除后立即出现偏瘫，偏瘫仅恢复到上肢的 0 级和下肢的 3 级水平。DTI 检查显示，尽管选择的进入点在前方，但肿瘤的切除移向了下行运动纤维束所进入的皮质下白质中。利用我们的标准技术，在二次手术中成功保留了患者残留的神经功能。

- 这些图像有很多要点。首先，注意强化部分主要在前运动皮质区域，并延伸到深部白质。笔者推测肿瘤可能沿着运动前区的神经纤维通往基底节区（如图 6-4 所示的病例）。肿瘤的主要中心位于额下回和岛盖部。其次，在明确肿瘤性质以及治疗效果会如何的过程中，这些病例存在共同的问题。假设肿瘤周围的 T_2 序列异常信号通常是肿瘤组织的前提下，笔者会尽可能地处理肿瘤周围边缘，如果功能上允许的话，通过切除周缘的肿瘤从而将肿瘤负荷减少到最低的合理水平。

最后，前一次手术中皮质的进入路径大致始于运动前区，在传统的大脑皮质优先的观点中，这应该足以避免出现运动功能问题。但详细的检查清楚显示，之前的切除范围继续向内侧和下部延伸可进入运动网络，甚至进入基底节区，而且容易被误认为是肿瘤（这些组织看起来很相似，如果术者不能确定自己操作的位置，并且可能就在基底节区附近时，术者不会联想到基底节区）。术中处理皮质下部分时，如果患者处于睡眠状态，或者术者的操作角度发生了偏移，上述情况是很容易发生的。令人惊讶的不是采用"安全的"前路进入点的病例出现了运动问题，而是这类病例在术后相关的功能得到

了改善。

- 在左侧图片中，大脑皮质功能映射定位已经完成，而右侧的侧裂在图片中的 12 点位置，略低于骨瓣。脑回明显增大和扭曲。前方两个小的部位表示运动前区，我们在此区发现了负性运动事件（即冻结），可能代表了运动规划区域。再靠后的标记表示运动带的解剖位置中发现面部的正性运动部位。在此之后，我们进行了复杂的额叶外侧分离。FAT 在肿瘤的内侧（即深部）表面走行，可能会参与患者的运动功能，这是必须考虑到的一点。所以冠状面上的操作必须平行于这些位置，以遵循运动系统在冠状位方向的走行。肿瘤的切除必须深入到岛叶水平，但应该保留 IFOF。无论如何，这些步骤最终是相同的：软膜下切除岛盖部并找到岛叶的位置，保护动脉，切开运动前区域，确保切割方向与脑沟方向大致平行，继续向上切开，然后分离深部边界，以游离和切除肿瘤。

- DTI 纤维束成像清晰显示在之前的手术中已经进入 SLF 和运动纤维，尤其是在轴位图像上。FAT 也可能被部分切除，只有少量的纤维将 SMA 连接到前运动皮质区，冠状位图像显示原先切除部位的纤维束也汇入了此区。对笔者来说，解释以前受损的大脑网络还是很困难的，而且不清楚它们是如何恢复的，但笔者对这个病例的假设是，患者的恢复是 SMA 类型综合征导致的结果，而永久性功能缺陷是由于下行运动纤维的部分横切所造成的。笔者认为根据此假设，试图保留所有剩下的 FAT 和 SLF 可能是明智的做法，因为它们可能包含一些交叉的 FAT 纤维或者某种机制，用于重新连接这个区域，使患者能够自行恢复运动功能。在这个病例中，笔者认为这可能解释了前运动皮质区的反应更明显的原因：在这种损伤的背景下，比正常情况下更多的运动前区监测可能是有必要的。

- 我们进行了积极的切除，但重要的是要将术后冠状位的结构与 DTI 纤维束成像进行比较，注意观察深部切除与残余 FAT 纤维束的关系。此患者没有因为此次肿瘤切除而出现新增的运动功能丧失。

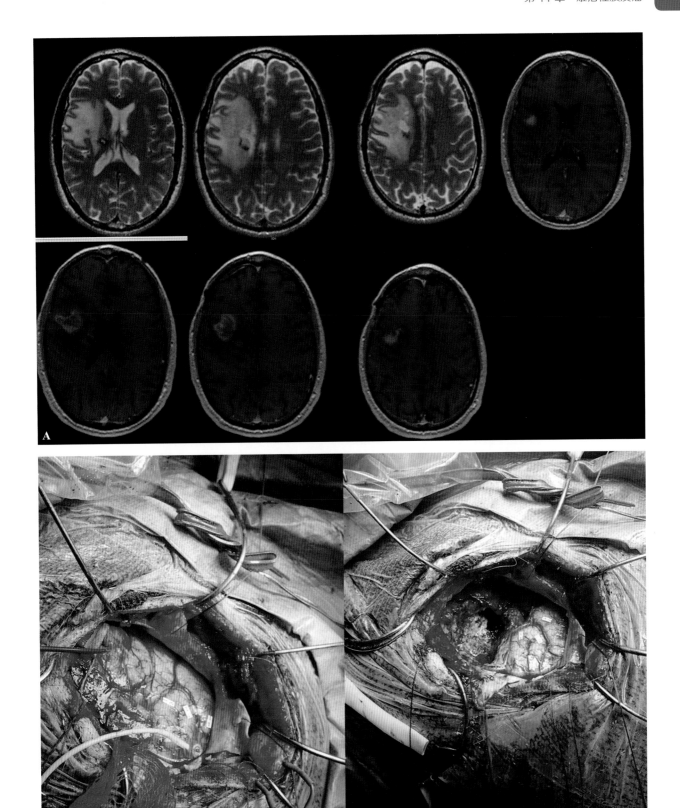

▲ 图 14-13 此图显示了在外院手术的运动前区胶质母细胞瘤的病例，该患者在肿瘤切除后立即出现偏瘫，偏瘫仅恢复到上肢 0 级水平和下肢 3 级水平

A. 术前影像；B. 手术入路

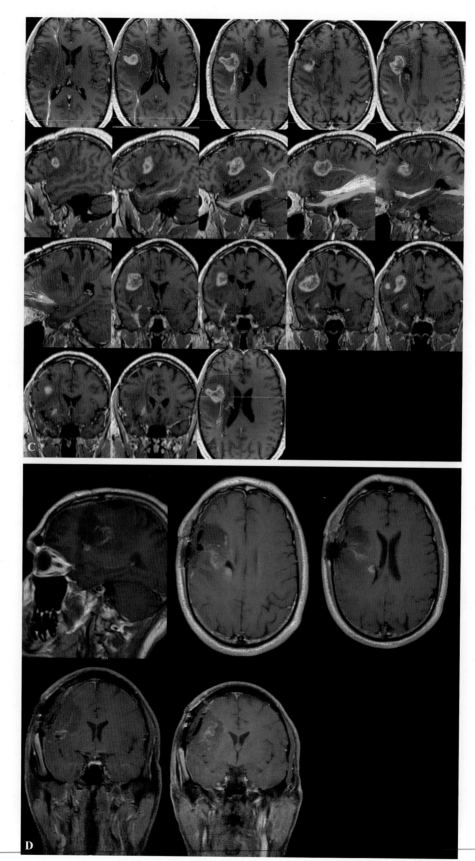

▲ 图 14-13（续）　此图显示了在外院手术的运动前区胶质母细胞瘤的病例，该患者在肿瘤切除后立即出现偏瘫，偏瘫仅恢复到上肢 0 级水平和下肢 3 级水平

C. DTI 纤维束成像；D. 术后影像

图 14-14 显示左侧运动前区肿瘤。这种肿瘤需要额外关注语言功能的保留问题，以及触发语言功能所需的 FAT/ 交叉 FAT 纤维的保护问题。

- 如图所示，该患者曾在外院接受了病灶切除

术，并在完成放化疗后 3 个月内肿瘤复发。我们打算再次行肿瘤切除术，更好地处理肿瘤边缘，包括 T₂ 序列的异常信号区域，并希望可以提高患者对药物治疗的反应机会。

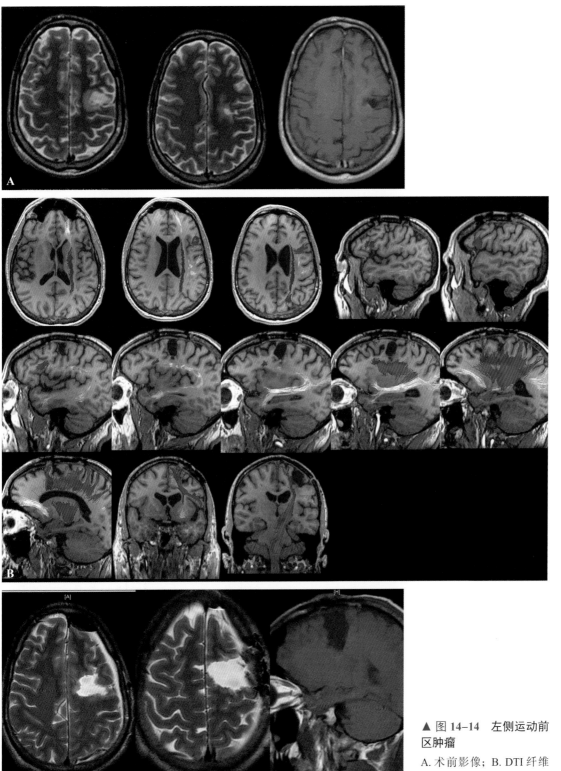

▲ 图 14-14　左侧运动前区肿瘤

A. 术前影像；B. DTI 纤维束成像；C. 术后影像

• DTI 突出了这种病例的复杂性。首先，和以往的病例一样，肿瘤分开了 SMA/FAT 复合体和运动区，使这个系统的两个方面都处于危险之中。SLF 在深部和侧部切除时都有风险。甚至对默认模式网络（DMN）也有潜在风险。因此对于少量肿瘤的切除也需要大量的操作。

• 术后扫描显示我们进行了积极的切除。患者在开始时语言有一些问题，但除此之外，其他神经功能正常，能从事全职工作，在手术后 2 年内没有复发。

六、颞顶枕叶（TPO）交界区胶质瘤

这些肿瘤迫使我们在大脑重要功能（人类基础功能）区域进行手术。不仅累及重要脑回（缘上回、颞上回、颞中回、角回），而且在解剖学上也很复杂。缘上回（SMG）和角回呈 C 形，且折叠成圆锥形，其白质呈螺旋状下行并进入 SLF 和 IFOF。与岛叶的解剖关系十分复杂：虽然这些是岛盖部脑回，但侧裂后部比较浅，未经过训练的术者很容易错过岛叶和岛盖部之间的分界线。最后，外侧系统的几乎每个主要联合纤维束（SLF、IFOF、视辐射、MDLF、丘脑后脚，当然还有基底节区和内囊肢部）都会从这个区域下方通过，在这狭小的区域内很容易破坏许多功能系统。更不用说，通过此区域的大多数动脉供应大脑的关键部位，其中包括"死亡"动脉。

这些肿瘤的处理从来都不容易，而且通常你会满足于损伤不是很大的病灶切除术，但下面有几个提示（图 14-15）。

• 尽量减少与"死亡"动脉的接触，因为此动脉供应语义网络和腹侧视觉通路的血液。

• 假设这些区域的 SLF 和 IFOF 是"公交车"路线，而任何部位都可以是该路线的"停靠站"。换句话说，这些皮质的任何部分（即使在脑沟中）对双通路网络（SLF 或 IFOF）都有一些传导分支，这在 DTI 上并不明显（DTI 没有很好地显示延伸到表面的小纤维束）。换句话说，除非多次刺激结果都为阴性，否则任何部位都不是绝对安全的。

• 第一步是切除所有测试结果为阴性的交界区岛盖部。明确了岛叶的位置，及早发现动脉，并使深部肿瘤转化为浅表问题。如果术者在没有良好视野或标志的空间中操作，要记住自己是在 SLF 和 IFOF 附近盲目操作，而手术目标是安全地切除具有解剖学特征的肿瘤。

• 当完成 TPO 交界处的分离后，术者需要确定 SLF 的位置，而 SLF 可以位于肿瘤的前方、后方、深部或四周。需要仔细考虑后，根据其他更常见的切除方式来决定处理 SLF 附近肿瘤时适合哪种切除方式。通常情况下，只有病灶切除术才是可能的选择。

• 视辐射经常被侵犯，术者需要对此做出决定。显然，最好是尽可能地保留它们。但如果这不现实，那么进入侧脑室房部对操作深度和危险解剖部位的确定是非常有帮助的，如果视辐射已被完全吞噬，那么应该及早进入侧脑室房部。

• TPO 交界处有向前弯曲的纤维束，在岛叶和后部颞干的后方进入交界处深部的白质。这里不仅是很容易进入重要白质的区域，而且又是容易失去矢状面的方向并进入丘脑或内囊的区域。

典型病例

图 14-16 显示了一例几乎没有强化的 TPO 交界区胶质母细胞瘤。虽然肿瘤累及了前方的 SLF，但我们能够毫不费力地切除大部分肿瘤。

• 这个肿瘤含有囊肿和结节的外观，可能会让术者误以为这是毛细胞型星形细胞瘤或其他良性肿瘤。然而沿着囊壁的广泛而厚实的 T_2 异常信号告诉你，这可能不是良性肿瘤。这是一位 52 岁患者的幕上肿瘤。如果术者经常做的都是患者清醒状态下的手术，那么哪怕有很小的机会可以进行清醒手术，术者可能永远都不会尝试给睡眠状态的患者做左侧 TPO 交界处胶质瘤的手术。在这种病例，睡眠手术是不可能提高安全性或有效性的。如果选择唤醒手术，最坏的情况是在完成非常安全的病灶切除术的同时，增加了几分钟的额外手术时间。

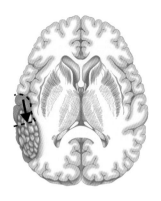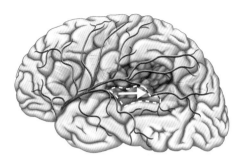

步骤 1：功能监测允许范围内软膜下切除 STG，对岛叶后部进行定位

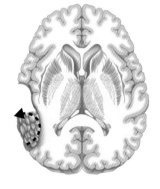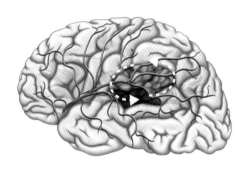

步骤 2：功能监测允许范围内软膜下螺旋形切除 STG，游离大脑中动脉（MCA）

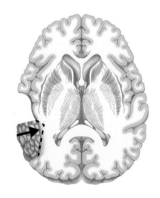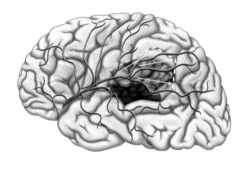

步骤 3：进入到动脉间的操作窗，使之合并变成一个操作窗

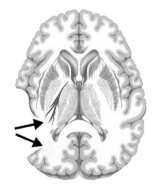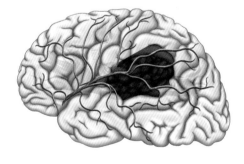

步骤 4：功能监测允许范围内，从这单一的操作窗切除深部肿瘤组织，直至达到基底部的纤维束

▲ 图 14-15　此图展示了 **TPO** 交界区肿瘤的处理步骤。显然，这些肿瘤很有可能侵占了部分功能区，所以这些图片实际上是手术的理想化版本。首先在功能监测允许范围内，尽可能切除缘上回（**SMG**）和颞上回（**STG**）组织。这简化了这个复杂的区域，特别是进入深层白质区域。根据功能解剖学允许的情况，如果需要，可以使用改良的枕前、顶内侧、甚至颞后部切开，将肿瘤从外侧白质系统中分离出来，或沿着肿瘤进入深部交界区进行解剖分离。在很多病例中，单纯的病灶切除术是唯一可行的方式

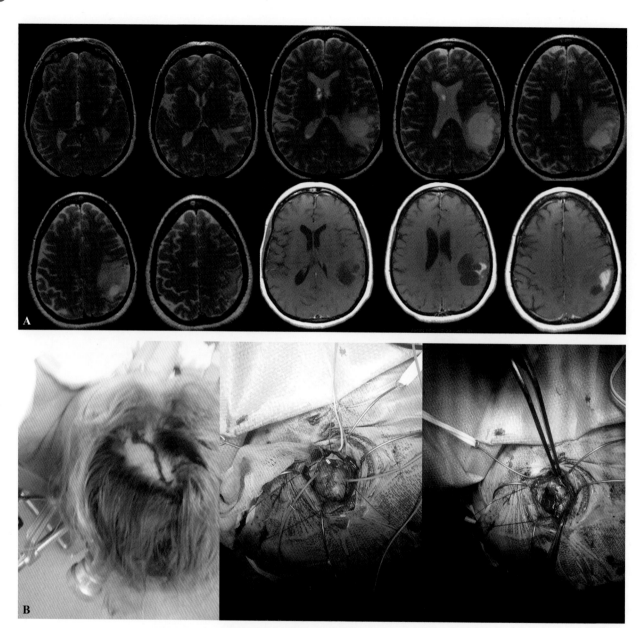

▲ 图 14-16　此图显示了大部分未强化的 TPO 交界区胶质母细胞瘤
A. 术前影像；B. 手术入路

按照胶质瘤的评估方式，你会注意到，虽然肿瘤的强化部分是比较表浅的，但 T₂ 序列异常信号却累及了交界处的白质、运动纤维束以及大部分 SMG。完全切除它将是具有挑战性的，也许是不可能的。正如其他病例中所述，我们至少应该努力确保肿瘤强化的部分先被切除掉，然后尽可能地切除 T₂ 序列异常的部分。

在第 10 章中，讨论了一例类似的囊性胶质瘤。值得注意的是，当囊壁可能是由肿瘤累及脑组织的部分形成时，若引流囊肿并切除其侧壁，其实只处理

了肿瘤的一部分。有时候对这些病例进行皮质功能映射时，手术要求两个阶段的皮质下分离，一阶段是分离并切除侧壁，另一阶段是侧壁深部肿瘤的处理。

• 这个开颅很小，位于肿瘤表面皮质的中心，皮质表面明显变形。根据 DTI 所示，在肿瘤的前部发现了一个语言功能区。在这种病例中至关重要的是在释放囊液后，必须撑开这个空腔，不然其边缘会向内坠落，导致术者失去对解剖位置的概念。笔者常用 telfa 棉撑开这个空腔。右图显示了单纯释放囊液后造成脑组织内陷的程度。

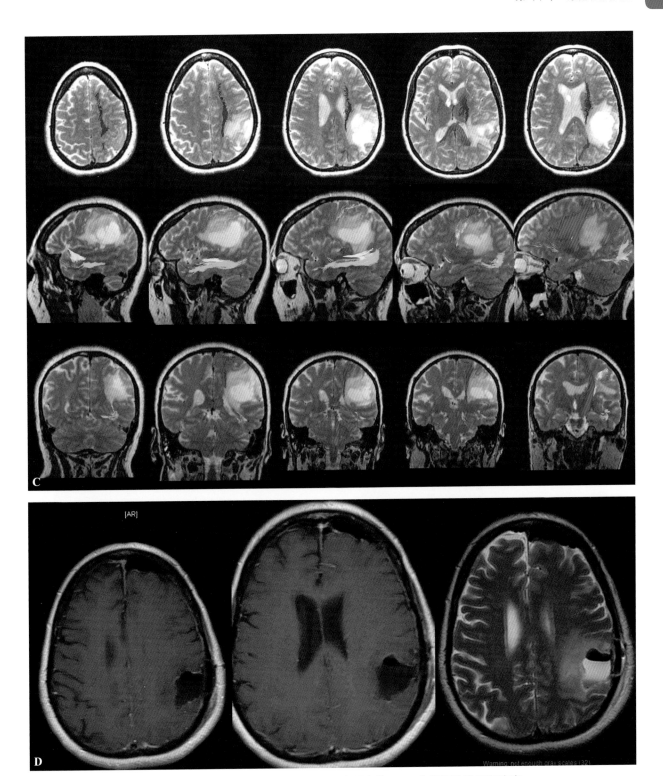

▲ 图 14–16（续）　此图显示了大部分未强化的 **TPO** 交界区胶质母细胞瘤
C. DTI 纤维束成像；D. 术后影像

- DTI 纤维束成像显示 SLF 及其顶支穿过肿瘤的前缘，而肿瘤大部分的内侧壁威胁到了运动系统。显然，这对我们并不有利。在这种病例中一个相对隐蔽的问题是视觉信息将如何到达语言功能区。可能的答案是来自同侧，可能通过 IFOF 或腹侧视觉通路，或者来自对侧并通过语言交叉环。如果切断了来自双侧的语义网络，那么结果就是命名性失语。

• 手术完全切除了强化部分，但仍有 T₂ 序列改变。根据 DTI 和皮质功能映射，留下肿瘤前的部分是为了保留 SLF，SLF 明显被肿瘤前壁所侵犯。有趣的是，当我们试图切除肿瘤壁的深部时，功能映射监测提示出现了命名性失语，笔者认为这一定是由于失去了对语言区的视觉输入。不管怎样，它被留了下来。这位患者对辅助治疗的反应非常好，已经多年没有复发了。当然，这进一步影响了在这些病例中是否应该积极处理肿瘤壁的问题，因为我们不知道这是对治疗的良好反应还是因为 T₂ 序列的异常信号其实是囊肿引起的脑水肿而不是肿瘤。

图 14-17 显示了一例 TPO 交界区的胶质母细胞瘤，最初是一个小的、强化的肿瘤，曾在外院行肿瘤切除术。但患者在术后第 4 天病情恶化，双侧瞳孔都散大了，这是由于上次手术后的 4 天内肿瘤复发所致。当使用甘露醇让患者恢复清醒后，他被转诊到我们这里，我们继续给予脱水治疗，直到他可以配合术中大脑功能监测。

• 这是一种 TPO 交界区肿瘤，因此从定义上讲，此病例有很多不利的方面。首先，有几个好的方面值得注意：第一，T₂ 显示肿瘤是有限的，没有任何迹象表明感觉运动区有肿瘤；第二，虽然交

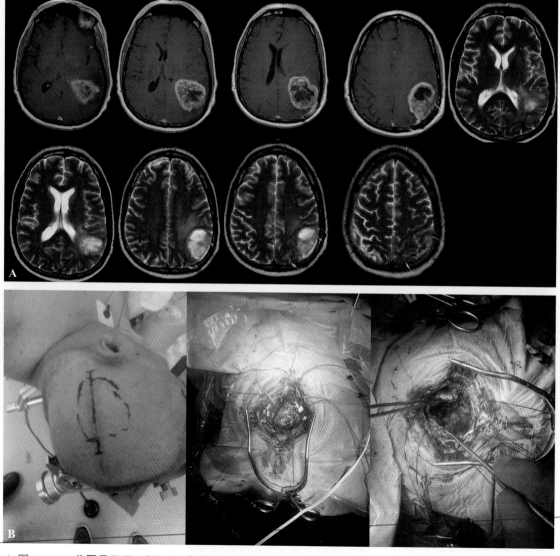

▲ 图 14-17　此图显示了一例 TPO 交界区的胶质母细胞瘤，最初是一个小的、强化的肿瘤，曾在外院行肿瘤切除术
A. 术前影像；B. 手术入路

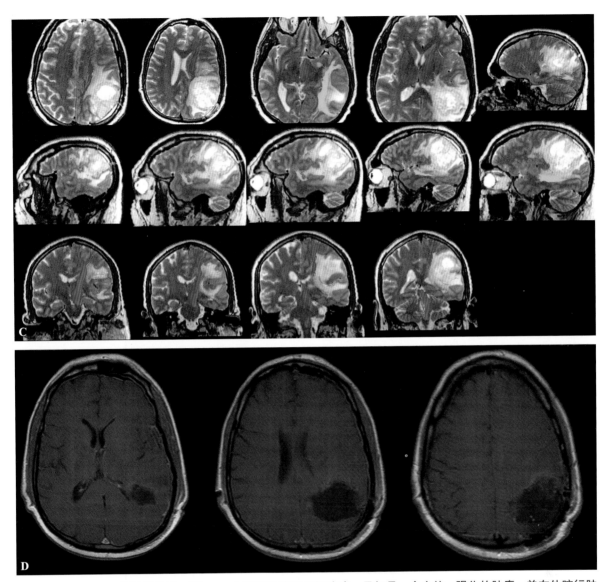

▲ 图 14-17（续）　此图显示了一例 **TPO** 交界区的胶质母细胞瘤，最初是一个小的、强化的肿瘤，曾在外院行肿瘤切除术

C. DTI 纤维束成像；D. 术后影像

界处白质有肿瘤，但这不是肿瘤的中心（主要在角回）；最后，肿瘤已经填满了之前的切除腔，并向硬脑膜表面延伸，这使得我们的操作局限于肿瘤边界内，而不需要切除覆盖的皮质。

- 打开原先的直线型的手术切口，发现肿瘤在脑表面。我们最初的功能映射图显示，当我们向肿瘤的前方、向下方的语言区及前面的较小范围进行刺激时，患者都会出现运动功能障碍。这个病例的目标是病灶切除术，在患者能够耐受的情况下尽可能切除强化病灶，切除的范围在肿瘤组织内。

- DTI 显示 SLF 呈杯状罩着肿瘤，但这些纤维大部分位于肿瘤前方，下方较少。在 DTI 上语言功能区的皮质位置与 SLF 位置存在着明显的差异，可以用以下观察内容来解释：语义网络可能位于角回肿瘤的前下缘，而皮质功能定位的正是语义网络。特别是如果仔细观察矢状面的图像，可以发现 SLF 正向这个区域延伸，很可能是这个区域的严重水肿限制了我们对纤维束的辨别能力。事实上，沿着皮质下切口的前缘，我们的确遇到了语言问题，这符合我们预期中该区域纤维束的走行。然而，这也表明，虽然 DTI 成像是理解神经网络的重要工具，但不能取代手术过程中的功能定位。

- 通过谨慎的切开，我们完全游离了肿瘤的强化部分，并保留了患者大部分语言功能。经过辅助治疗，患者存活了 2 年，说明即使是最糟糕的复发也是有挽救可能的。另外，任何复发得如此之快的肿瘤，很可能都是由快速分裂的细胞主导的，而且预计这种细胞对放疗和化疗更敏感。

图 14-18 显示了一例 TPO 交界区的胶质瘤，曾在外院行睡眠状态下肿瘤切除术，术后患者出现了失语症。DTI 显示 SLF 的后上方是被切断的。我们能够切除肿瘤，并保留他剩下的语言功能，计数作为患者唯一能完成的测试任务代表了剩下的语言功能。考虑到我们无法进行更多的功能测试，同时想要保留患者目前已有的功能，在处理肿瘤前部时还是比较保守的。

- 当观察这个位置的肿瘤时，认为肿瘤很可能与深部 SLF 缠绕在一起是合理的猜测。

- 标记显示了侧裂、天幕和肿瘤表面的位置。硬脑膜打开后，肿瘤占据了显露的脑表面。我们的目标是保留 SLF，因此相对较早地开始了皮质下的操作，并尽可能完成最佳的病灶切除术。

- SLF 终止于肿瘤腔内。虽然可以想象是肿瘤导致了它的横断，但从事件发生的时间来看，这是医源性的。有趣的是，在这个切口的另一侧似乎没有任何我们预期的颞部纤维。同样，这是根据皮质功能解剖选择手术进入点的结果，并没有考虑白质传导束的连接。

- 这是一个棘手的病例，因为患者的语言功能很差，而几乎每位患者在手术后都会变得更糟。我

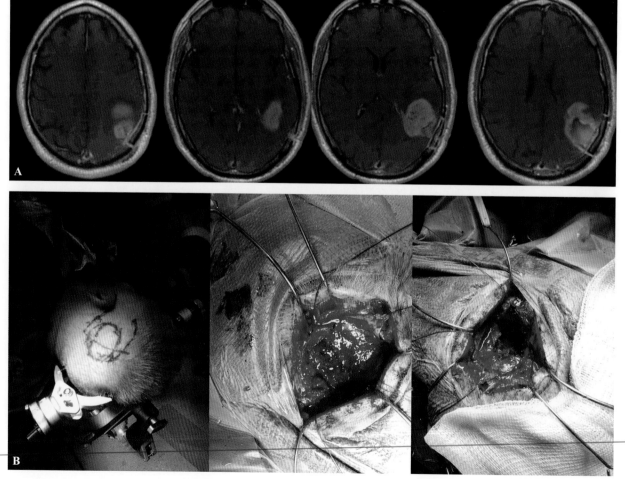

▲ 图 14-18　此图显示了一例 TPO 交界区的胶质瘤，曾在其他医院行睡眠状态下肿瘤切除术，术后患者出现失语症
A. 术前图像；B. 手术入路

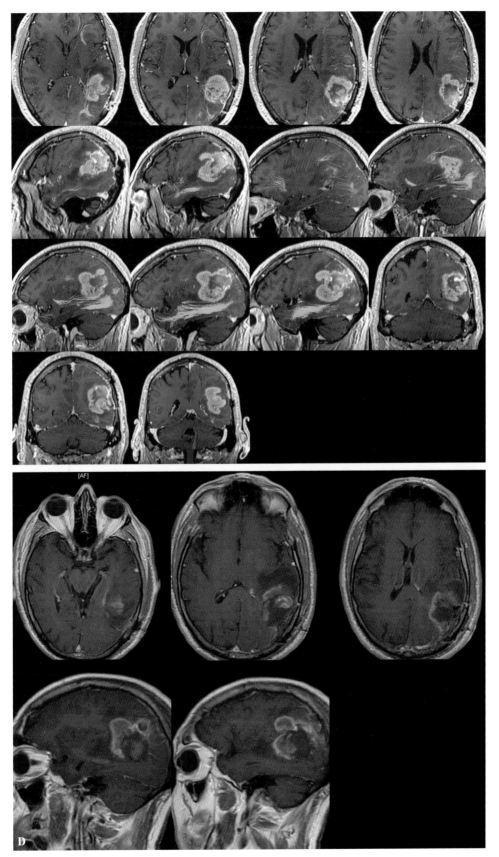

▲ 图 14-18（续）　此图显示了一例 TPO 交界区的胶质瘤，曾在其他医院行睡眠状态下肿瘤切除术，术后患者出现失语症

C. DTI 纤维束成像；D. 术后影像

们把重点放在肿瘤的后部和下部，并试图保留剩下的 SLF 和 IFOF 通路。最终，我们只能做这么多来最大限度地提高肿瘤的功能学预后。

图 14-19 显示了一例大的 TPO 交界区胶质母细胞瘤，患者表现为忽视症。在未经培训的医生眼里这可能是累及丘脑或基底节区的肿瘤。

• 此肿瘤可能第一眼看起来像是位于深部中央核心区的结构，但这并不是胶质瘤常见的扩散方式，因此应该对此持怀疑态度。通过仔细检查 T$_2$ 序列后，发现确实不是这样的，因为这些结构被推向前方，而肿瘤主要位于角回，并沿着其深部连接向颞叶和视辐射延伸。

• SLF 不能通过纤维束示踪技术完全显示，这可能可以解释患者的忽视症。目前尚不清楚 SLF 到底是被切断了还是由于水肿无法显示；然而，整个SLF 纤维束的水分子运动都受到了局部损伤的影响。同样要注意的是，IFOF 位于肿瘤下方，应尽可能予以保留。

• 考虑到 SLF 的功能缺陷，我们对此病例积极采取了具有侵袭性的处理措施。我们完成了肿瘤强化部分的完全切除，术后影像显示基底节区和丘脑未受累，并已归位。

• 手术 2 年后的影像显示了很好的结果，虽然患者的忽视症轻度改善，但还是明显地存在。

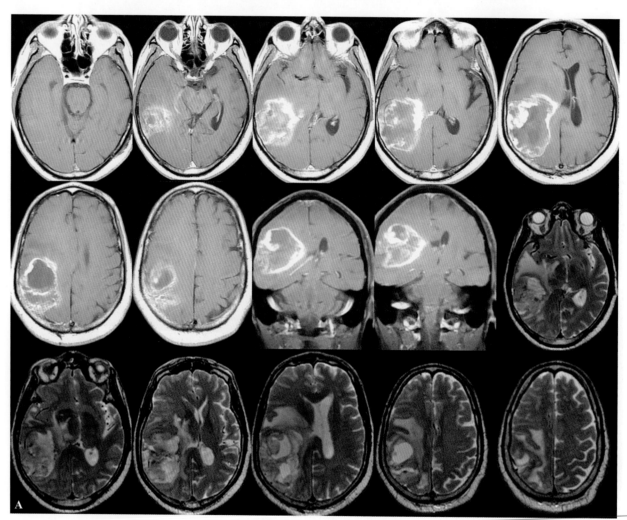

▲ 图 14-19　此图显示了一例大的 **TPO** 交界区胶质母细胞瘤，患者表现为忽视症。在未经培训的医生眼里这可能是累及丘脑或基底节区的肿瘤

A. 术前影像

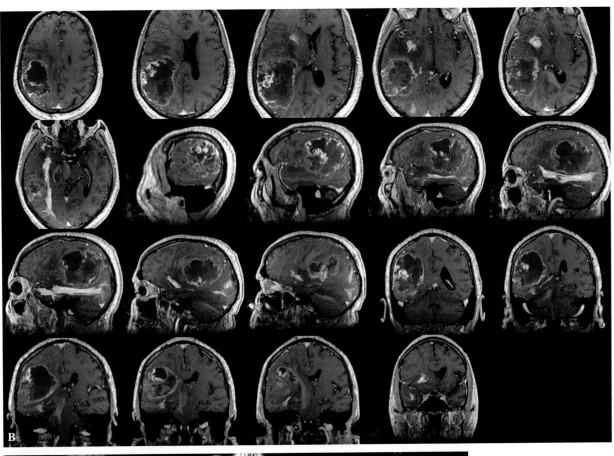

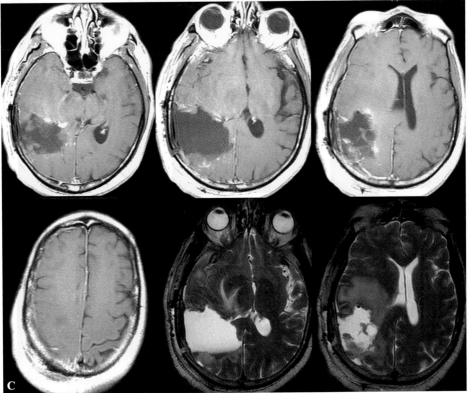

▲ 图 14-19（续） 此图显示了一例大的 **TPO** 交界区胶质母细胞瘤，患者表现为忽视症。在未经培训的医生眼里这可能是累及丘脑或基底节区的肿瘤

B. DTI 纤维束成像；C. 术后影像

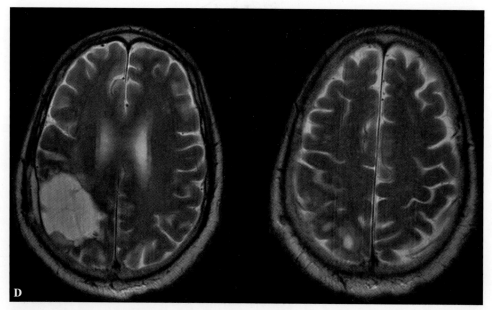

▲ 图 14-19（续） 此图显示了一例大的 **TPO** 交界区胶质母细胞瘤，患者表现为忽视症。在未经培训的医生眼里这可能是累及丘脑或基底节区的肿瘤

D. 长期随访影像

七、蝶状胶质瘤

当笔者在加州大学旧金山分校当住院医生时，被教导蝶状胶质瘤是不能手术的脑肿瘤。当笔者问为什么（例如，胼胝体可以被切除而且一般不会危及生命，那么为什么切除满是肿瘤的胼胝体会导致这种情况，笔者当时想不通这一点）时，被告知手术对患者创伤太大，而且肿瘤的侵袭性太强，对临床进程不会产生有意义的改变。笔者找不到已发表的支持这一观点的数据，只能假设人们曾试图切除这些肿瘤，但在某种程度上其结果并不令人满意。

根据笔者的经验，认为"不切除这些肿瘤是保持患者生活质量的合理策略"的想法是虚构的。这些患者只接受辅助治疗的疗效通常都很糟糕，而且往往和我们所担心的手术在短期内造成的情况一样糟糕。笔者并不相信这些肿瘤本质上就比任何其他胶质瘤更具侵袭性，而它们只是恰好发生于胼胝体纤维束附近。所以笔者决定想办法切除它们。

可以想象，最初的结果好坏参半，传统的观点往往基于一些事实，一些患者的病情显然因为做了手术而变得更糟。但让笔者惊讶的是，也有些患者术后病情明显好转。此外，笔者还发现，那些术后

情况良好的患者生存期通常与其他胶质母细胞瘤患者一样长。虽然这不是治愈的方法，但比目前的情况要好得多。

当笔者开始试图弄清楚为什么有些患者术后情况比其他患者要好时，笔者遇到了一个病例，揭开了这个谜团。虽然在内侧额叶切除胼胝体前部后出现的意志力丧失（丧志症）并不是一个引起笔者注意的问题，也没有让笔者产生任何新的想法，除了内侧额叶与人产生动机能力的相关性（这并不是一个新的想法），在此病例，患者在切除胼胝体压部的蝶状胶质瘤后也出现了显著的丧志症（最终恢复），经过仔细的研究后，在笔者的脑海中产生了一个想法，即扣带回中的某些东西很可能是罪魁祸首。当在患者保持清醒状态下处理这些肿瘤时，笔者发现保持注意力的优势区域与默认模式网络（DMN）和扣带回一致。自从实施了保留这个网络系统的手术后，在 30 多个病例中笔者还没有遇到过这个问题（意志力缺失）。目前，笔者认为 DMN 的问题是未经治疗的患者出现丧志症的原因，同时没有考虑到 DMN 并在睡眠状态下（非诱导的）切除肿瘤是造成手术结果好坏参半的原因。而如果肿瘤没有重组这个网络的功能，那么患者意志力的缺失就

难以恢复。

（一）解剖学和临床重要的注意事项（图 14–20）

• 话虽如此，但必须注意的是，胼胝体及其纤维束缠绕在扣带回周围，并可从各个方向将其包围。保护它是最重要的，这可以通过尽早地确定扣带沟和胼胝体沟的位置，并保持在其最深部分的外侧来实现。在清醒状态下神经功能定位辅助下，寻找对复杂任务的注意力映射区也可以引导术者远离扣带回，而术者可能会从侧面逐渐接近扣带回，因为在此处不像其他部位的表面，没有软脑膜可以阻止术者。

• 在实验室我们可以将扣带回与胼胝体进行分离，这说明若仔细分离，在术中也是有可能做到的。有一段视频证明了这一点。

• 胼胝体肿瘤臭名昭著，但术者应该始终意识到这些肿瘤主要发生在额叶。如果把所有时间花在胼胝体上，那么至少 60% 的肿瘤会在额叶残留，术者会对结果不满意。出于这个原因，正确的做法是

将这种病例想象为额叶肿瘤，即在处理尾状核头和扣带回 /DMN 之后进入胼胝体。如果真的想更好地处理这些肿瘤，术者需要穿过大脑去做，而不是通过大脑半球间的裂隙，因为这才是这些肿瘤的长轴。

• 虽然保留扣带回和 DMN 是此类手术的关键，但必须注意的是，许多必要的切除不仅清除了大脑肿瘤，而且还使术者接近了其他部位的关键网络或结构。例如，额叶蝶状胶质瘤需要在其后方的 FAT 和运动网络，还有后外侧的 SLF 和后下方的尾状核头（有时是 IFOF）附近进行切除。胼胝体压部肿瘤除了与扣带回分离外还需要与外侧的 SLF 分离。这些肿瘤在后文中还会被提及，不仅仅是因为它们很难处理，而是因为这些肿瘤需要术者具备从其他胶质瘤中获得的技术和想法。

• 切除蝶状胶质瘤意味着双侧脑室的开放，这是无法避免的，试图去避免也是不明智的（因为这是最好的标志）。而脑脊液分流往往也是不可避免的。

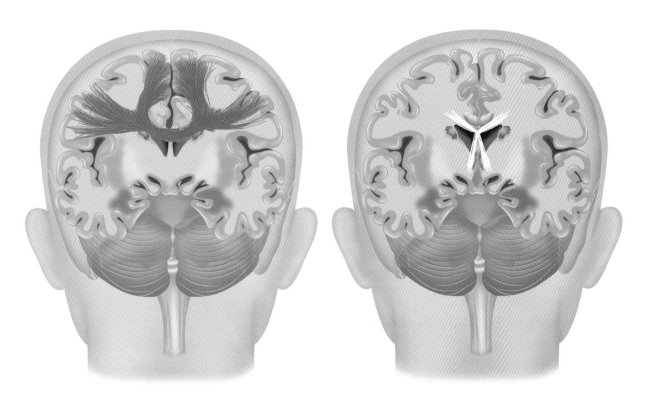

▲ 图 14–20　胼胝体前部的关键解剖关系。此图显示胼胝体纤维与扣带回、额上回、尾状核和中隔内核之间的关系。作为单独外在的结构，胼胝体的大部分不是可视化的，所以基本上不能被看到，必须从概念上理解才能在其中进行安全的手术

• 在手术决策中，术者需要考虑两个半球对神经功能恢复的贡献。例如，胼胝体中部蝶状胶质瘤会侵犯辅助运动区（SMA）或运动网络，以及对侧大脑的补偿所需的神经连接通路。当术者意识到肿瘤更多的部分是双侧额叶肿瘤而不是胼胝体时，却仍选择孤注一掷的话，可能会带来灾难性的后果（相信笔者，它会的）。

类似地，切开胼胝体压部或后部可能会中断处理视觉信息时双侧大脑半球传输，这应该是手术决策时考虑到的（尽管这有时不会造成问题，有时也无法避免，或者问题在最初时就出现了）。

（二）手术技巧

前部蝶状胶质瘤（图 14-21）

蝶状胶质瘤一般位于大脑深处，因此开颅范围往往需要超出计划，但不需要过大。术者需要的手术入路是由术者想选择沿胼胝体纤维长轴向下的通道的想法和 SLF、FAT 迫使术者向更内侧方向操作的事实之间平衡所决定的。通常情况下，通过额中回进入就足够了。

术者应该花尽可能多的时间切除额叶白质中的肿瘤。切除方式如下。

内侧：沿着扣带回整个前后部的长轴将肿瘤从扣带回分离出来。这是通过术中进行注意力测试来完成的。

后外侧：应在 SLF 相关的任务测试下，将肿瘤与 SLF 的额部弯曲进行切开分离。这个切口必须足够外侧，并且应该沿着额下沟的平面（即平行于底部），并且在皮质映射定位所允许的范围内，使切口尽可能地向外侧和深部延伸。记住，当患者处于侧卧位时，患者的自然操作角度是向下朝地面，也就是朝中线，而不是朝患者脚的方向（即真正的矢状切口）。

后方：如果肿瘤威胁到运动系统或 FAT 纤维，后方的切除应该在手术的后期处理，因为 SMA 综合征可能会终止在其他部位的功能映射测试。这是标准的冠状面切除，代表额叶内侧与运动网络的分离。

后下方：这些肿瘤通常沿着尾状核头的前表面延伸（观察纤维束的解剖结构）。如别处所述，尾状核的实质看起来像胶质母细胞瘤，但其实有着细微差别。进入脑室是找到肿瘤边界并远离尾状核头的关键；然而，尾状核的操作通常会导致难以完成多项功能测试。需要注意的是，在这个区域也可以遇到 IFOF。

胼胝体的切除：在术者到达肿瘤的操作角度上时，切除胼胝体通常包括沿着胼胝体的长轴操作直至广泛切除双侧脑室额角的前壁。胼胝体沟和 ACA 复合体是保持手术操作在扣带回和端脑基底部之外的关键标志。

这里有几个要点可以让术者的操作保持安全和有效。首先，当在胼胝体嘴部和膝部操作时，要记住大脑小钳在额叶有上、下两个方向的辐射。术者通常是通过同侧上方的辐射进入肿瘤，但进入对侧时，也应该确保遵循这一点，如果需要，应该先确定对侧尾状核头的位置，并在尾状核头的前方操作。还要注意的是，下部辐射在离开嘴部进入双侧额叶下部时呈棱锥形结构。如果术者向下越过这些棱锥形结构和尾状核头，就会进入到胼胝体下扣带结构和（或）隔核 / 端脑基底部，这可能会导致严重的问题，应该避免。

此外，胼胝体的后部需要与透明隔分离，这增加了在肿瘤更向后延伸的部分损伤穹窿的理论风险。

最后，胼胝体切除是解剖切除，因此 ACA/ 胼胝体沟和脑室之间的所有结构都需要被切除。通常选择软膜下操作的方式，但必须避免 ACA 的损伤。

简短总结，手术步骤如下。

• 将肿瘤与内侧的扣带回、外侧的 SLF 以及后方的运动系统分离。

• 进入脑室，辨认尾状核头的边界。根据侧脑室壁的标志及尾状核的外观从尾状核前缘清除肿瘤。

• 切除同侧额叶的肿瘤。

• 辨认胼胝体沟和（或）大脑前动脉，辨别脑室的解剖结构，并确认自己操作部位相对脑室壁的解剖方位，以便了解胼胝体具体位置。

• 明确胼胝体需要切除的部分。沿着需要切除

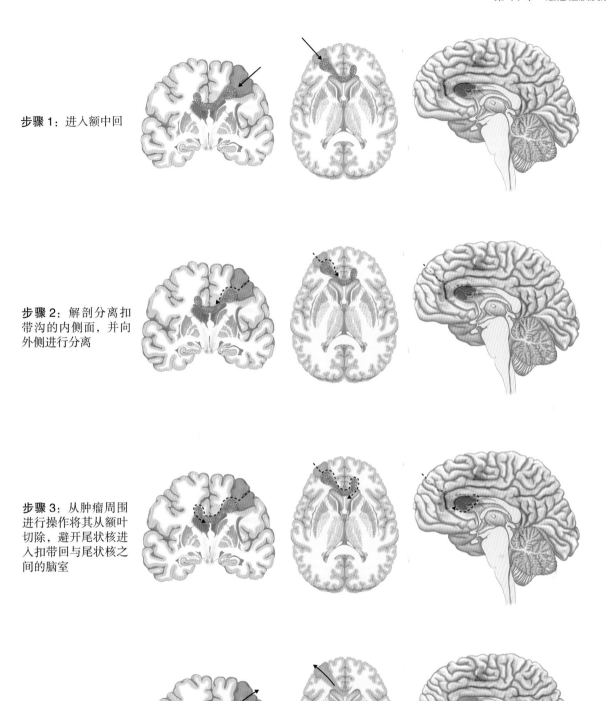

步骤 1：进入额中回

步骤 2：解剖分离扣带沟的内侧面，并向外侧进行分离

步骤 3：从肿瘤周围进行操作将其从额叶切除，避开尾状核进入扣带回与尾状核之间的脑室

步骤 4：在胼胝体切断肿瘤

▲ 图 14-21　此图展示了切除前部蝶状胶质瘤的步骤

第一步是在肿瘤周围进行切除，将其与额叶分开。这涉及将肿瘤与外侧的 SLF 和 IFOF、后面的 FAT 纤维和尾状核头以及内侧的 ACA 和扣带回 /DMN 进行分离。当从肿瘤后缘到胼胝体嘴部起始部位以及从扣带回到胼胝体沟，均完成分离，使得扣带回脱离肿瘤时，这些分离才算完成。同侧额角应被打开，尾状核上的肿瘤也应该被清除。此时同侧肿瘤被切断并取出。然后，在胼胝体沟和额角之间的胼胝体被切除，直至到达对侧脑室并广泛打开它。延伸到对侧后，可以在另一个尾状核头前面操作。最后，关键是不能将切除范围扩大到胼胝体嘴部以下，因为这是隔核的位置

的部分进入体部和嘴部，这需要制订明确的切除
计划。

• 切除胼胝体，直到把两个脑室都打开，将肿瘤与透明隔分离。

• 沿着大脑小钳，直到清除对侧的肿瘤，或者出于功能考虑不得不停下来。注意，应保持在覆盖隔核和胼胝体下部的棱锥形结构上方进行操作。

八、典型病例分析（三）

图 14-22 展示了一例大部分位于单侧的蝶状胶质瘤，清醒状态下利用功能映射定位切除了肿瘤。

• 该患者表现为轻度的丧志症，这可能是由于这些肿瘤靠近扣带回所致。请注意，如本书几幅图所示，肿瘤几乎完全沿着胼胝体纤维分布，却与扣

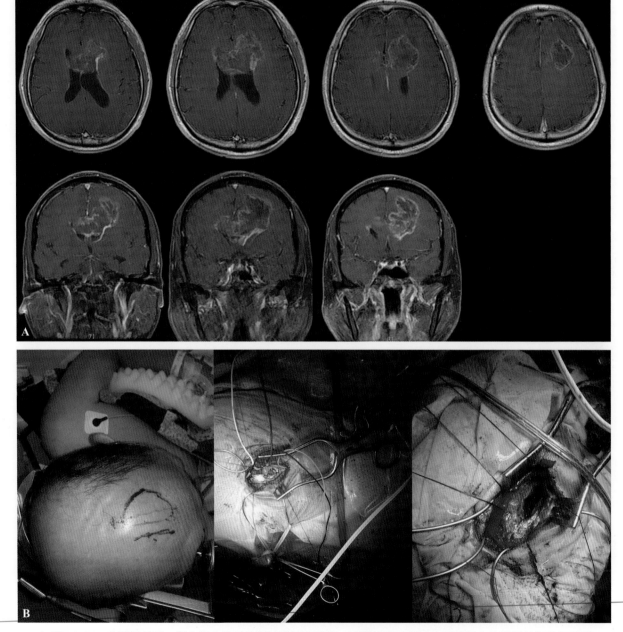

▲ 图 14-22　此图展示了一例大部分位于单侧的蝶状胶质瘤，清醒状态下利用功能映射定位积极地切除了肿瘤
A. 术前影像；B. 手术入路

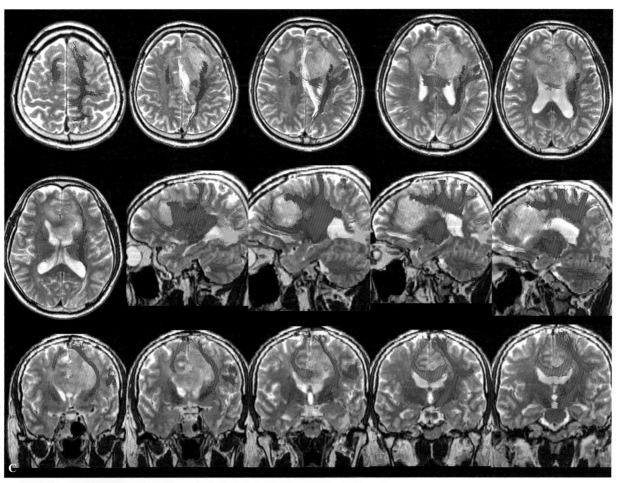

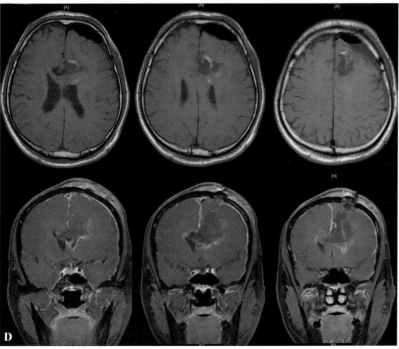

▲ 图 14-22（续）　此图展示了一例大部分位于单侧的蝶状胶质瘤，清醒状态下利用功能映射定位积极地切除了肿瘤

C. DTI 纤维束成像；D. 术后影像

带回的联系很小。

- 此次开颅范围很小，因为此病例的重点是清除同侧额叶的肿瘤。术者不能只专注于胼胝体，因为要重点处理的是额叶的大部分肿瘤。此次开颅故意不靠近中线，是为了尽可能远离沿肿瘤的长轴向下的内侧手术路径。请注意，这样做的主要原因是为了保护中线附近的结构（DMN、SMA、ACA 等）。

- 切除这些肿瘤的方法包括沿着肿瘤进入 FAT 纤维束和扣带回之间的操作窗口。在此病例，可能是由于水肿，两侧的扣带回不能很好地显露，这需要我们利用解剖标志和功能映射定位来保留扣带回的解剖结构。

- 肿瘤大部分被切除，尽管不可否认，在很多病例中，很难区分哪些是出血，哪些是少量残留的肿瘤（没有使用止血材料的完全干燥的区域是不太可能出现的。至少，如果不把尾状核头用止血材料包裹起来，就很难止血）。从解剖学角度看，扣带回大部分被保留，但有些部位很薄。患者手术后恢复得很好。

图 14-23 显示了切除较大蝶状胶质瘤的过程，首先将肿瘤从尾状核头清除，这个过程较为复杂，之后继续在对侧进行功能映射定位切除了左侧尾状核头前方的肿瘤。

- 此肿瘤为双侧的肿瘤，两侧均延伸到尾状核头的前方。在深入的过程中保护扣带回和 FAT 纤维并安全地切除尾状核头的肿瘤是重要的挑战。

- 开颅范围不需要很大，这是明确的深部肿瘤，手术只需要以肿瘤的长轴为中心向下，并在 FAT 与扣带回之间的操作窗内进行即可。

- 扣带回被肿瘤包围，但结构完整，可以挽救。

- 这种积极的切除是有可能的，只要术者跟随肿瘤到对侧，切除范围保持在对侧尾状核的前面，并且不转向胼胝体嘴部下方，因为此处有隔核。

图 14-24 显示的可能是笔者见过的范围最广的蝶状胶质瘤，它长满了额上回（SFG）和扣带回的大部分。这个病例的手术目标有限，因为笔者不认为能安全地切除两个扣带回并且不会对患者造成毁灭性的破坏，所以笔者更专注于单侧肿瘤的切除，并计划对另一侧进行辅助治疗。这可能是笔者对这

个极端病例所能做的最好的了。

- 很明显，如果肿瘤被完全切除，包括切除双侧扣带回，不太可能会有好的结果。我们的目标是试图使这个肿瘤成为单侧的肿瘤，并将神经系统并发症的发生率降至最低，同时尽可能减少患者的肿瘤负担。这是一个不寻常的病例，因为它并不符合典型的蝶状胶质瘤解剖结构，而是优先广泛侵犯扣带回和胼胝体，而几乎不侵犯 SFG。

- 这张术后图片显示了一定的残留病灶，但与术前相比，也有相当多的病灶被切除了。重要的是解释留下这些病灶的原因：对侧扣带回的保留是为了至少一边的默认模式网络（DMN）/扣带回网络能够保留下来，而留下受累胼胝体更靠后的部位是为了维持双侧辅助运动区（SMA）之间的联系。后者为了避免可能的不良后果而留下的少量肿瘤，这是一个很好的权衡。这位患者有约 3 周的明显的吞咽困难症状，最终恢复正常。她继续接受辅助治疗，到目前为止情况良好。

胼胝体压部蝶状胶质瘤（图 14-25）

在许多方面，胼胝体压部肿瘤的手术在概念上与前部蝶状肿瘤相似。首先经皮质沿着 SLF 和扣带回之间空间的长轴切除顶叶胶质瘤，然后进入脑室，这样术者可以辨别胼胝体的边界，接下来沿着其长轴切除胼胝体，直到出现较宽的双侧脑室开口，并在软膜下切除胼胝体压部的后界。因此，虽然操作角度和视角略有不同，但手术的总体理念是相同的。以下为具体的要点（图 14-26）。

- 相对于胼胝体前部肿瘤，胼胝体压部肿瘤损伤 SLF 的风险更高。事实上，外侧的功能映射定位主要是为了进入脑室顶部，因为这正好位于纤维束的内侧（如果没有足够向外侧的操作角度，术者就无法完全清除胼胝体压部纤维束中的肿瘤，而这些肿瘤可向不太理想的大脑部位蔓延）。

- 视辐射走行于侧脑室房部外侧壁。顶上小叶后侧部分的手术入路大致与这些纤维的前后方向的走行相平行，但很容易因进入侧脑室房部外侧壁而损伤它们。

- 这条手术通道最安全的操作角度是尽可能

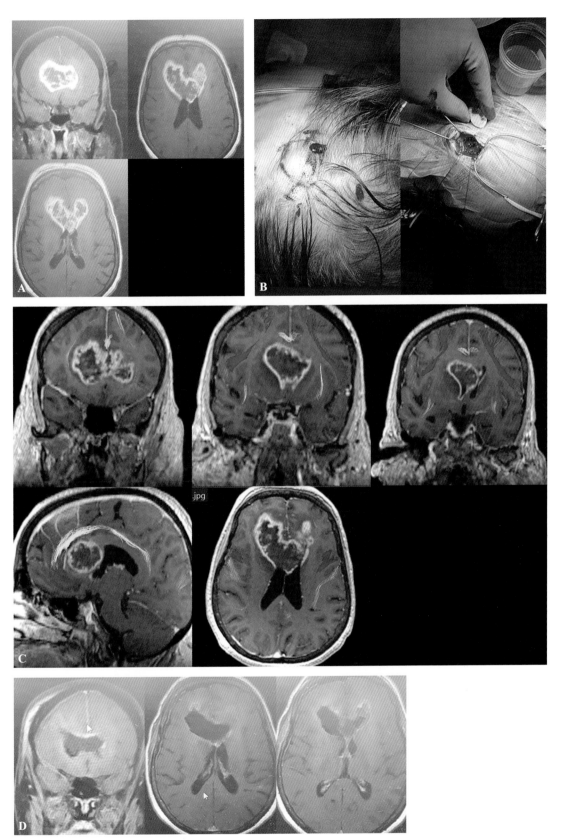

▲ 图 14–23　图示切除较大的蝶状胶质瘤的过程，首先将肿瘤从尾状核头清除，这个过程较为复杂，之后继续在对侧功能映射定位下切除左侧尾状核头前方的肿瘤

A. 术前影像；B. 手术入路；C. DTI 纤维束成像；D. 术后影像

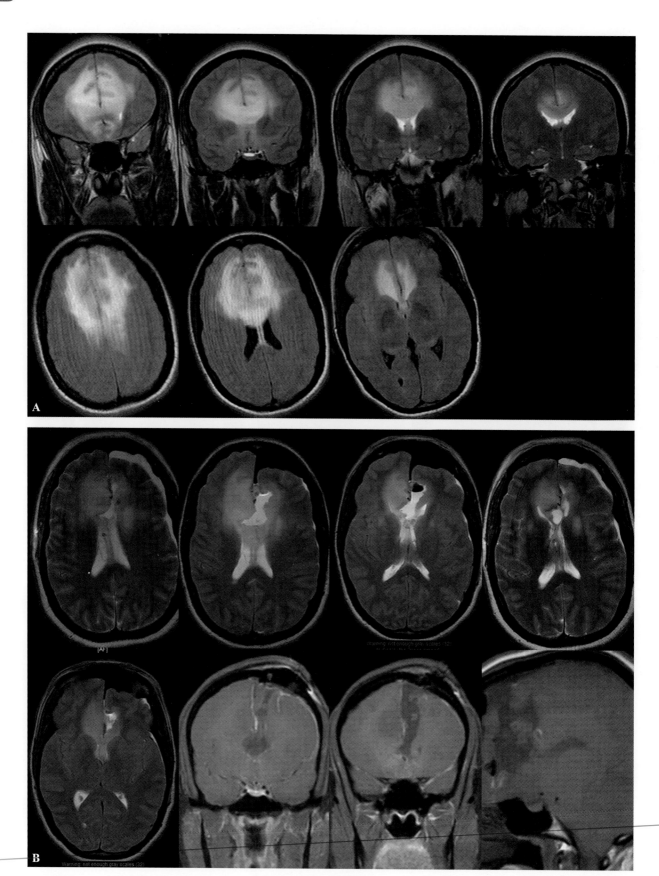

▲ 图 14-24　此图显示的可能是笔者见过的范围最广泛的蝶状胶质瘤，肿瘤累及额上回（SFG）和扣带回的大部分
A. 术前影像；B. 术后影像

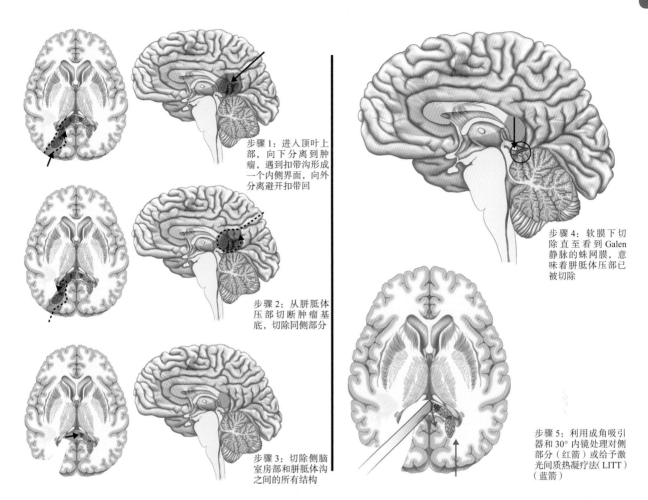

步骤 1：进入顶叶上部，向下分离到肿瘤，遇到扣带沟形成一个内侧界面，向外分离避开扣带回

步骤 2：从胼胝体压部切断肿瘤基底，切除同侧部分

步骤 3：切除侧脑室房部和胼胝体沟之间的所有结构

步骤 4：软膜下切除直至看到 Galen 静脉的蛛网膜，意味着胼胝体压部已被切除

步骤 5：利用成角吸引器和 30° 内镜处理对侧部分（红箭）或给予激光间质热凝疗法（LITT）（蓝箭）

▲ 图 14-25　这些示意图展示了切除单纯的胼胝体压部蝶状胶质瘤的手术步骤。有些病例中胼胝体压部的切除只是顶枕部切除的一部分，与这些病例不同的是，此病例手术入路的角度更加偏后，通过顶叶上部 / 楔前叶的后方，并在 SLF 纤维允许范围内尽可能靠外侧。到达肿瘤后，第一个目标是在进入侧脑室房部的过程中将其与 SLF 和视辐射进行分离。接下来在肿瘤顶部上方继续切开。然后将肿瘤从位于大脑镰边缘附近的扣带回峡部游离出来。当内侧切口确定了胼胝体沟后，就明确了胼胝体压部的所有边界，就可以切断肿瘤了。如第 13 章所述，胼胝体沟、脑室和 Galen 静脉之间的组织可认为是胼胝体压部。胼胝体压部应该被移除，直到完成双侧脑室的开放，以及 Galen 静脉被游离出来。重要的是要尽可能向高处进行切除，以识别上部三角形结构（也在第 13 章中提到），并切除必要的范围。对侧的切除需要成角的内镜，如果对侧的肿瘤部分较多，也可能从激光间质热凝疗法（LITT）中受益

地向后侧和内侧，因为这样才能与视辐射和腹侧视觉通路相平行，并且位于感觉运动网络和注意力网络后方较远的位置。虽然这种角度进入很舒适，但却是错误的。其实术者需要更前外侧的方向，否则大脑镰 - 天幕交界处会阻碍术者进入对侧，并会将术者的操作角度转向前方更危险的区域，如丘脑。术者需要将起始的操作角度调整成前外侧方向进入胼胝体压部，这样就可以沿着胼胝体长轴朝下探查，当然这样也会受到功能问题的限制。

● 在进入同侧侧脑室房部并将肿瘤从 SLF 中清除后，需要将肿瘤与周围的脑组织和扣带回进行分离，并穿过胼胝体压部的基底部离断它。而能看到胼胝体压部走行于大脑镰下是很必要的。

● 从外侧入路进入胼胝体压部时，前界为两个脑室，后界为大脑镰，而下界为 Galen 静脉和大脑内静脉。除非术者已在软膜下找到这些解剖结构，否则说明术者还没有完成胼胝体压部肿瘤的切除。

● 通常需要 30° 内镜和成角度的双极电凝镊及吸引器来切除对侧压部的肿瘤，而对侧压部牢牢地钩在大脑镰后方。如果对侧肿瘤很大或位置非常靠后，我们应利用激光间质热凝疗法（LITT）来处理，因为这样的双侧入路是极具风险的。

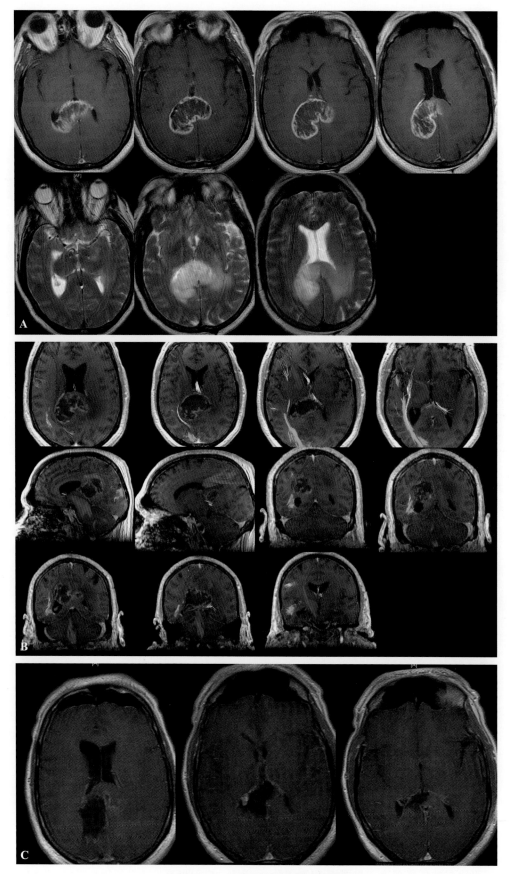

▲ 图 14-26　胼胝体压部蝶状胶质瘤

A. 术前影像；B. DTI 纤维束成像；C. 术后影像

• 从下方切除时，发现上方的胼胝体与胼胝体压部交界处呈棱锥形结构。当术者决定切除胼胝体压部的顶部时，认识到这一结构很重要。然而，请注意，语言交叉环路以及来自对侧的语言信息正好通过胼胝体的这一区域，如果损伤了此部分，那么术者就有可能切断了患者的视觉系统和语言系统之间的传输。若在左侧大脑，这通常造成命名障碍和失读症。

九、典型病例分析（四）

图 14-27 显示了胼胝体压部大的蝶状胶质瘤，我们对其进行了积极的切除。请注意，此入路的盲点是后方大脑镰的另一侧。在没有进入双侧顶叶的情况下，如有必要，小剂量的激光间质热凝疗法（LITT）治疗是有效的。

• 该病例为典型胼胝体压部蝶状肿瘤，值得注

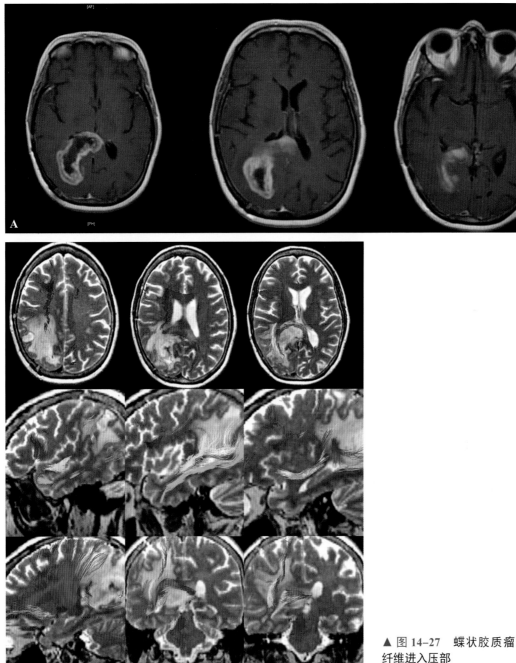

▲ 图 14-27　蝶状胶质瘤跟随楔状纤维进入压部
A. 术前影像；B. DTI 纤维束成像

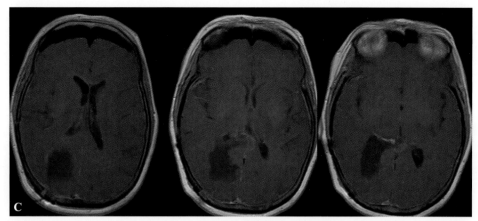

▲ 图 14-27（续）　蝶状胶质瘤跟随楔状纤维进入压部
C. 长期随访影像

意的是，两侧后部扣带回均未受累，不需要处理这些区域。我们的目的是经顶叶入路分离切除胼胝体压部肿瘤。

- DTI 的矢状位显示部分残留的胼胝体纤维越过其顶部。在这些病例中，重要的是避免切断语言网络的交叉环，特别是在同侧视觉系统受损或处于危险手术的情况下。

- 手术切除效果非常好。注意，手术终点包括切除双侧侧脑室房部的后壁，以及在后面显露的脉络丛，如图所示。

图 14-27 显示了一例蝶状胶质瘤，沿着楔形纤维进入了胼胝体压部。

- 这个肿瘤的解剖结构完美地凸显了胼胝体压部的解剖结构：它没有累及扣带回，看起来像以缠绕的方式开始进入视觉皮质。如其他病例，蝶状胶质瘤的关键是彻底解决大脑半球中的肿瘤部分，而不是过于关注胼胝体的部分。

- 这些图提供了大量的信息，笔者对此进行了总结。简而言之，术者会认为这样的肿瘤会破坏同侧视觉系统的一部分。视觉系统的补偿只能通过来自对侧视觉信息的后期阶段视觉处理来实现，因为胼胝体压部无法提供早期的、未处理过的信息。我们的目标主要集中在尽可能地保留双侧视觉系统的后期阶段交流通路，并将对胼胝体后部的损伤降至最低，因为胼胝体为双侧的视觉后期处理区域提供通信通路。例如，MdLF 纤维束（黄色）受到肿瘤

外侧边界的威胁，如果背侧通路信息不能通过语义交叉环或 MdLF（它从背外侧通路带来信息，可以使对侧输入信息穿过后部胼胝体而不是胼胝体压部）到达右侧的忽略区，可能会导致视觉空间问题。在此病例中，功能映射定位有助于将整体情况考虑进手术决策中。换句话说，重要的是视觉信息是否能到达，而具体是如何到达此区的并不重要。

- 肿瘤切除十分成功，保留了扣带回，除了预料中的偏盲外，没有造成任何神经功能障碍。切除外侧时要重点关注的是 SLF 和 MdLF（前侧和外侧），以及胼胝体或后部胼胝体的切除，如果过于积极地切除可能会切断对侧的视觉信息。这意味着在清除所有结构直至大脑镰为止之前，都不能停止皮质下功能监测。

胼胝体中部蝶状胶质瘤

目前尚无切除这些肿瘤而不会造成相当高的并发症发生率的可靠技术，笔者曾经也尝试过。考虑到对这些肿瘤的手术涉及 SMA 区域或运动区，并沿着肿瘤进入胼胝体（在那里交叉的 FAT 纤维传输来自对侧大脑的信息），笔者不确定这些肿瘤的切除是否可以用传统手术来实现。笔者很少悲观地认为有些肿瘤是无法手术的，但这些无疑是糟糕的肿瘤（就我们在本章中所列举的其他肿瘤而言，这些肿瘤无疑是最突出的），如果对解剖学结构没有更好地理解，笔者不确定我们能为这些患者做多少，

还好这是相当罕见的肿瘤。

十、典型病例分析（五）

图 14-28 显示了胼胝体中部蝶状胶质瘤，我们试图在清醒状态下切除肿瘤。

• 此肿瘤的位置比之前的病例更靠后一些，并且累及了许多双侧运动网络之间的信息通路。因此，通常的手术策略是首先处理大脑半球的肿瘤，这有可能损伤一侧辅助运动区（SMA），并切断对侧 SMA 的补偿。

• 我们进入肿瘤的一瞬间，患者就出现了缄默症，所以我们停止了手术，远远没有达到我们的目标，而患者的缄默症并没有改善。

图 14-29 显示了延伸至胼胝体中部的扣带回胶质瘤。

当我们进入并切除中间胼胝体以及受累的扣带回时，与之前病例不同的是，我们能够切除肿瘤并且没有干扰 SMA 和运动网络，这意味着同侧运动网络的补偿不需要胼胝体的参与。

• 术前影像显示了此病例中的诸多挑战。首先，SMA 和胼胝体已受累，大部分扣带回也已受累。笔者对这种扩散方式最好的解释是，扣带回在某些地方（例如，它与 DMN 皮质的连接）向 SFG 发出纤维，而这个肿瘤沿着这些纤维延伸，因此在两个结构中都有。还好，这也并不常见；然而，像这样的病例需要我们采用一种损害最小的模式，因为有很多方式足以毁掉患者的生活质量，目前可以处理好这种病例的方法并不多。

• 此病例的手术分为两个阶段，类似于第 13 章对后扣带回肿瘤的描述。第一阶段操作类似于感觉运动区内侧 / 中 1/3 的肿瘤。这既解决了肿瘤侵占 SFG 的部分，也为扣带回的受累部分提供了很好的视野。第二阶段是在患者能耐受范围内切除感觉运动区下的扣带回。认识到在切除 SFG 后（就像在这个病例中需要切除）胼胝体的这一部分可能是优势区域，在患者可以耐受的范围内尽可能将肿瘤与胼胝体进行分离。

• 此肿瘤具有 SMA 肿瘤的许多典型特征。FAT 被向前推移，但并不会真正进入 SMA，至少在 DTI 纤维束成像中是这样的。前部皮质脊髓束分布在肿

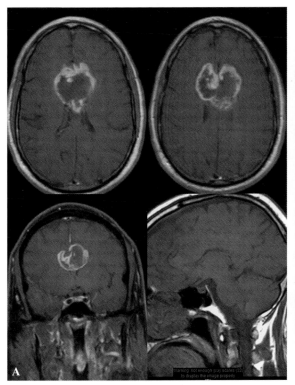
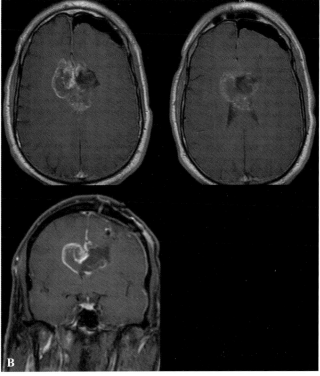

▲ 图 14-28　此图显示了胼胝体中部蝶状胶质瘤，我们试图在清醒状态下切除肿瘤

A. 术前影像；B. 术后影像

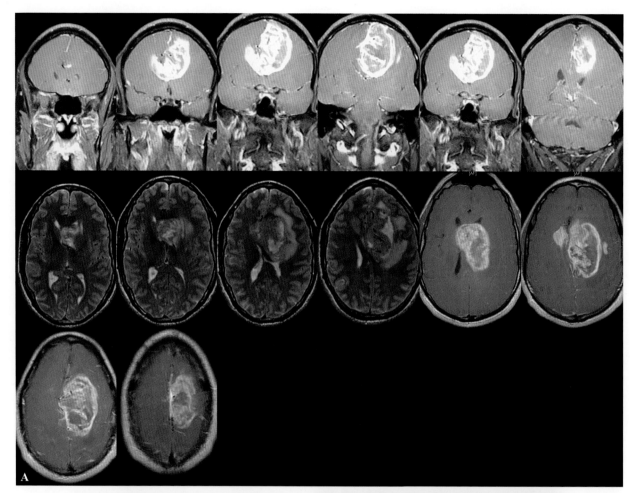

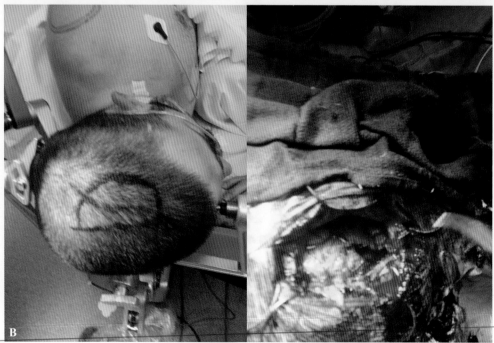

▲ 图 14-29 此图显示了延伸至胼胝体中部的扣带回胶质瘤

A. 术前影像；B. 手术入路

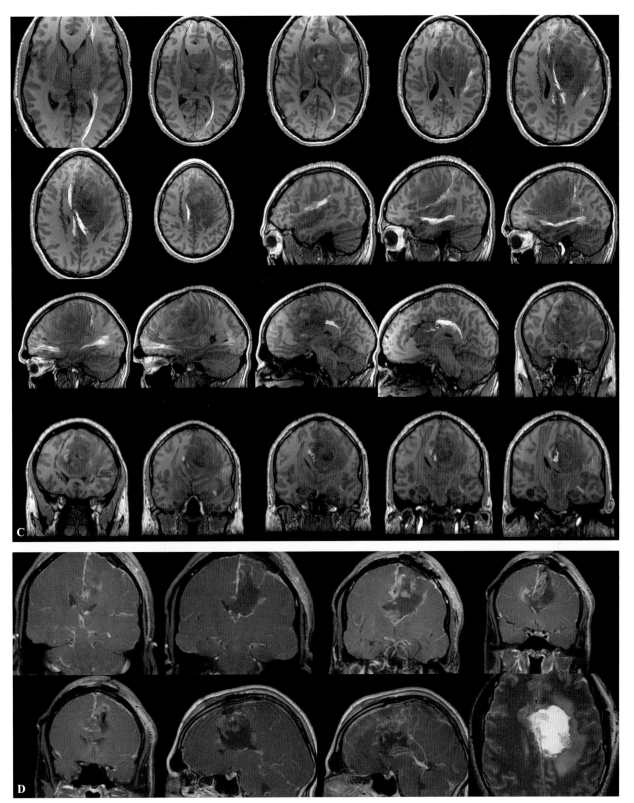

▲ 图 14-29（续）　此图显示了延伸至胼胝体中部的扣带回胶质瘤

C. DTI 纤维束成像；D. 术后影像

瘤周围，这并不奇怪，但应该考虑到 FAT 仍完好无损并贯穿于肿瘤的可能性。

- 我们完美进行了肿瘤切除。患者术前的吞咽困难症状没有改善，但我们并没有使它变得更糟。同样，这些都是非常糟糕的病例，很难得到完美的结果。

（一）基底节肿瘤

显然，这些都是具有挑战性的病例，幸亏胶质瘤往往不会从基底节开始，也不会侵犯到基底节，直到它们发展到一定程度才会累及（通常也不会）。但它们确实会发生，如果仔细处理它们，并且应用其他胶质瘤手术中的技巧，也可以切除这些肿瘤，而且结果也很好。即使是具有侵袭性的肿瘤，我们也已经有许多此类患者成功存活了几年，显然我们对这些患者的手术目标是很现实的。

毫无疑问，必须仔细检查 T_2 序列以确定肿瘤具体位于什么结构，并明确该肿瘤实际上位于基底节，而不是位于邻近结构（如 TPO 交界区、穿窿等）中。这些邻近结构原本不在基底节区内，后来被肿瘤推进本应该为基底节的区域（笔者经常看到这种情况）。同时要推断到达肿瘤的理想角度，以期对正常基底节的损伤降至最低，同样重要的是，对基底节区结构和（或）丘脑之间连接的干扰降至最低。例如，穿过内囊的前肢通常不是一个好主意，但有时肿瘤已经产生了裂隙，在这种间隙内切除肿瘤成为可能。纤维束成像技术对于明确正确的操作窗以及操作计划是至关重要的。

笔者认为基底节区胶质瘤有两种基本类型，而笔者常选择不同方向的手术入路。

- 尾状核头肿瘤：笔者通常经额部入路处理这些肿瘤。
- 壳核肿瘤：笔者常选择经岛盖部的岛叶入路处理这些肿瘤。

而丘脑肿瘤是有区别的，将单独对此进行讨论。这些肿瘤是通过顶上小叶 - 经脑室入路到达的。

（二）尾状核头肿瘤

切除尾状核头肿瘤时（如海绵状血管瘤或脑转移瘤），笔者首选的入路是大脑半球间经脉胳体入路，因为这样提供了可以直视尾状核头外观的良好视野。这并不是笔者通常做这个区域胶质瘤的方式，因为笔者通常经同侧额叶入路切除肿瘤，相比之下此入路操作角度有点靠下。这一偏好基于以下原因。

- 胶质瘤的切除通常是一种区域性切除，而不是病灶的切除，在计划切除哪些区域时，必须要考虑到常见的扩散方式。与尾状核头连接的主要是前额叶，当笔者试图通过病变切除术入路切除肿瘤时，笔者发现这是肿瘤常复发的地方。

- 大脑半球间入路需要穿过大量的硬脑膜才能到达目标区域。如果术者曾经触碰过清醒患者的硬脑膜，那么就会清楚地知道频繁触碰硬脑膜的话，不可能使患者长时间配合手术。如果有什么部位会让笔者想知道患者情况来引导手术入路，那就是基底节区，所以笔者宁愿放弃一个完美的角度。

- IFOF 和其他结构在经半球间入路的盲侧，通常不利于将肿瘤与位于肿瘤下面盲区的优势纤维进行分离。因此笔者宁愿这些纤维在手术区域的侧面。

关键的观察结果（图 14-30）

- 此病例的手术入路开始于经额叶内侧的轨迹并穿过额中回，尽可能向后以理想的操作角度进入肿瘤，从而最大限度地减少尾状核与其他深层结构的分离。功能监测以及皮质下的操作是相同的；然而，我们通常不在该部位进行脑叶切除术，因为解剖切除的重点是尾状核上部和前部的白质壳，这是很多纤维束离开尾状核的位置。如果术者担心切开这些大脑组织到达尾状核，记住这些大脑组织正是进入尾状核头的初级目标，当术者进入额中回时，其实已经切断它们了。

- 与蝶状胶质瘤类似，术者需要广泛打开脑室额角，并根据肿瘤的解剖位置调整操作方向。请注意，当术者引流脑室时，行为迟缓是很常见的，所以当笔者这样做的时候，会停下来给患者一个喘息的机会。

- 基底节区的组织看似胶质瘤。它是灰红色的，血供丰富，与正常的白质和皮质相比，它很柔软，很容易吸除。通常能区分基底节与肿瘤唯一可靠的是，模糊的基底节区白点，坏死的组织以及肿

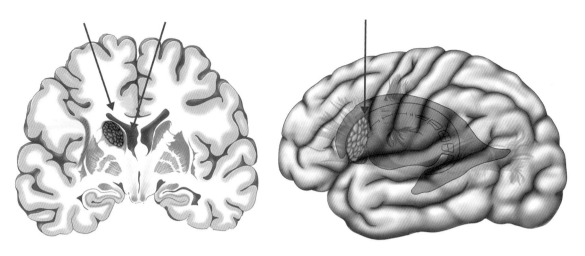

步骤 1：从 FAT 和 SLF 之间到达脑室，从同侧（红箭）或对侧（蓝箭）

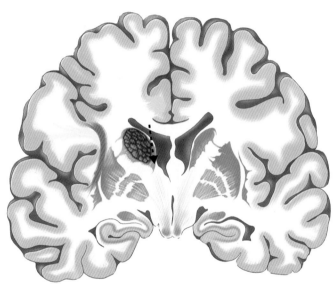

步骤 2：找到脑室壁的最薄处，进入到
肿瘤表面，向下剥离肿瘤表面脑组织

步骤 3：从脑室与胼胝体交界处开始，术中在
持续监测下谨慎地从肿瘤周围边界进行操作

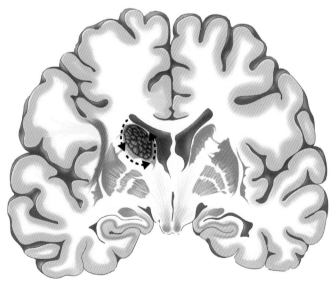

▲ 图 14–30　这张示意图展示了从尾状核头切除肿瘤的技巧。该入路是经额入路，类似于额部内侧手术。当进入
脑室并确定了尾状核头后，就应该仔细选择合适的切开点，缓慢而小心地切除尾状核肿瘤

瘤与相关部位组织的大体形态。

• 第三点，触碰尾状核头通常会导致行为阻滞，这强调一个事实，即这些肿瘤的切除需要耐心。

• 该区域所有中等大小的动脉都应假定为豆纹动脉，并予以保留。这通常意味着需要留下部分肿瘤，特别是坏死的部分，而很显然为了增加 5% 的切除范围而导致患者深度卒中不是一个好的权衡，另外这些血管对操作非常敏感。

• 选择性的测试需要注意力，但我们喜欢将洞洞板和命名结合在一起形成高度复杂的双重任务测试。当感觉自己的操作有点激进时，功能测试会让术者鼓起勇气，并且还可以引导术者不要进行一些真正激进的操作。

十一、典型病例分析（六）

图 14-31 显示了早期笔者在患者麻醉状态下通过对侧大脑半球间经胼胝体入路处理的一个尾状核肿瘤。

此入路提供了极佳的手术视野，并避开了手术路径中的白质；但是，术者无法对患者进行功能定位监测，而且此入路不能提供一种简单的方式来解决尾状核头向外扩散的部分。肿瘤的切除和手术结果都很好，但笔者认为经额叶入路可以更好地完成切除。

• 对于这种病例，仔细检查 T_2 序列对选择损伤最小的手术入路来说是至关重要的。虽然通常最短的入路是最好的，但稍微长一点的入路避免了基底节区内部结构的切断或对内囊的侵犯，比穿过这些结构的短入路耐受性要好得多。在此具体病例中，最佳路径似乎由该图中提供的 T_2 序列冠状位显示。尾状核头和壳核明显被推到外侧上方，可以通过尾状核下方变薄的部分接触到肿瘤。

• 切除残腔的边缘有一层薄薄的肿瘤，但笔者对手术切除的范围相当满意。

图 14-32 显示了一例清醒状态下经额叶入路切除的复发的尾状核胶质母细胞瘤。

• 在此病例之前约 18 个月，笔者通过更靠外侧的经额叶入路做了一例睡眠状态下的手术，并且肿瘤切除效果很好（图片信息量较少，由于电脑存储空间的原因笔者删除了它们）；然而，肿瘤已经离开尾状核进入额叶，进入眶下皮质，并向额中回延伸。手术计划是利用额叶内侧切除方式来处理从尾状核头扩散到额叶的肿瘤部分，然后在患者能够耐受的情况下沿着肿瘤进入尾状核，并谨慎处理这些位于肿瘤内的豆纹动脉。

• 笔者完成了在患者清醒状态下的额叶内侧切除术，然后进入尾状核。切除肿瘤直至豆纹动脉，切除约 90% 的肿瘤后停止切除。

• 最能提供信息的 DTI 图像是右下角第二个冠状位图，显示了额叶的"后壁"由 FAT 和 IFOF 组成。这里的左侧 IFOF，当到达此处时遇到命名性失语问题，造成了眶额皮质外侧面的切除受限。

• 总体来说，切除情况良好，虽然豆纹动脉上按计划留下了一薄层肿瘤组织，但我们已经切除了大部分强化肿瘤，并处理了从尾状核向外扩散的部分。考虑到患者的起始情况，这是我们能让患者获得的最好状态了。

• 患者参与了免疫治疗试验，反应良好。在撰写本书的时候，他自确诊后已经存活了 3 年。因此，尽管基底节区胶质瘤是一种严重的疾病，但如果我们尝试的话，在这些患者中可能会有好的结果。

壳核区肿瘤

1. 基础解剖学注意点

显然，考虑到壳核和皮质部分之间存在弥漫性的输入和输出纤维，以及脑表面和目标区之间有关键的结构和通路，安全进入壳核无疑是一个巨大的挑战。仔细研究纤维束解剖发现，几乎任何从外上侧的脑组织进入基底节和深部脑核团的纤维束都极有可能遇到 SLF 复合体的一部分。与 SLF 平行的一个非常靠前的经额叶入路可以进入此处，但这是一个很长很深的手术入路，而且没有很好的切入点，并涉及进入很长一段危险区域。颞部入路不仅在解剖上处于不利地位（需要在背侧进行操作），而且还会将 IFOF 置于危险之中。

在大多数病例中，笔者找到的进入此区的最佳路线是经过岛叶。显然，这是具有挑战性的，但

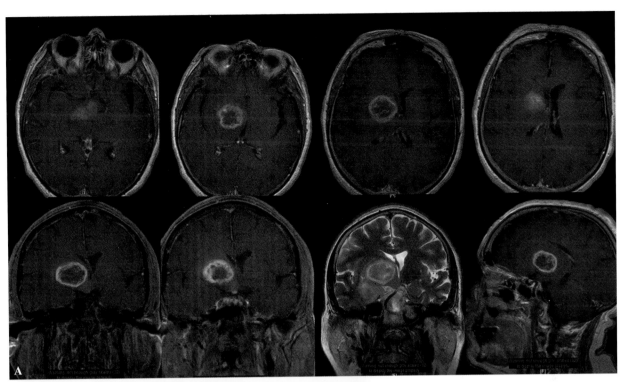

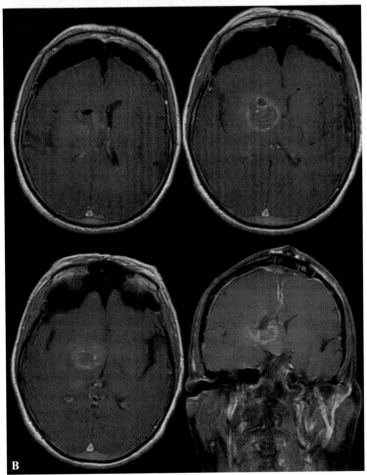

▲ 图 14-31　此图显示了早期笔者在患者麻醉状态下通过对侧大脑半球间经胼胝体入路处理的一个尾状核肿瘤

A. 术前影像；B. 术后影像

研究纤维束解剖学后，发现该入路提供了一条保护 SLF 和 IFOF 的途径，并将对壳核与深层结构之间白质连接的损伤降至最低。

2. 关键点（图 14-33）

• 没有必要限制显露的范围，这在处理大脑的此区域肿瘤是非常重要的。如果颞上回的一部分功能监测是阴性的，就应该从此处进入。术者应该向上抬起岛盖部上方进入环岛沟。当确定了进入岛叶的操作窗后，应该切除岛叶皮质来明确肿瘤的边界。在这个病例中，若找不到解剖学标志将会导致一场灾难，因为当术者在大脑深处进行操作时，几乎没有什么标志可以指引术者。

• 与经颞部入路时所考虑的解剖学相反，这个肿瘤的底部是侧脑室颞角（在关于颞叶肿瘤的阐述中，颞角的顶部是壳核的底部，这里我们利用这一点来明确壳核的底部）。

• 这些肿瘤通常毗邻侧脑室房部，可作为其后方边界。

• 显然，这是一次病灶切除术，应该注意区分肿瘤和基底节区组织，因为它们看起来很相似。

• 与尾状核肿瘤一样，小血管极有可能是豆纹动脉，应该予以保留。

• 下行运动纤维位于肿瘤的内侧和上方，必须考虑这一点。

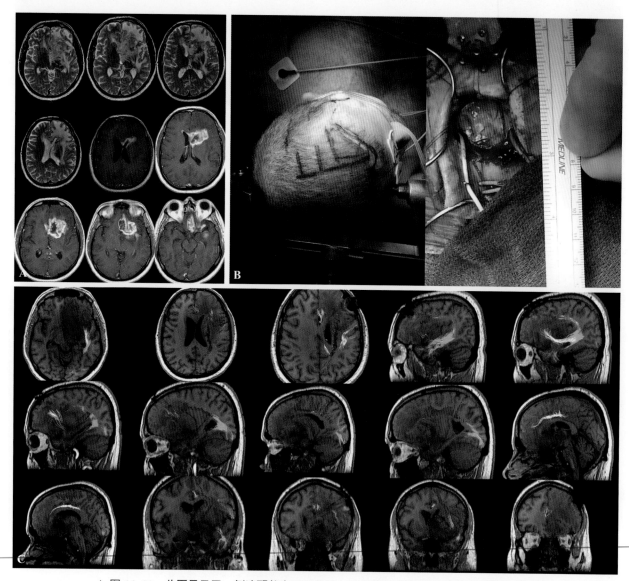

▲ 图 14-32　此图显示了一例清醒状态下经额叶入路切除的复发的尾状核胶质母细胞瘤
A. 术前影像；B. 手术入路；C. DTI 纤维束成像

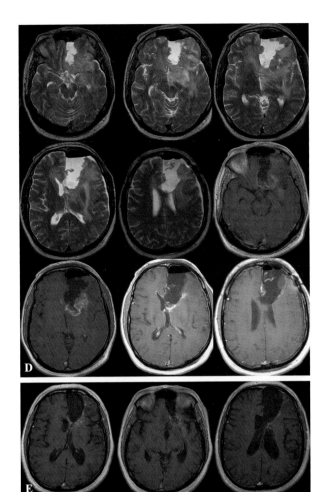

▲ 图 14-32（续）　此图显示了一例清醒状态下经额叶入路切除的复发的尾状核胶质母细胞瘤

D. 术后影像；E. 长期随访影像

十二、典型病例分析（七）

图 14-34 显示了一例壳核胶质母细胞瘤伴有症状性囊肿，曾有人将 Omaya 储液囊置入此处，但没有成功。分流或持续引流肿瘤囊肿在控制囊肿方面很少能像切除肿瘤那样有效，这是笔者通过经岛盖部 - 岛叶入路做到的。移除 Omaya 储液囊后，岛盖部有一些蛛网膜下腔出血。

• 该肿瘤深部表面有一个小的、反复出现症状的囊肿，其插入的 Omaya 囊未能阻止症状再次出现。囊肿的起源可能是肿瘤壁侧缘的强化结节，它显然位于岛叶深部并有 T_2 序列异常信号。手术计划是经岛叶进入肿瘤，将从所有边界对肿瘤进行切除，最终到达囊肿。

• 显露的计划是通过功能映射定位找到岛叶的

位置，并确定岛盖部的切除范围以便进入岛叶，这样我们就可以在肿瘤周围做环状切开，进入囊肿，最终切除强化的肿瘤。由于考虑到语言功能的保护，我们仅切除了小部分额下回，也正因为如此，我们分离了侧裂以最大限度地增加显露范围。与岛叶胶质瘤不同，在此手术中岛叶的切除作为路径而不是终点，所以没有必要确定环状沟的所有边界；然而，这是一个深部肿瘤，所以术者还需要确保切除足够多的岛叶皮质以清楚地看到自己的操作，并在大脑中动脉分支间创造舒适的操作空间。

• 肿瘤结节的切除相当不错；但是，切除残腔中有些渗血，这增加了手术的难度，因为这样很难计算出残留了多少病灶，从而也很难辨认出复发的病灶。对于岛叶肿瘤尤其如此，因为术中止血可能非常繁琐和耗时。在岛叶切除腔内有渗血的情况下，很难准确判断切除的范围。一般来说，即使对于这些深部肿瘤手术，术者也应该追求手术腔内没有渗血，这不仅仅是出于安全的原因，而且对这些患者的长期治疗也是有帮助的。

图 14-35 显示了一例内囊中的胶质母细胞瘤。值得注意的是，我们完成了肿瘤的切除并且患者没有出现无力症状，仅在下行运动纤维中有小部分残留肿瘤。

• 在此病例中，最重要的一个问题是——当术者确定这实际上不是在岛叶或穹窿，而是真的像术者最初想象的那样在基底节或内囊中——哪一条是进入肿瘤最佳的手术路线。对于这个病例来说，经岛叶入路有点复杂，因为病灶外侧表面覆盖着一层薄薄的壳核，而这时最佳操作角度是前后方向。这是很困难的操作角度，在一定程度上需要与交界处白质和 SMG 纠缠在一起。另外的唯一选择就是通过顶上小叶经侧脑室房部的手术入路进入肿瘤，而这可能是在疑难病例上又增加困难的入路，成一定角度进入丘脑外侧的深部白质，同时一直保持在 SLF 的内侧，这基本是不可能的。因此，笔者的计划是切除 STG/SMG，在忽略功能监测允许范围内，制作尽可能大的岛叶后部操作窗，并将其作为进入肿瘤的途径。

• 纤维束成像显示，虽然进入肿瘤的后窗很

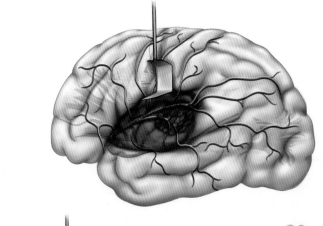

步骤 1：通过颞部经岛盖部入路到达岛叶，形成岛叶操作窗

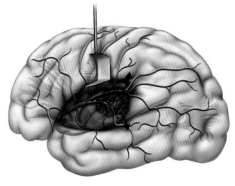
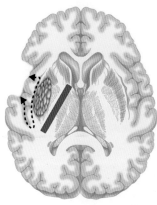
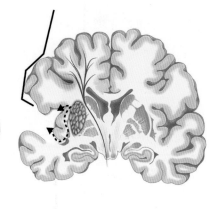

步骤 2：在大脑中动脉（MCA）操作窗之间切除岛叶皮质，保持在 SLF 和 IFOF 之间

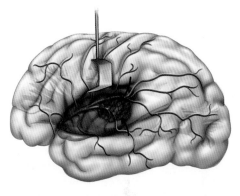
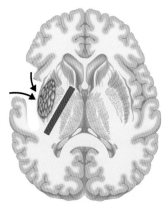
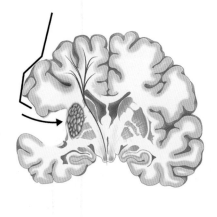

步骤 3：谨慎切除肿瘤，充分保护皮质脊髓束

▲ 图 14-33　这张示意图展示了从壳核头部切除肿瘤的技巧。该入路始于经颞部入路至岛叶，如第 12 章所述，在切除尽可能多的 STG 后抬起额部岛盖。在明确岛叶和形成操作窗后，需要首先处理肿瘤的后缘和下缘，直到找到颞角和侧脑室房部，这些结构在深部区域可以给术者提供解剖标志。其余肿瘤的切除是在功能监测指导下进行病灶切除术

小，但 SLF 的显影似乎没有深入到颞叶，这是不可能的。从冠状位和矢状位图像可以明显看出，肿瘤上覆盖着运动纤维，因此缓慢的病灶切除术是避免患者瘫痪的唯一选择。IFOF 似乎足够低，在其上方可以提供进入肿瘤的窗口。这一部位的切口可以确定到达岛叶后部较远的区域；然而，运动纤维似乎更靠前，而不是靠后。

• 正如笔者实际上所希望的那样，在不使患者瘫痪的情况下（第二天走出医院）完成了最好的切除。在术区的前方和上方残留有一些肿瘤，这些是

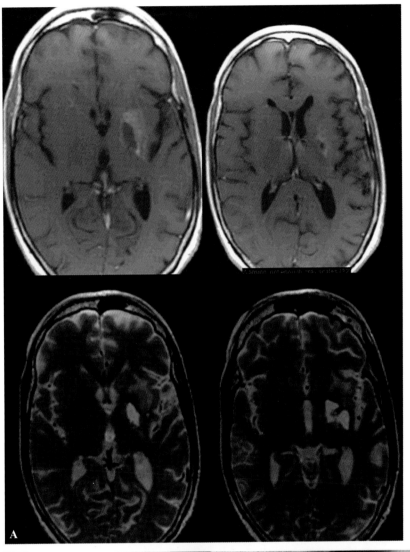

▲ 图 14–34 此图显示了一例壳核胶质母细胞瘤伴有症状性囊肿，曾有 **Omaya** 储液囊置入此处，但没有成功

A. 术前影像；B. 手术入路；C. 术后影像

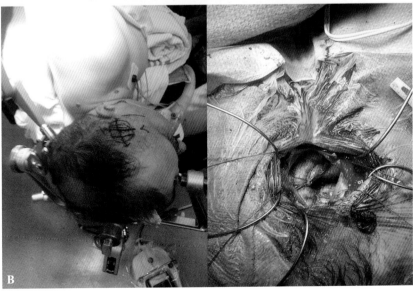

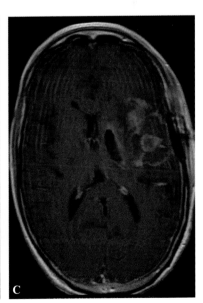

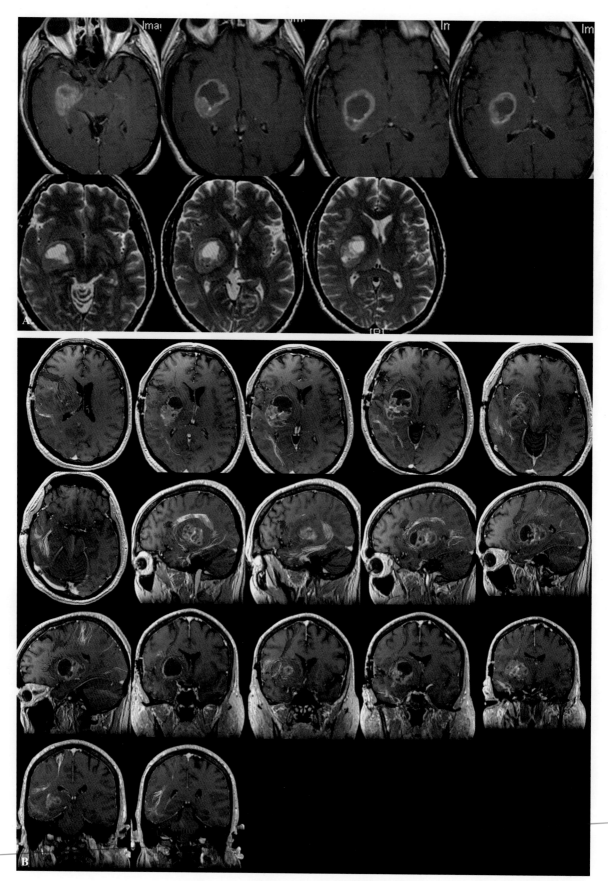

▲ 图 14-35 此图显示了一例内囊胶质母细胞瘤

A. 术前影像；B. DTI 纤维束成像

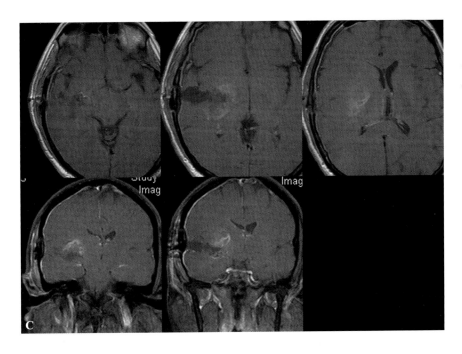

▲ 图 14-35（续）　此图显示了一例内囊胶质母细胞瘤

▲ 图 14-35（续）　此图显示了一例内囊胶质母细胞瘤

C. 术后影像

术中电生理监测刺激表明纤维束正在穿过肿瘤的部位。在此病例中，关键的标志是继续切除直到术者从上方和前方进入侧脑室颞角和房部，因为这告诉术者切得已经足够深了。

丘脑胶质瘤

笔者将在最后一节开始时声明，笔者没有丘脑肿瘤的所有答案，因为很明显这是胶质瘤非常糟糕的生长部位。笔者确实认为它们是有手术可能的，因为切除这些肿瘤后，手术结果是可以接受的，尽管笔者不确定对于大多数病例来说，完美的手术结果是否有可能。值得注意的是，不完美并不意味着什么都做不了，并不是只能让肿瘤继续在丘脑生长，而以此作为避免手术导致的视野缺损的一种方式。对这些患者来说，自然病史是糟糕的。然而，笔者承认，相较于自己更有信心的蝶状胶质瘤手术，这些病例仍处于工作的早期阶段。部分原因很简单，因为它们不太常见。在年均完成的约 500 例脑肿瘤手术中，目前笔者平均每年遇到 3~4 例丘脑胶质瘤，而颞叶 - 岛叶肿瘤为 75~100 例，蝶状肿瘤每年约为 20 例。因此，在一些术者不经常看到的东西上改进技术要困难得多。

以下是对这些肿瘤的观察，希望能引起进一步的讨论。

1. 解剖学方面的注意点（图 14-36）

观察丘脑可以发现有三种可能进入丘脑的途径：外侧（经颞叶）、后部（经顶叶 - 侧脑室房部）和内侧上（经胼胝体 - 脑室）。白质的解剖学表明，外侧入路通常不是一个好主意，除非肿瘤以某种方式创造了这条路径。从侧方进入丘脑的风险最小，包括对 SLF、语义区、IFOF、视辐射、基底节和内囊后部的风险。此外，操作角度通常完全偏离肿瘤的长轴。

经胼胝体入路在解剖学上是可以接受的，因为它不会越过白质通路（胼胝体除外）到达肿瘤。笔者个人并不使用这种方法，因为这种方法的大量硬脑膜显露使电生理监测变得困难或不可能，笔者个人需要患者的反馈以密切关注这一非常高风险的病例。此外，从这个角度笔者发现很难判断外下象限侧方的距离和颞角的位置。正如接下来要解释的那样，未能保持颞角的开放可能会使这些病例从成功立刻走向失败。所以笔者认为这是一个不错的角度，只是不认为这是最好的角度。

笔者赞成通过顶叶经侧脑室房部入路进入丘脑。它简单、快速，而且可以在清醒的患者身上进行。该入路保持在 SLF 的内侧，在 SLF 和扣带回之间以及运动和视觉系统之间进行操作，是一个有双侧大脑补偿可能的区域。一旦熟悉，就很容易保

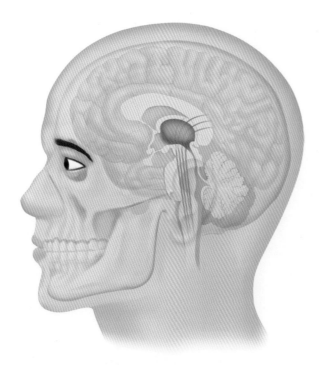

▲ 图 14-36 丘脑与周围结构的（白质）关系

持方向感。这是经丘脑枕进入丘脑的路径，在那里这些肿瘤通常出现在表面（而在背内侧核与此相反，通常不接近表面）。最后，更巧妙的是操作角度是前后方向的，使得操作不容易向下漂移到丘脑底部和中脑，而这是经胼胝体的上下方向的操作更容易发生的情况。

2. 丘脑手术中的主要灾难是什么

如果我们要试图切除丘脑肿瘤，关键是不能仅仅认为丘脑手术是危险的并止步于此，而是要明确具体危险是什么，为什么是危险的，并设法解决不是真正危险的事情。

据笔者所知，自己是唯一在患者清醒状态下进行丘脑手术的术者（如果有人这样做了，很抱歉，但当笔者开始这样做的时候，在文献中寻找建议，但什么也没有找到）。当笔者第一次开始对丘脑区肿瘤进行唤醒手术时，有趣的是对丘脑组织的刺激或操作并没有引起患者明显的神经功能问题，这是笔者反复观察每一位接受手术的患者后发现的。重要的是，尽管丘脑为意识相关的部位，但丘脑的操作并不会完全毁损其功能，可以不造成患者瘫痪，也不破坏他们的注意力或认知功能（尽管确实可能会导致视野缺损的出现）。

笔者认为更大的风险来自于上行神经递质系统（如蓝斑等）、中脑网状激活系统和肿瘤下方的丘脑底部结构的损伤。破坏这些结构可以造成手术失败。此外，侧缘和上缘包含丘脑脚和内囊。很可能有一天我们会对丘脑有更好的了解，但目前，笔者的主要目标是防止自己的操作漂移出丘脑，因为危险的结构在丘脑的外面，而不是里面。

因此，丘脑的安全操作包括将自己想象成在一个三面的隧道中操作。而这些面包括内囊、意识连接和致密的丘脑输出。唯一安全的区域是进入第三脑室的内侧壁和颞角及其附近区域。

3. 独特的挑战

根据笔者治疗这些肿瘤的经验，围术期在手术室外发生的事件往往比手术更能决定成败。下面是关于笔者所经历的一些事件的观察与总结，这些事件是对于此类病例来说是独一无二的。

• 这些患者入院时常伴有深部白质和中脑的水肿。麻醉时，他们可能会对麻醉过于敏感，从而无法配合功能监测。笔者向麻醉医生强调这一点，因为即使是小剂量的药物也可能需要几个小时才能在这些患者身上代谢完。

• 众所周知，胶质瘤术后脑水肿会暂时性加重。在额叶，这可能会导致意识丧失或语言问题，而这些问题都可以解决。在丘脑，水肿导致患者住院时间延长，并产生许多并发症而无法接受放射治疗。为了防止这种情况，笔者认为必须在手术前给予这些患者几天的脱水治疗，以便在水肿发生之前控制住它。这是更快康复的关键，也是通过放射治疗锁定胜利的关键。

• 在这种病例，术者必须保持侧脑室颞角的开放。术者应该通过切除肿瘤来广泛地打开颞角。这也是笔者唯一在最后留下脑室引流管的病例，以防止哪怕是少量的血液堵塞颞角，受阻的颞角足以让即将成功的病例翻船。

4. 关键点（图 14-37）

• 穹窿会从这个角度穿过术者的手术路径，保持脉络丛的可识别性对保持自己朝向穹窿平面至关重要。

• 如果术者没有看到第三脑室，说明留下了相当多的肿瘤。

- 当术者向外侧和（或）上方继续切除时，需要对运动和（或）SLF 功能进行监测。

- 切除范围的后内侧边界是通过向内侧俯视看到穹窿并切除肿瘤直至看到松果体区和（或）大脑静脉来确定的。

- 在颞角被广泛打开并清除显露之前，操作不要停留在后下象限。

十三、典型病例分析（八）

图 14-38 展示了一例笔者早期在患者睡眠状态下处理的丘脑胶质母细胞瘤。

- 几点观察内容。这个肿瘤很大，但大部分是坏死的。很多这种肿瘤都不太可能将重要纤维置于危险之中，这可以使我们在对此造成危险前切除相当一部分肿瘤。基底节和内囊被推向前方。此外，该肿瘤的长轴在从外向内的方向。如果经顶上小叶 - 侧脑室房部入路，则绝对有必要的是，术者在更靠外侧的方向向内侧的操作要比术者预期的多，否则会留下一大块肿瘤。

- 这种手术方式需要将患者头部稍旋转一些，以防止顶叶皮质坠入手术入路妨碍操作。然而防止过度旋转也很重要，因为这样会让术者更难保持方向，也是造成灾难的原因之一。此外，清醒状态下

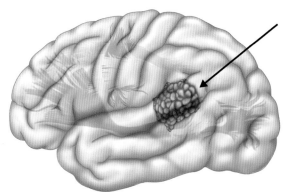

步骤 1：进入侧脑室房部，保持在 SLF 和扣带回之间

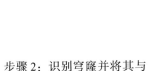
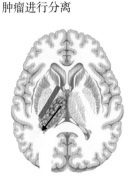
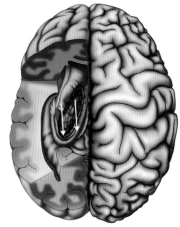

步骤 2：识别穹窿并将其与肿瘤进行分离

步骤 3：向后外侧操作直至解除对颞角的压力

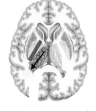

步骤 4：平行于皮质脊髓束进行操作直至到达第三脑室壁和 Monro 孔，将其打开

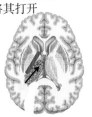

步骤 5：从穹窿周围向后内侧操作显露四叠体池

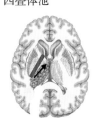

▲ 图 14-37 这张示意图展示了丘脑胶质瘤的切除步骤

该入路通过顶上小叶，在 SLF 纤维允许的范围内尽可能向外侧倾斜进入侧脑室。当进入侧脑室房部后，通过尽可能地识别正常解剖结构将穹窿从丘脑组织中剥离出来。丘脑肿瘤切除术从内向外开始，向三个方向延伸：第一，向外侧找到颞角，确保颞角完全打开；第二，在内上方进入第三脑室，以确保到侧脑室体部的组织适当地被清除；第三，在内下方到达四叠体池。最后一个操作是在穹窿顶部进行

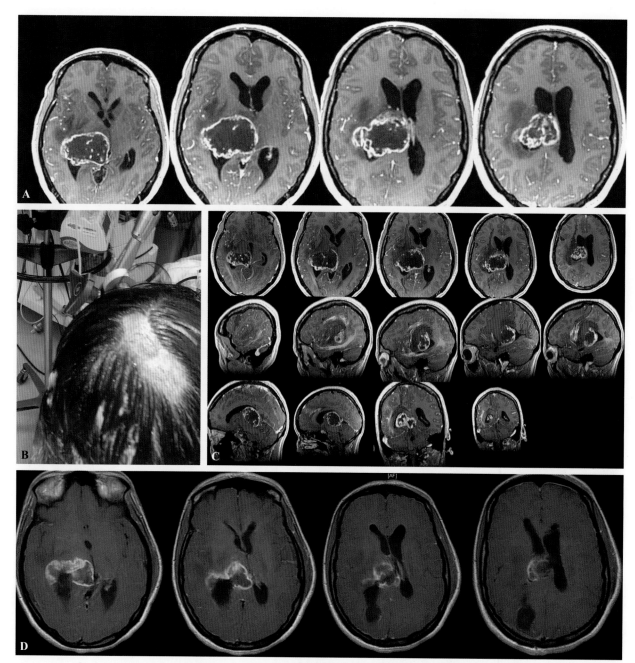

▲ 图 14–38　此图显示了一例笔者早期在患者睡眠状态下处理的丘脑胶质母细胞瘤
A. 术前影像；B. 手术入路；C. DTI 纤维束成像；D. 术后影像

的患者不能在功能监测的同时保持旋转体位，因此必须在这些要求中寻找平衡。

• 应注意纤维束成像的两个方面。首先，进入侧脑室房部的通道就像一个盒子，其位于感觉运动网后面、SLF 的内侧、视觉网络的前面以及扣带回的外侧。实际上这个通道比术者想象的要更靠后内侧，而且还更长，但它是对长程连接和网络系统风险最小的入路。

其次，关于丘脑手术，请注意内囊被推到术者的操作前方和外侧，而中脑网状激活纤维大多在术者操作的下方。保持穹窿的位置不变就可以让它成为一个帮助术者定向的解剖标志，让术者远离以上两个危险部位。在很多这种病例中，相对于侧方入路，它还突出了从背侧进入的价值。

• 笔者感觉肿瘤的切除还不错，而且患者最初的神经功能良好；然而，长期结果不太理想，回顾性分析其原因后归纳如下。首先，由于患者是睡眠状态，在进入第三脑室前，笔者没有足够信心继续向内上方推进，并在那里留下了相当多的肿瘤。其次，没有向外下方推进，这会使颞角的开放受阻。最后，留下这么多强化的肿瘤之后，脑肿胀比肿瘤全切要严重得多，这是由于在患者睡眠状态下操作所致。最终，大脑肿胀和颞角附近的残留肿瘤导致了颞角堵塞和由此出现了并发症，没有实现本可以

达到的好结果。

图 14-39 显示了一例更典型的病例，还是笔者惯用的手术方法。这例手术是在患者清醒状态下完成的，手术过程中笔者一直保持积极地操作以完成肿瘤的切除，直到不得不停下来以保留功能。笔者对这样的病例感到惊讶，我们努力尝试还是完成了肿瘤的切除。

• 此肿瘤与之前的病例不同之处是其在上方延

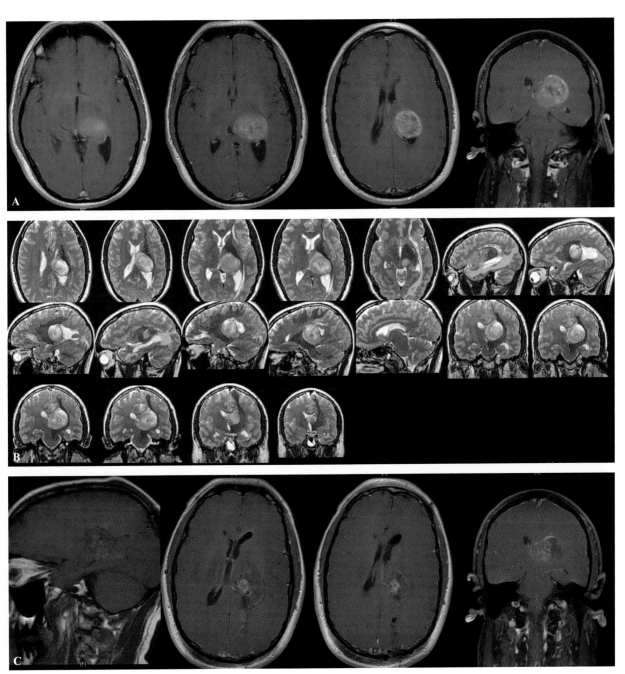

▲ 图 14-39 此图显示了一例更典型的病例，还是笔者惯用的手术方法
A. 术前影像；B. DTI 纤维束成像；C. 术后影像

伸更多（即更高）。在这个病例中这是至关重要的，在术者制订手术计划时，不能将切开点和手术路径太靠前，因为这样难以到达肿瘤的顶部。而手术路径越靠后，进入侧脑室房部的角度会越不那么陡峭，这样更容易到达肿瘤顶部。

• 同样，内囊位置在丘脑的前外侧，也就是位于肿瘤的深部和外侧。左上角的图显示了通往侧脑室房部的安全通道。当然术者也不希望在这样的高风险病例中再增加皮质网络问题。

• 在这一病例中，肿瘤切除情况很好。而关键点是确保从穹窿内侧切除丘脑，直至进入四叠体池和第三脑室。而在这一病例中，唯一的功能缺陷就是预料之中的视野缺损。

总结篇

Integration

第 15 章 复发性胶质瘤的特性
Unique Issues with Recurrent Gliomas

一、概述

复发性胶质瘤的解剖没有什么特别之处，即便它的功能解剖不同于首次手术。但毫无疑问，这类病例更具有挑战性，本章提供了应对这些挑战的建议，并列举了一些病例。

二、复发性胶质瘤的特性

• 伤口问题是一个大难题：这在服用阿瓦斯汀的患者中尤其如此，但之前的放疗也会使情况恶化，而愈合不良的胶质瘤伤口可能比肿瘤带来更大的灾难。

• 之前的外科医生所使用的手术切口往往是笔者不想使用的。如果是笔者自己，肿瘤有可能从切除肿瘤后的瘤腔边缘复发，残留的肿瘤很可能位于功能区（在笔者的病例中，肿瘤残留都是有原因的）。

• 动脉可能受到辐射：即使术者很小心，放疗后的动脉也更容易受损。

• 解剖异常：如果先前的切除是积极的，并且涉及一个完整的或部分的脑叶切除，剩下的正常脑组织可能移位到空腔中。例如，如果笔者做一个巨大的脑叶切除术，笔者希望能在颅中窝底附近找到下额枕束和大脑中动脉（图 15-1）。

• 硬脑膜与大脑表面粘连：即使术者很小心，也可能会在打开硬脑膜时损伤脑皮质，以至于无法使用皮质定位，在手术开始前就已经不知道切除范围。不太常见的是，如果大脑嵌顿在硬脑膜里，每一个动作都可能将力传递给硬脑膜，导致患者疼痛，从而导致患者术中不配合。如果是笔者进行了上次的手术，很可能是因为瘤腔旁的边缘是功能区脑组织。

• 患者通常神经功能低下：由于肿瘤复发和长期放疗的影响，通常很难进行皮质功能定位。

• 经常会不知道术中取到了什么：在第一次手术中，任何增强的东西都有可能是肿瘤，而不是 T_2 高信号的大脑。第二次手术大为不同，核磁强化病灶可能是放射性坏死或假性进展，T_2 改变可能是肿瘤、

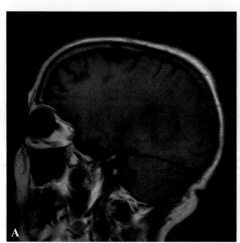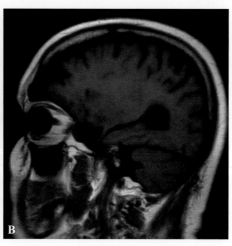

◀ 图 15-1 这些图像显示了颞叶切除术后复发的胶质瘤病例

注意，与颅中窝底相接触的是岛叶，而不是颞叶。在对这些病例制订手术策略时，必须注意这一点

放疗效应或脑软化。通常情况下，我们不太确定是否应该切除，更不用说扩大范围切除了（图 15-2）。

- 任务不太明确：对于再次手术的胶质瘤，尤其是多形性胶质母细胞瘤，数据具有多样性。

- 因为剩下的脑组织少了，剩下的脑组织更有可能是功能区：这对那些第一次接受了扩大切除手术的患者更是如此。

有一点需要注意的是，所有这些特点主要适用于真正的复发性胶质瘤手术，而不太适用于首次手术未完全切除而再次手术切除的病例，因为这些复发性胶质瘤手术更类似于首次手术。

三、解决这些问题的策略

- 手术的意义：唯一比手术更差的情况是，在放射性损伤中有一个小的复发性胶质瘤，因为没有彻底清除肿瘤，所以肿瘤复发。这似乎是一个显而易见的说法，当解剖结构异常，肿瘤很小时，很容易切除。

- 尽可能少地显露大脑：为了达到手术目的，从可能正常的大脑皮质上剥离硬脑膜的面积越小越好。通常笔者会在切除较深部位肿瘤时，只在病灶上方切开一小块硬脑膜，在打开硬脑膜后，立即启动皮质监测，因此，大脑皮质不会受到损伤（图 15-3 和图 15-4）。没有规定在第二次开颅手术时必须完全显露大脑皮质。

- 权衡功能和肿瘤：笔者称之为"物超所值"的规则。如果切除一个很小的直径 1cm 的肿瘤或肿瘤的一部分会对神经功能造成很大的风险，那么与单纯化疗相比，这得不偿失。要完全切除无功能区或与大脑失联的肿瘤，其益处较大（图 15-5）。更为直观的是，这个策略可能有效，但长期来看作用不大。例如，一个运动区有一个大肿瘤的患者，腿活动不利，很可能在将来腿的运动功能会完全丧失，而因为"笔者不想伤害他的腿功能"而决定残留肿瘤也是不合理的，手术只能改善自然病史（图 15-6）。

- 尽可能远离原切口：避免放疗之后伤口问题的最好方法是在可以避免的情况下不要使用原切口。通常，不同的切口或角度可以安全地切除肿瘤，并远离原切口。利用大的手术残腔也可避免这一问题。另一个诀窍是使用眉弓入路来解决前次手

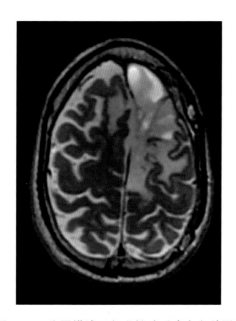

▲ 图 15-2　此图描述了复发性胶质瘤有多种影像学表现。这张图显示了广泛的 T_2 改变，目前还不清楚哪些是肿瘤，哪些是放射性损伤，哪些是水肿。因此，在这些病例中制订手术策略是很有挑战的。因为如果术者要再次手术的话，需要进行更大范围的切除；然而，在我们有限的成像中，到底怎样才是更积极有效的处理方法还不清楚

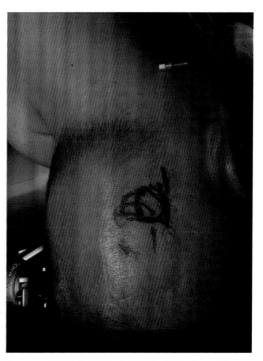

▲ 图 15-3　图示复发性胶质母细胞瘤患者的切口。先前的手术是针对一个较大的肿瘤，这次是小范围的复发。这凸显了微创技术的重要性，降低了再次手术的难度，并减少了与硬脑膜紧密粘连的大脑皮质的显露

术位于额下回的颞岛叶肿瘤复发的问题（图 15-7）。在某些情况下，也可以不打开整个原切口。

● 开始行动：有时一个小范围的复发会给人一种很容易处理的错觉。看起来像是一个肿块位于瘤腔底部，应该可以将其切除。值得注意的是，要把肿瘤予以切除，术者通常需要切开一些大脑及皮质，把肿瘤和脑组织分开。但是，如果仅仅是刮除几层肿瘤组织就停止手术，往往会在大脑中残留一些肿

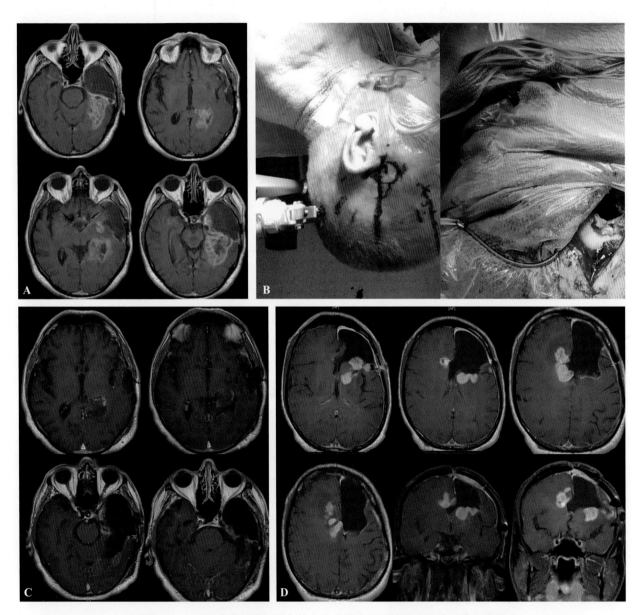

▲ 图 15-4　这两个病例展示了在首次手术瘤腔处开始复发的胶质瘤切除技术

病例 1： 复发性海马胶质母细胞瘤。这是笔者之前做的一个术中唤醒病例及典型的手术切口。A. 肿瘤在颞叶内侧复发，并且沿着海马旁回和海马进入穹窿和后扣带回。所有这些深部结构不需要显露。上一次手术后外侧颞叶可能已到达语言中枢（因此手术时到此为止），这是硬膜下最前面的皮质。我们的目的是利用皮质下监测来获得一个从前到后的横向平面，使其横向延伸到复发肿瘤的增强区域，并安全地将肿瘤切除。笔者不想把硬膜从含有语言中枢的皮质上剥离下来，因为这可能会伤害大脑皮质。此外，不需要做横向颞侧切口，这是没必要的（A）。B. 开颅手术很小，小切口进入空腔，在空腔中从肿瘤侧方手术切除，将肿瘤的侧缘离断。一旦这一点弄清楚了，我们会让患者进入睡眠状态，继续切除内侧肿瘤。C. 切除效果很好，后扣带回及穹窿肿瘤被切除，患者的语言功能完好。**病例 2：** 这是一例胶质母细胞瘤，肿瘤在瘤腔深处的几个部位复发。由于不需要进行皮质定位，我们将手术切口选在瘤腔的上方，并开始在深处切除肿瘤。这样就不需要把硬脑膜从我们计划打开的大脑上剥离下来。D. 肿瘤复发部位位于瘤腔深部，包括基底节和对侧扣带回。做一个 J 形切口，最好不要损伤皮质。我们努力在皮质下定位的指导下慢慢地将肿瘤从语言中枢和扣带回剥离

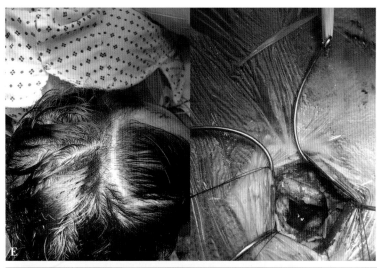

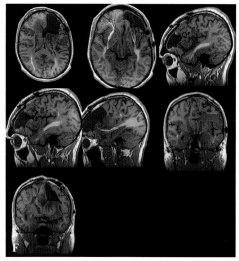

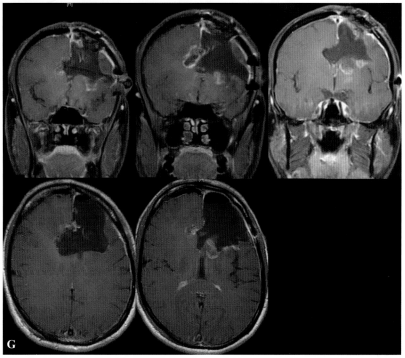

▲ 图 15-4（续）　这两个病例展示了在首次手术瘤腔处开始复发的胶质瘤切除技术

E. 先前的切口部分重新打开，我们在这个病例中找到瘤腔后直接予以皮质下切除。F. DTI 图像含有丰富的信息。矢状位图像显示下额枕束，额叶已被切除，额叶分支被切断，下额枕束终止于尾状体。患者说话基本正常。当在这部分肿瘤附近切除时，必须小心谨慎，因为在这些区域切除或进行刺激会引起命名性失语。最后，我们成功切除了尾状核的一小块肿瘤；然而，这个病例是笔者个人所见的最好的证据，即在下额枕束中运行的语义网络在基底节而不是额叶，因为在这个病例中与语言功能密切相关的下额枕束被切断了。G. 笔者以前见过一些这样的情况。尽管之前已经切除了扣带回，但仍然能够切除另一侧的复发的扣带回肿瘤。这就提出了这样一种可能性，即神经网络可以重组到其他区域，甚至在某些情况下，如果在数次切除之间留有重组的时间间隔，两个扣带回可能都可以切除。尽管如此，笔者不建议常规这样做，但是在这个病例中，患者恢复良好

瘤，这与我们对胶质瘤的理解大相径庭。即使是较小的肿瘤复发，也应使用 J 形或 C 形切口，通过利用解剖和（或）功能边界来确定切除范围（图 15-8）。

• 制订一个现实的目标：一些复发性胶质瘤是不好的，无论术者做什么，患者都会失去功能。有些时候必须尽力让患者处于最佳功能状态，其他的交给辅助治疗来完成。另外，术者必须时刻记住，在治疗肿瘤的同时肿瘤也正以迅速而可怕的方式侵犯大脑，如果术者选择放弃，那么对患者的情况将毫无帮助。

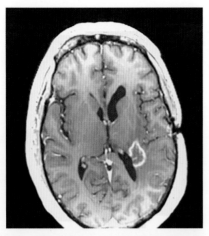

▲ 图 15-5　这张图显示了一个颞叶胶质瘤的病例，肿瘤在颞顶枕叶交界区深部传导束密集的白质中复发。这是一个"高风险"的病例，笔者指的是手术风险很大而减瘤术带来的益处很小。在这种情况下，笔者倾向于寻找其他选择，如激光诱导间质肿瘤热疗、放射外科技术或单独化疗，而不去再次手术。相比之下，一个大的肿瘤或者一个位于安全区域的肿瘤，患者从手术中受益更多

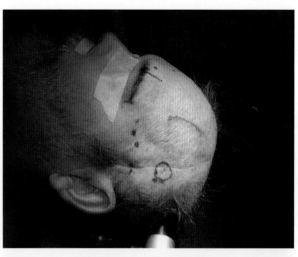

▲ 图 15-7　这张图显示了一位弥漫性额叶多形性胶质母细胞瘤患者，该患者接受了 2 个周期的放疗和阿瓦斯汀治疗。我们做了经眉弓额叶切除术，避免了上次手术的高风险伤口

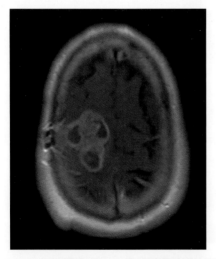

▲ 图 15-6　这张图显示了一位运动区多形性胶质母细胞瘤并且偏瘫的患者。虽然手术不可能挽救运动功能，但减瘤术有助于挽救其他功能，如上纵束。我们不能因为它在功能区而放弃手术治疗，而且我们的治疗目标是有限的

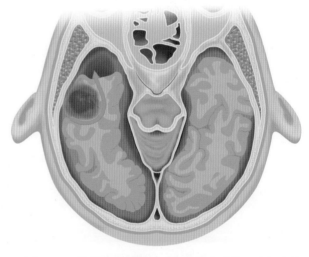

▲ 图 15-8　这个示意图显示 J 形切口有助于切除复发的小胶质瘤。首先进入肿瘤后方与大脑的边界，然后开始切出一个新的平面。继续向后方及深部切除（因此是 J 形）。很明显，切除范围依靠皮质功能定位来确定

四、什么情况下不考虑再次手术

有时笔者这样做是因为在看过影像图像后，认为再次手术会带来很严重的后果，或者换句话说，与切除肿瘤手术的风险相比，减瘤术不值得做（图15-7）。另外，体积较大的高风险的肿瘤具有很高的手术风险，而相当程度的减瘤术也可以使患者

受益。

除了危险区域的小肿瘤，不手术的决定通常是向临终关怀过渡的决定。至少在理论上，任何化疗都可能对即将产生的癌细胞起作用，我们的做法是不把治疗大肿瘤寄托在化疗上，并且希望出现奇迹，而是在化疗之前尽量给患者行减瘤术，这是很合理的。

对于胶质瘤的再次手术，每个人都有很多看

法，尤其是对于胶质母细胞瘤。关于切除范围有各种各样的建议（例如，如果术者能做到切除 75% 或 95%，那不需要再手术了）。对于这个复杂的神经系统，没有统一的指南或一级证据。即使 KPS 评分很好和可治疗的肿瘤，一些中心也会拒绝给大部分复发患者再次手术。

笔者在决定是否再次手术时并没有那么严格。首先，很少有切除肿瘤范围小于 75% 的病例。其次，每个患者都应该由他们自己决定应该如何积极地延长自己的生命，并且许多患者开始时并不顺利，但是结果却出奇的好。所以笔者会很坦率地和他们讨论手术的机会，然后让他们自己来决定。笔者认为决定进行再次手术和积极的治疗通常与术前的功能状态密切相关，这是理性的行为。生命是重要的，那些生活质量高的人通常不愿意坐在那里等着失去机会。对大多数人来说，放弃治疗的时机往往是很明确的。

胶质母细胞瘤的致命一击

在一些特殊的情况下，笔者甚至会引导患者不要手术。在这种情况下，根据肿瘤生长的方式，如果切除肿瘤可能会导致无法接受的结果。笔者称之为胶质母细胞瘤对决，如果是以下这些情况，就不考虑手术了。

* 生长达到脑干的肿瘤（图 15-9）：可以从脑干中切除一些肿瘤，也可以清除脑干的局部复发。然而，从幕上达到脑干的路径需要肿瘤细胞穿过许多关键区域，外科手术能给这些患者带来益处的可能性很小。

* 双侧肿瘤（图 15-10）：如前所述，特别是在第 4 章中提到，这些是预后不好的（双侧额叶、双侧颞叶、双侧顶骨和中脑损伤），因为大脑没有办法代偿。因此，尽管术者可以跟随肿瘤穿过胼胝体进行切除，甚至一点点切到另一侧，以及术者可以切除明显不对称的多灶性肿瘤，但是如果没有更好地理解对侧代偿以及如何避免损伤，显微手术也是没用的。

* 左侧上纵束密集受累（图 15-11）：笔者个人认为失语症不像重度偏瘫那样影响生活质量。如果肿瘤压迫传导束，术前的失语症术后可以改善，但是，如果肿瘤沿着长长的上纵束生长，那么肿瘤不容易被切除，而症状也不会好转。保持乐观很重要，但是有时确实具有局限性。

* 前脑基底部和下丘脑受侵袭（图 15-12）：即使术者能像做脑干手术一样去解决这个部位的问题，但到达那里的路径会穿过一些非常关键的区域，这很可能会使患者不能从手术中获益。

五、如何处理愈合差的胶质瘤手术切口

笔者是科室里胶质瘤手术医生，笔者也是当地治疗复杂颅脑手术感染的专家。以下是一些关于处理伤口的标准的补充，胶质瘤手术也适用。

* 快速行动起来：这些人一般不会通过一些小的修复能起到作用。通常在这种情况下，决定伤口

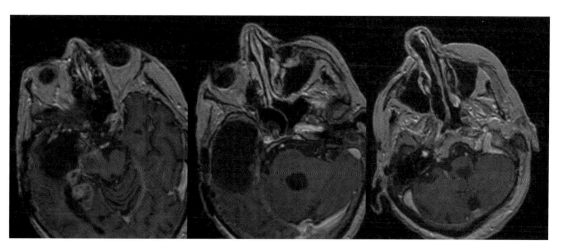

▲ 图 15-9 这些图像显示胶质母细胞瘤在脑干的复发，即"胶质母细胞瘤的致命一击"

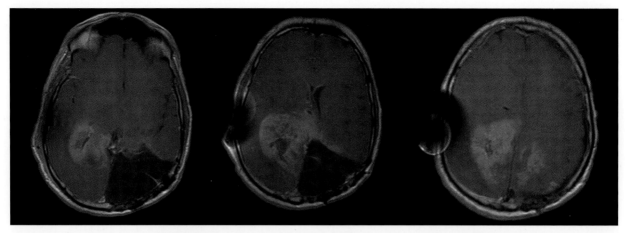

▲ 图 15-10　这些图像显示广泛的双侧胶质母细胞瘤复发，即"胶质母细胞瘤的致命一击"

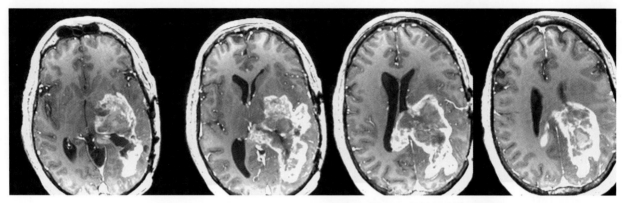

▲ 图 15-11　这些图像显示沿上纵束密集复发的肿瘤，应该考虑再次手术

愈合的不利因素是：血供不足、既往放疗、异物、伤口张力高。可以预料到伤口愈合是困难的；当术者想回避有效的修复时，伤口溃烂可能会导致更多的感染（包括可能的硬膜下感染）、皮肤缺损以及病情加重。所有复发性胶质瘤都是如此，尤其是曾经使用过阿瓦斯汀的患者。

　　• 可能有一定程度的脑积水：这是常见的广泛打开脑室的一个并发症（笔者认为不损伤基底节是值得的，因为需要进行分流手术）。这些患者中的大多数会出现脑积水，通常是低压性脑积水。脑室通常不大，甚至出现不常见的外部硬膜下积液或假性脑膜膨出。如果伤口流液或患者有类似脑积水的问题，那么其中的一部分可能是脑积水。

　　• 尽量不要延误了辅助治疗：当术者因处理伤口数周而延误了辅助治疗，而这时肿瘤又长出来了，这相当于给了患者致命一击。要快速给予辅助性治疗。

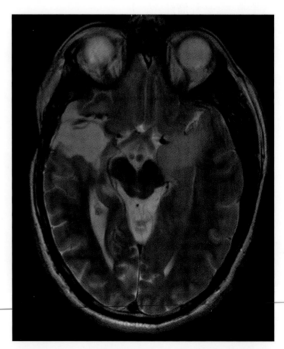

▲ 图 15-12　本例患者经颞叶切除术后在对侧杏仁核复发。这种侵袭途径是通过前脑基底部，尝试切除这种肿瘤是不明智的

● 强烈考虑去掉骨瓣：外观固然重要，但是，因为复发性胶质母细胞瘤患者反复出现的伤口问题，尝试留住骨瓣会推迟辅助治疗的时间，这不是一个好的决策。如果术者经常做小骨瓣，去除骨瓣就不是什么大问题了。记住这是癌症手术，不是整容手术。

● 尽早让重建外科医生参与治疗：他们经常会想到对术者来说不重要的伤口愈合想法，并且可以帮助患者更快恢复。在一些血供差的地方治疗还可以改善局部血供。

激光间质热凝疗法（LITT）

笔者是复发性胶质瘤激光间质热凝疗法（laser interstitial thermal therapy，LITT）的超级粉丝。这是一个罕见的创新，它发明后立即成为一个有效的治疗方法，用于处理既往遇到的困难问题，很少有经验性报道其不利的一面。在适合的患者身上，我们能够成功地治疗复发非常严重的患者，而且患者并发症很少，特别是没有手术切口的问题。LITT 可以治疗深部肿瘤、多个病灶以及对于放化疗后的治疗也是没有问题的，这对白质束的损伤很小。LITT 在很大程度上可以消除小的、无症状的、但增强的结节，无论是肿瘤还是放射性坏死都可以治疗。在适合的患者身上，它可以减少瘤细胞，而且费用不高。它在很短的时间内解决了我们工作中遇到的困难。

笔者提出了自己的主张，就像所有的新想法一样，LITT 是一种进化中的技术，我们还没有一个完美的治疗方法，也不知道哪种治疗方法会被取代。目前，笔者发现它是治疗少部分复发肿瘤的最佳方法，特别是当肿瘤较深、多灶性，或阿瓦斯汀治疗后。随着这一进展，它越来越有可能治疗更严重的肿瘤，而笔者在本书其余部分描述的技术可能更偏向基础而不是应用。

尽管这一技术有局限性，但对许多患者来说，LITT 仍可作为传统手术的替代选择。

● 它不能测试功能。有人说他们用功能磁共振成像和 DTI 来解决这个问题，并根据这些数据指导小剂量 LITT 治疗。这是错误的，原因很多。首先，成像不一定是真实的，我们对大脑功能是如何组织信息的以及如何保护这种功能的认识还不够。许多技术，如功能磁共振成像（fMRI）对肿瘤血流量的增加也具有高度的敏感性，这是由于对 bold 的依赖性。其次，目前大多数脑白质成像平台都存在着界定脑水肿区传导束的问题，这是大多数胶质瘤患者的特点，这就引出了一个问题：这些所谓能达到毫米级的技术，你究竟能相信多少？根据笔者的经验，切断传导束和仅仅引起脑水肿之间就差几毫米。最后，依据目前的成像平台，一个小的病变最多可以显示在两个层面上，没有更精确的可供术者使用的数据。依据这样的精确度，笔者不确定我们中的大多数人是否有能力去探讨这样的问题。

● 肿块被烧灼，但仍存在，水肿可能会很严重。切除大肿瘤以给大脑腾出空间来，这对提高生活质量大有益处。

● 覆盖率是现有平台的一个关键问题。一个大的或形状奇怪的肿瘤的全覆盖是当前设备最大的挑战，因为它们只能在最低程度上改变偏离它们的主角度的方向。这可以用多个激光器来克服；但是，在这种情况下，我们应该经常提醒自己，是因为形状奇怪，还是因为肿瘤太大而需要使用多个激光器。这也会引发一个问题，即患者是否能够耐受水肿的问题。与开颅手术相比，笔者不认为把 LITT 治疗后的开颅手术作为处理水肿的方法有多大意义。笔者认为这可能会把这项技术推到合理的极限之外。

言之，像 LITT 这样的技术是有趣的，而且会慢慢地改进我们治疗复发性胶质瘤的方法，核心原则是一样的。这本书的撰写带有一种潜意识的想法，即技术终有一天可能会过时，但一本遵循原则的书在任何情况下都有用。

第 16 章　巨大多叶胶质瘤
Large Multilobar Gliomas

一、概述

本章提供了一些笔者曾经成功切除跨越多个脑叶的巨大胶质瘤的技术实例。然而，前文已经提供了所有必要的内容用于思考这些病例，并提出可以接受的方案来处理这些病例，而且没有一章可以总结脑胶质瘤恶化时所有可能出现的情况。本章提供了一些基本的指南，下面是一些具体的案例，展示这些具有挑战性的病例中笔者所做的工作。

二、治疗巨大胶质瘤的基本指南

• 试着了解肿瘤是如何扩散的：胶质瘤倾向于沿着白质纤维束扩散。较小的肿瘤可能无法弄清它们沿着哪一个可辨认的传导束扩散，但较大的胶质瘤通常可以辨认。

多叶扩散的常见途径：①下纵束：肿瘤从颞部延伸到枕极的常见路径；②上纵束：一种不好的传播方式，但不幸的是很常见，尤其是当肿瘤进入颞叶后外侧、额中回、额下回或顶下小叶时；③胼胝体：扩散到胼胝体是我们失去对肿瘤控制的一种形式，记住，只要是双侧的病变预后都不好；④扣带回：这就是肿瘤从海马旁回到扣带回及其后部的扩散过程，这是胼胝体压部蝶状胶质瘤的一种常见扩散方式；⑤ Broca 区对角线带 / 杏仁腹侧束：这就是肿瘤如何从一个杏仁核扩散到另一个杏仁核，或者从杏仁核扩散到海马的途径；⑥放射冠 / 皮质脊髓束的下行纤维束：这是不常见的传播途径，显然是很不好的。

通过了解扩散途径，术者就知道了大脑的哪

些部位可能出了问题（尤其是胶质母细胞瘤），并对如何用最低程度的损伤来处理这种肿瘤有了一个想法。

• 尽量现实一点：当患者带着最小的神经缺损回家时，总是令人满意的。然而，对于多叶肿瘤患者，在大多数情况下，完美是一个很难实现的目标。第一，他们经常会有神经缺损，通常是因为肿瘤摧毁了一个网络。第二，如果术者不抑制肿瘤生长，肿瘤会有一种冷酷的天性。第三，术者要切除两个脑叶还不会发生什么明显神经缺损的想法是误导。伴有一些神经缺损的患者也可以过有意义的生活。超越这种思想是一个复杂的问题。

记住这些都是恶性肿瘤。同时也要认识到这个恶性肿瘤问题是很棘手的。

• 从减瘤方面考虑：这是笔者治疗脑胶质瘤的基础。大的多叶胶质瘤也没什么不同，但通常有多个复杂的和（或）非标准的切口。这些问题的基础就是前文中描述的基本问题。

• 围绕脑叶切除术 / 部分脑叶切除术制订计划：一般来说，这种手术没那么精细。这种严重程度的肿瘤应该被认为是广泛的癌症。一个大的多叶切除会别无选择，而且也没必要在无功能的大脑中留下肿瘤组织。

• 考虑切口问题：通常，移除多叶肿瘤需要一个由两个切口组成的长切口。并不总是需要一个大的沿着长切口的开颅手术；通常可以在较小的骨瓣下进行肿瘤的切除。

• 一次还是两次切除肿瘤？如果术者选择做如此棘手胶质瘤手术，将切除大量的大脑组织，这将使颅骨下有很大的手术空间。因此，笔者总是努力避免大的开放式的骨瓣，因为这些病例中有许多是二次手术，笔者不想冒这么大的皮瓣感染风险。

有两种开颅方法可以在手术中应用。第一种方法是做一个中等大小的骨瓣开颅，在切口中心和颅骨下切除，然后向两个方向切开。第二种方法是做两个小的骨瓣开颅，在两个小骨瓣的下面切开，然后顺延到颅骨下面切除肿瘤，在两个骨瓣之间连接起来（笔者称之为"拉入法"）。很少有必要进行巨大的骨瓣开颅。

每种情况都有其独特的要求，并且有很多选择。

代表性病例

笔者显然不可能把所有治疗巨大胶质瘤的方法都列举出来，因为胶质瘤的变异性是很常见的。文中提供了一些病例，为解决这些复杂的病例提供了一些见解和思路。

图 16-1 展示了随脑脊液循环扩散的从枕叶到前颞叶胶质母细胞瘤。再次阅片，这个肿瘤似乎不太可能保留枕极的视觉输入中枢或颞叶传导束（主要位于后部），应同时予以切除。患者选择接受枕颞叶切除术。

- 肿瘤主要位于下纵束和下额枕束，以及视觉传导系统。虽然在技术上可以在不切除颞叶的情况下进行肿瘤全切，但目前尚不清楚这部分大脑会通过传导束网络连接到哪里。此操作的主要目标是保持语义网络和上纵束之间的联系，理想情况下是交叉语义循环。同侧视觉系统和下额枕束明显已经不起作用。

- 我们通过一种"拉入"技术做了这个手术，在枕骨和颞部开颅，从后顶骨中线向前延伸到颞上回，大致平行于上纵束，并继续延伸到两个骨瓣之间骨瓣下的脑组织、侧脑室房部和颞角。这个操作完成后，让患者入睡，进行枕叶和颞叶切除术，并切除颅骨下的离断的脑组织（因此称为"拉入法"）。这个手术没有引起任何额外的神经缺损并发症，这是以前没有报道过的。

- 切除是很积极的，且预后不错。

图 16-2 展示了一例命名性失语但言语流畅的左侧巨大胶质母细胞瘤的病例。

- 这是一个累及左侧视觉系统的肿瘤，它的延伸部分累及胼胝体压部。不像右侧肿瘤，我们选择积极性切除，但不是多叶切除，而是选择以枕叶切除为基础，在前额叶离断的基础上，通过脑叶切除后的空间切除颞叶内侧和压部肿瘤。目的是保护左侧上纵束。

- 考虑到上纵束的延伸，我们进行了双骨瓣式入路，以内侧顶叶为中心的两个小骨瓣开颅，在切口上方是上纵束。这些操作在患者清醒的状态下完成，直到看到上纵束，然后我们让患者入睡，进行枕叶切除术，切除胼胝体压部以及颞叶内侧肿瘤。

- 切除手术的效果很好，患者的语言功能被保留了下来；然而，在判断力上遇到了新的问题，这也使笔者对患者预后的判断有所改变。笔者不确定为什么枕叶和胼胝体压部在患者的判断力中起作用，笔者之前在另外两个病例中也见过类似的情况。

图 16-3 展示了一例包裹着大脑中动脉主干的复杂的额颞岛叶胶质母细胞瘤，在另一个医疗机构接受过最低程度的切除。

- 如果术者只看对比增强图像，这看起来不像是一个非常广泛的肿瘤，但是 T_2 成像是一个更实际的衡量肿瘤范围的更好的方法，当然我们承认其中一些是水肿。显然不可能完全切除所有这些异常区域，但是颞叶和边缘切除更符合解剖结构，同时也有助于分离被紧密包裹的大脑中动脉。我们能在切除大脑中动脉周围的致密强化肿瘤的同时，尽可能保留大脑中动脉以及尽可能少地残留肿瘤。

- 笔者首先完成了颞叶切除术，然后进行了额叶外侧离断术和有限的额叶切除术。这就将大脑中动脉分离了出来。利用多普勒探头和从脑膜瘤手术中借鉴的技术，笔者成功地将肿瘤切除到一个可接受的范围，而这部分残留的肿瘤没有侵犯大脑（肿瘤与之分离）。

- 在大脑中动脉上有一些增强的肿瘤，根本无法剥离；但是，这部分肿瘤不再附着在大脑上，因此将肿瘤细胞运送至远处的传导束的机会很小。

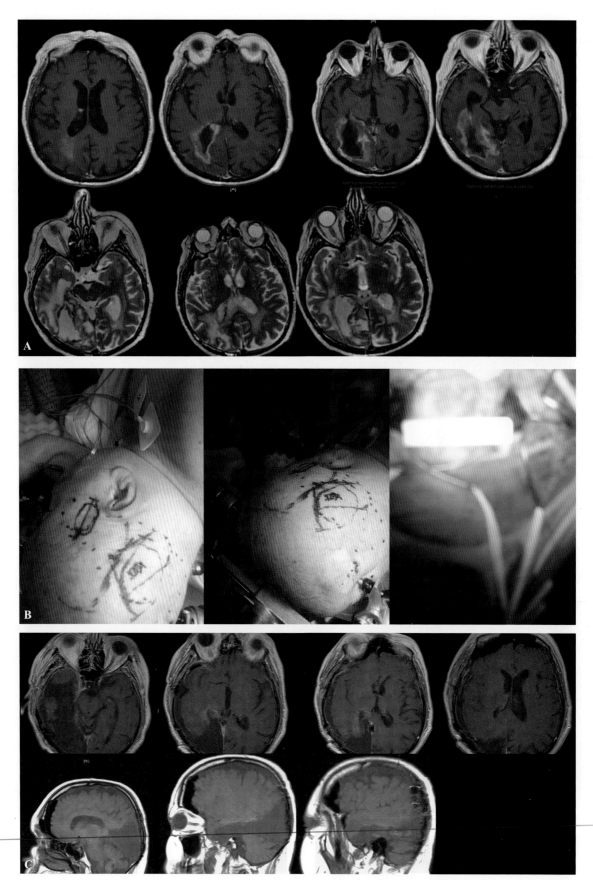

▲ 图 16-1　复发性多形性胶质母细胞瘤，从枕叶延伸到前颞叶

A. 术前影像；B. 手术入路；C. 术后影像

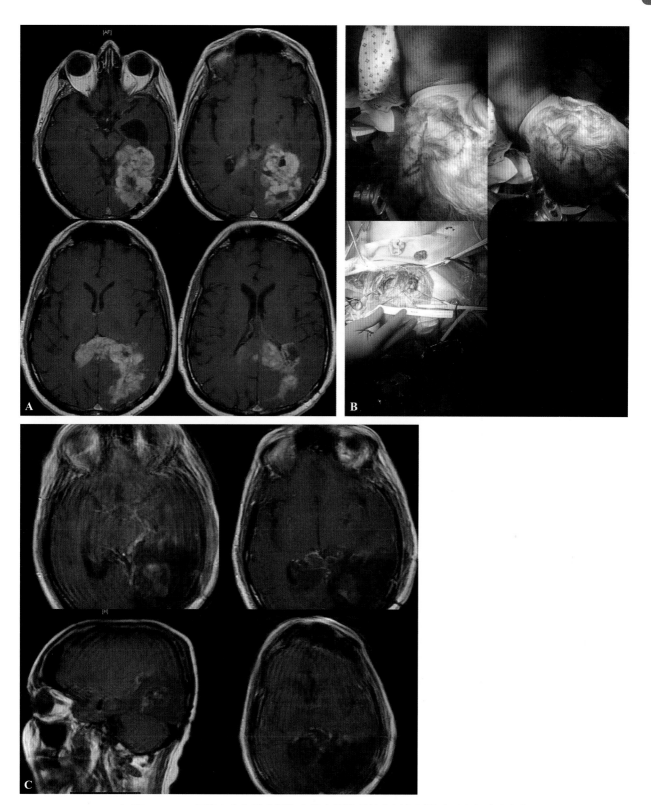

▲ 图 16-2　一例伴有命名性失语但言语完整流利的左侧多形性胶质母细胞瘤患者
A. 术前影像；B. 手术入路；C. 术后影像

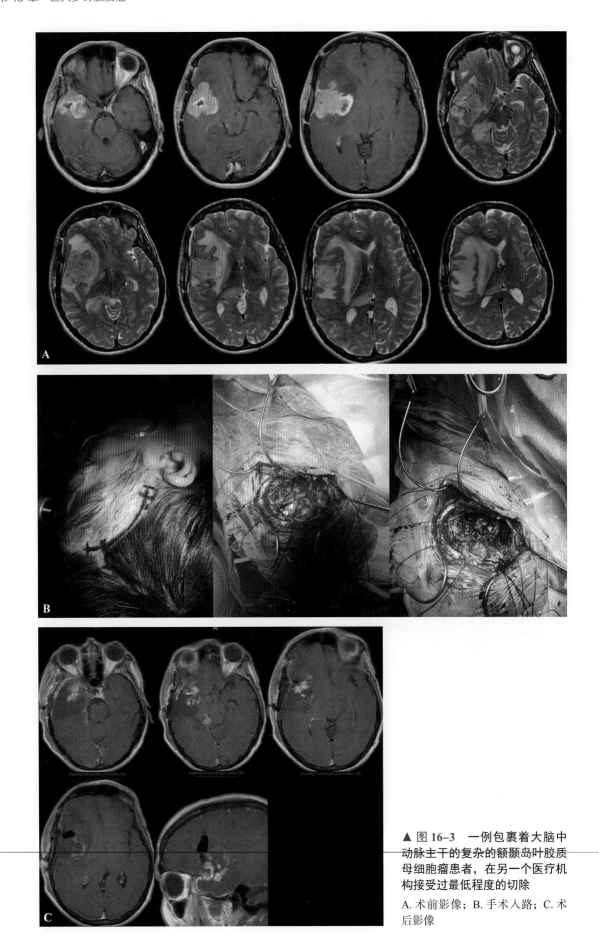

▲ 图 16-3　一例包裹着大脑中动脉主干的复杂的额颞岛叶胶质母细胞瘤患者，在另一个医疗机构接受过最低程度的切除

A. 术前影像；B. 手术入路；C. 术后影像

图 16-4 显示了左额颞岛叶胶质瘤延伸至基底前区的情况。很明显我们不太可能把这部分都切除，特别是因为这个患者在手术中无法长时间配合脑部皮质定位，我们做了颞叶切除术和眶额皮质切除术，并在下额枕束白质纤维束成像的基础上进行了保守的前岛叶切除术，并且取得了不错的结果。

- 这种肿瘤通常被称为大脑胶质瘤病，因为它们位于多个脑叶。显然，这在本例中可能是符合的，但实际上这与疾病的病理并不一致。这种肿瘤是脑岛广泛胶质瘤，从岛叶向外广泛扩散，颞叶和扣带回受累，位于钩突通路的眶额区也长满了肿瘤。但没有双侧性病变，也没有完全不相连的病

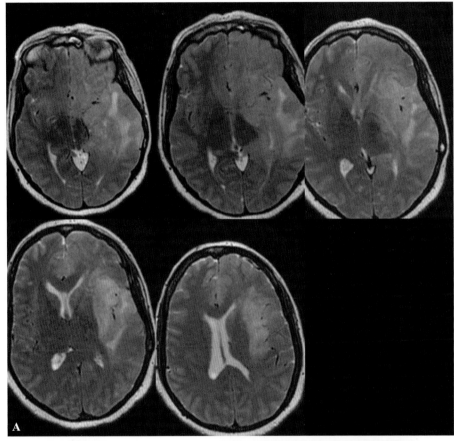

◀ 图 16-4 一例左额颞岛叶胶质瘤延伸至基底前区的病例
A. 术前影像；B. 手术入路

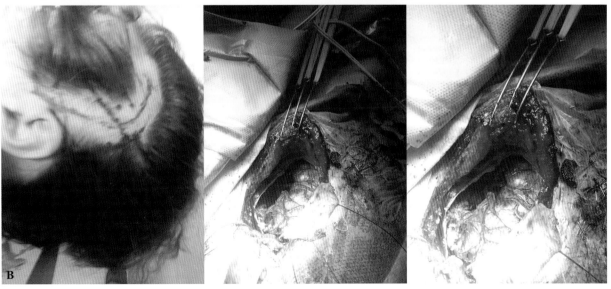

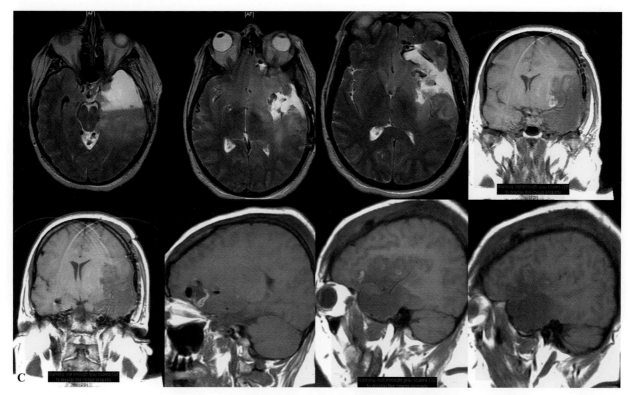

▲ 图 16-4（续）　一例左额颞岛叶胶质瘤延伸至基底前区的病例
C. 术后影像

变。这是一个多叶的恶性胶质瘤，但在笔者看来不是真正的大脑胶质瘤病。

- 这类胶质瘤的开颅范围比其他类似肿瘤的更大。开颅的范围需要靠前点，因为我们需要进入眶上空间，这样才能舒适地在没有阻挡视野的情况下手术。这不需要正式的翼点开颅，但是技术内涵是一样的。

这个入路和颞侧岛叶胶质瘤有很多相似的步骤：颞叶切除，岛叶切除，沿着钩突向前但最终应进入额下回眶部，在软膜下将额眶回向上分离至 M_1 前方之前，在额眶回的上方离断额叶直至中线。

- 尽管进行了积极的切除手术，但按笔者的经验，本可以做得更好。首先是眶额回的切除不够靠内或靠后。大脑中动脉 M_1 是一个很好的标志，它有助于辨认基底前区以及豆状核和纹状体，它是笔者在冠状面上的手术切除的停止点。但是，仍然有一些颞叶肿瘤的残留。因为这个患者在皮质电极监测过程中不能长时间配合，所以笔者没能做自己通常要做的大范围的后颞部离断术。

第 17 章　吸取教训的病例
Cases that Taught Me Lessons

一、概述

多年来，我们的领域一直存在一个问题，那就是直截了当的全面披露。这并不是说没有人在会议上谈论复杂问题，或没有人在报纸上报道这些问题。相反，"灾难性会议"是很常见的事情。人们经常展示不成功的案例并进行谈论。问题是，在大多数情况下，许多人展示自己在处理巨大或高度危险的肿瘤时陷入了麻烦（"哦，别这样，你做了一个9cm的脑室内肿瘤，出现了并发症"），或展示他们做了一些令人印象深刻的事情来挽救一个严重的错误。或者，他们展示了一种大多数人都承认的难以避免的复杂情况（如脑脊液漏），或者一些罕见的有趣的事情，但这些并不能帮助人们学会如何避免错误的思维和不好的治疗策略，这些都是神经外科中许多失败病例的根源。

我们很清楚恶性肿瘤手术有许多风险，而且外科医生可以尝试一些令人印象深刻的事情来历练自己。这不仅仅是教学，它更能直截了当地揭露当时犯的错误。我们经常回避讨论术后检查结果不佳的病例或者对伤害患者的事情耿耿于怀，根据我们已有的知识，我们绝不会再犯同样的错误。换句话说，这些是经验丰富的外科医生的真正学习曲线。

而事实上，解决一个9cm的肿瘤或紧急情况下绕过颈内动脉来操作，这种情况出现并发症并不丢人，而真正的解决方案是把问题展示出来。如果是一位该领域的专家，他可能很难展示自己的错误。也许有些人已经达到了不会犯错误的程度，但是经过与几位杰出的外科医生一起工作并且与更多的学员交谈过后，笔者高度怀疑这种人是否存在，或者他们可能只专注少数具体病例。至少，如果客观地分析，他们可能会有许多其他人可以学习的错误。

笔者的核心是尽可能保持这本书的真实性。虽然本书的前提是通过更好的技术、更好地了解大脑的解剖，然后更好地进行胶质瘤手术，并很好地处理我们以前没有关注过的肿瘤，但笔者一直试图指出自己知识的局限性，发现我们目前技术的局限性，以及确定合理目标的重要性。本书的主张并不是说我们不能攻克所有患者的胶质瘤，只是我们应该比过去更努力。

笔者也在这本书中陈述了自己的观点和想法，有时缺乏一些病例或引用。循证医学是一个重要的指标，然而，在许多情况下它使医生的思维局限，因为并不是所有的问题都能通过随机对照试验得到合理的答案，也不是所有的随机试验都能提供有意义的答案。例如，在认为在深部胶质瘤切除术时偏离中脑网状激活系统是不对的之前，人们不应该等到他们有一系列的有意义的病例后才总结得出并承认这一结论。

本章是笔者的学习曲线中的坦率和诚实的表现，将通过非常难忘的病例来讲述，鉴于本书中许多肿瘤并不是很多外科医生经常见到的肿瘤，其中一些学习曲线过程中讲述的是不在书中或在课程中教过的东西，或者在某些情况下读者甚至找不到相关的人并征求意见。学习曲线中的其他部分讲的只是在简单的情况下犯愚蠢的错误（通常当时似乎并不愚蠢）或者找出困难的方法，大脑比笔者以前认为的要复杂得多。其他部分是令人着迷的病例，这些病例进展顺利，但展示了笔者在此病例之前从未想到过的一些问题。

二、第一课

笔者的第一个真正的岛叶胶质瘤和第三定律的起源（图 17-1）

针对如何做岛叶胶质瘤手术，笔者经过了多年的思考，通过学习解剖、观摩手术和当助手，并为有处理这样一个病例的机会做好准备，直到笔者觉得为这个大型左侧岛叶胶质瘤做好了准备。

在这个病例中，笔者觉得自己做了一次积极的切除。在当笔者决定停下来的时候，发现自己已经切除了大脑深部核心的很大一部分，并对这个瘤腔留下了深刻的印象。笔者也开始担心操作得太深了。很高兴患者醒来很好；然而，正如许多年轻的肿瘤外科医生对他们第一次努力尝试挑战性脑肿瘤所感受到的那样，笔者对自己切除岛叶肿瘤能力的信心被术后辅助检查的结果打击了因为笔者实际上只是做了一次活检，并且残留大部分肿瘤。当看到自己切除出来的肿瘤组织很少时，笔者总是担心。

当笔者看到一位在别处接受过手术的患者时，对于遗留下的大部分胶质瘤，笔者想那位外科医生可能和笔者有同样的印象，在那种情况下，他们深入大脑，已经切除了大量的大脑肿瘤，并且他们应该在切除到很深位置才停下来。

当笔者考虑到自己没能做好的原因时，总结了

以下几点：①我们不能期望基于眼睛所看到的来判断是否停止切除；只有当到达解剖标志时，或者必须停止以保留脑部功能，这样才确定是否是时候停下来；②在积极地切除胶质瘤后发现肿瘤比我们想象的要大得多，并且术者需要继续切除远远超出原本确定的切除范围；③真正的胶质瘤切除对未经训练的人来说，难度是很大的。

目前，笔者仍在切除岛叶胶质瘤，分离到达周围的环岛沟并将其切除，直到它与矢状平面上的颞角齐平，除非下额枕束和上纵束限制了切除。笔者在这个病例中的教训的是，自己切除的岛叶实际上只是很大体积肿瘤的一部分。

三、第二课

关于语言系统解剖的经典教学是不完整的（图 17-2）

一个多世纪以来，我们大多数人都认为语言起源于大脑的两个主要部位，即 Broca 区和 Wernicke 区，作为外科医生，避免损伤这些区域是避免手术过程中失语症的主要方法。一个细心的神经病学的学生可能会注意到，其他脑部区域也可能会导致各种不同的语言问题。但基本上，当笔者完成自己的住院医师培训时的观点是，如果确定了"语言皮质"并远离它们，那么患者术后回病房后就可以说话。笔者（笔者假设我们领域的其他人）对究竟是如何让这些区域引起患者交谈或者相关神经投射如何到

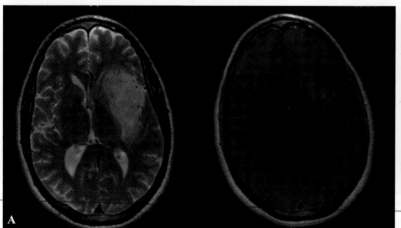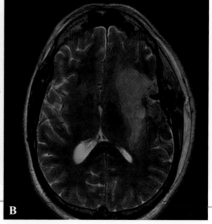

▲ 图 17-1　笔者做的第一个岛叶胶质瘤和第三定律的起源病例

A. 术前影像；B. 术后影像显示笔者只切除了非常小的一部分肿瘤

达那里没有多大关注。笔者只关注失语在胶质瘤患者手术中的发生概率和手术导致患者清醒还是昏迷出现的情况。

图 17-2 展示了一个复发性低级别胶质瘤病例，通过与术中皮质定位进行比较，确定它的安全范围，并基于术中皮质定位进行清醒状态下的肿瘤切除。让笔者震惊是发现该患者出现了严重的运动

性失语症和命名性失语症，长期随访仅部分功能改善。也许其他人可能会认为在这个病例中笔者低估了手术风险；然而，基于笔者当时对人脑中语言中枢的理解，这一切好像没有道理。

不幸的是，笔者没有术前的纤维束成像数据，所以对于这个患者，只能根据日后做过的大量病例来推测其特征。首先，上纵束可能会走行非寻常的

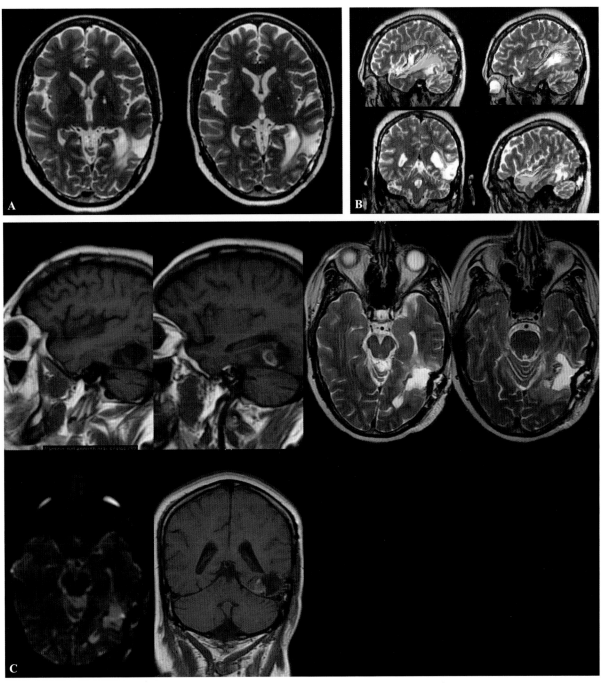

▲ 图 17-2　复发性低级别恶性胶质瘤
A. 术前影像；B. DTI 纤维束成像；C. 术后影像

路线，并在颞枕叶后方相当远的地方终止。其次，术者不能通过观察大脑和它的钩回来判断语言中枢的结构和位置。它不是随机的（即右枕叶不是语言区），但术者不能自信地看着胶质瘤患者就知道肿瘤是如何生长的。最后，大脑比 19 世纪描述的模型更复杂，使用过时的模型进行大脑手术可能会出现我们无法理解的不良后果。

这个病例是促使笔者对脑部的网状结构产生兴趣的关键病例之一。

四、第三课

保留左侧下额枕束对于保持正常语言功能很重要（图 17-3）

图 17-3 显示了左侧岛叶低级别恶性胶质瘤，在术后早期患者就苏醒了。当时，一开始笔者主要的关注点在于将保留上纵束 / 弓形束和相关语言皮质作为笔者的皮质定位目标。在切除岛盖并显露岛叶后，让患者入睡并切除岛叶和岛叶下区域，直至颞叶内侧结构得到满意的切除（图 17-3B）。

患者出现了严重的命名性失语和部分运动性失语，这完全没有道理。患者的功能得到了一定程度的恢复，但从未完全恢复。笔者现在知道这是由于在皮质下定位过程中，定位岛叶深部区域时损伤了左侧下额枕束，这将导致失语症或言语障碍。有趣的是，失语症的混合性（语音 / 语义）特点提出一个问题，即下额枕束是否单纯传导语义信息，这个案例就足以说明它主要是传导语义信息的。

五、第四课

特别注意在增大的钩回中的放疗后高级别肿瘤（图 17-4）

这个病例展示了一例多形性胶质母细胞瘤，患者接受了开放式活检并在外院行放射治疗，在 2 个月后因功能失调来院进行手术。手术看起来很顺利，笔者能够彻底切除肿瘤的增强部分而没有出现问题。笔者辨识出了扩大的钩回，并尝试软膜下安全切除肿瘤。

患者术后发生了前脉络膜动脉梗死，这使笔者感到惊讶，因为笔者没有看到动脉，也没有任何明显的出血，也没有穿过软膜。笔者相信自己不是第一个遇到这个问题的人；但是，它告诉笔者，扩大的钩回，特别是在放射治疗后的高级别胶质瘤中，是一种非常危险的情况，因为这个区域的动脉是非常纤细的，并且很容易使它们受到损伤。对于其他小动脉也是如此，例如脑干穿支动脉以及豆纹动脉等。

虽然这个患者的偏瘫没有恢复，但他在手术后奇迹般地活了 18 个月。

六、第五课

除了胶质瘤手术很危险之外，一个笔者无法完全解释的病例（图 17-5）

该患者最初诊断为海马多形性胶质母细胞瘤，在清醒状态予以切除且结果良好，随后进行了标准的辅助治疗。

在此之后的 10 个月中，患者状态非常好。然而，患者在毫无预兆的情况下在 2 天内失去了大部分视力。眼底检查显示出血性视乳头水肿，MRI 显示肿瘤复发。该患者突然的病情变化的最佳解释是肿瘤导致颅高压，我们做了术中二次唤醒手术，因为近乎失明而不能参与命名性任务。在第二次手术中，患者的大脑没有出现明显的肿胀，我们切除了除了颞叶内侧的一层薄薄的肿瘤之外的全部肿瘤。

手术后最初患者的状态非常好，但是在康复期间突然恶化，并发现瘤腔内有急性出血，我们清除了出血。在手术中没有注意到有活动性出血，并且在手术中也没有电凝任何血管。术后扫描显示大脑后动脉梗死，在随后的扫描中显示梗死进一步进展。2 天后，虽然两次手术都没有在大脑中动脉的供血区进行手术操作，但患者却出现了严重的大脑中动脉梗死。患者最后放弃了治疗。

笔者不清楚该患者为什么会失明，也不清楚为什么患者在第二次手术后几天开始出现梗死。一如既往地，我们得到的结论是我们所做的手术是很危险的，在某种程度上是不受我们控制的，在制订治疗决策时必须始终牢记这一点。

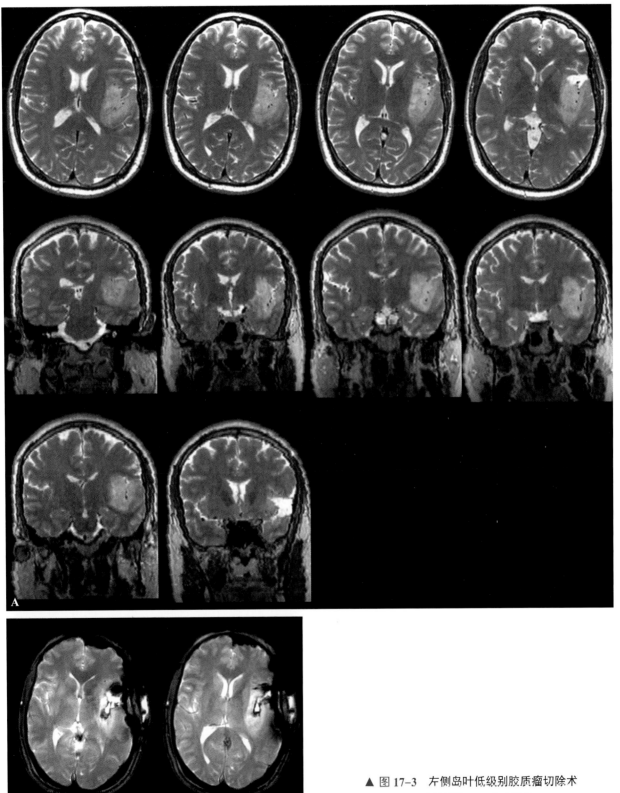

▲ 图 17-3　左侧岛叶低级别胶质瘤切除术
A. 术前影像；B. 术后影像

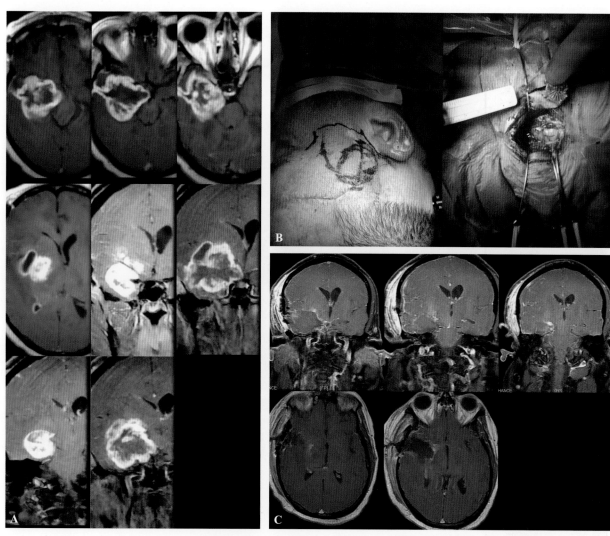

▲ 图 17-4　一例多形性胶质母细胞瘤患者，既往行开放式活检和放射治疗
A. 术前影像；B. 手术入路；C. 术后影像

七、第六课

辅助运动区综合征预后并不总是良好的（图 17-6）

在癫痫（和低级别胶质瘤文献）手术经验中指出，辅助运动区综合征在长期随访中约有 90% 的患者得到改善。在这个多形性胶质母细胞瘤的病例中，笔者从辅助运动区将肿瘤切除，并根据 T_2 的变化，切除至累及胼胝体的肿瘤，这是 10% 的没有恢复的病例中的典型病例之一，患者表现出偏瘫、失动症和缄默症，基于该患者较差的神经系统状态，从未接受过任何辅助治疗。笔者现在认为这是由于切除了辅助运动区的肿瘤，并且通过 FAT 阻断了运动前区与另一个辅助运动区的连接。当然必须承认的是，有些情况可能是由于对侧辅助运动区无法代偿双侧的功能。事实上，这种情况促使我们努力寻找辅助运动区肿瘤切除术后的功能恢复的办法，因为笔者觉得，至少需要了解如何才能保证自己不会在这个部位手术后再次引起辅助运动区综合征。

很显然，它让笔者首先质疑在胶质瘤手术中进入辅助运动区是否明智。首先，10% 的患者可能留下相当严重的辅助运动区综合征，使笔者怀疑这是否值得手术切除更多前扣带回的肿瘤。其次，笔者观察到许多所谓的恢复并不是真正完全的恢复。一些患者在几天内恢复（表明这是水肿消退而不是真正恢复），而许多患者并未真正恢复正常的运动功

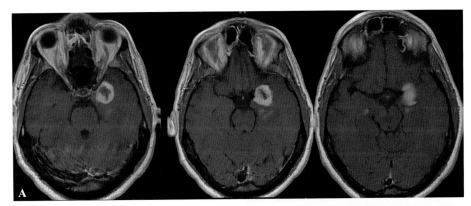

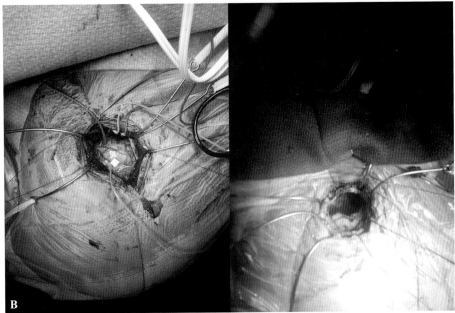

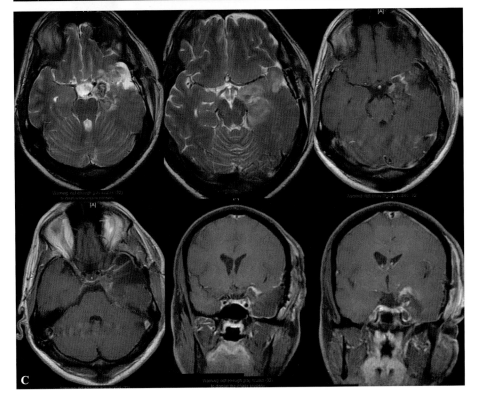

▲ 图 17-5 初诊为海马多形性胶质母细胞瘤的患者，在清醒状态下接受了切除术并取得良好结果，术后进行了标准的辅助治疗

A. 术前影像；B. 手术入路；C. DTI 纤维束成像

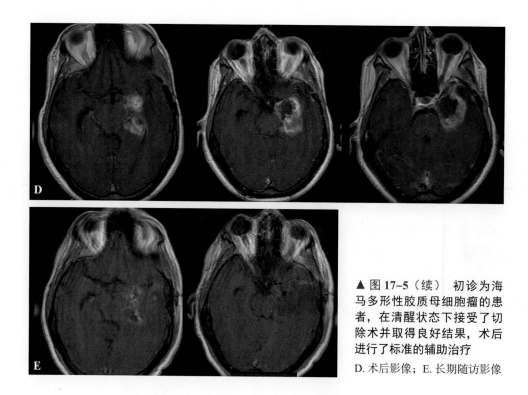

▲ 图 17-5（续）　初诊为海马多形性胶质母细胞瘤的患者，在清醒状态下接受了切除术并取得良好结果，术后进行了标准的辅助治疗

D. 术后影像；E. 长期随访影像

能。他们表现为运动迟缓、偶尔跌倒，即使从长远来看，动作也经常不协调。换句话说，笔者不确定关于辅助运动区文献中经常提及的标准的"切除所有 4 区脑组织"之后，患者术后是否具有良好的运动功能。笔者也不确定切除过多前扣带回组织是否值得。

最后，胶质瘤手术不是癫痫手术，它们有不同的目标、任务和逻辑性。因此，虽然在癫痫患者中有辅助运动区综合征，然后等待数月后再开始治疗可能是没问题的，但对于胶质瘤患者来说，这不可避免地推迟了辅助治疗的时间，并且剥夺了患者从手术切除中获得的有限的高质量生活的生存期。因此，我们已经开始进行皮质下定位以避免或减少辅助运动区综合征等类似问题的发生。

八、第七课

前扣带回对高质量的生活非常重要（图 17-7）

在这个病例中，笔者的目标是对受累及的胼胝体和小部分前扣带回进行局灶性切除术。笔者在这一点上疏忽了，觉得一切似乎都很顺利。但患者表现不佳，出现严重的运动障碍，最终没有进行辅助放疗。

虽然有些人可能会说他们预料到了这一点，但笔者很困惑为什么胼胝体对交互和警觉如此重要。笔者现在比较确信，关键问题是对大脑默认模式网络（DMN）和前扣带回网状系统的破坏。

九、第八课

另一侧的代偿功能（图 17-8）

这是一例弥漫浸润性的右额叶胶质瘤患者，仅接受放射治疗。患者病情逐渐恶化，平衡和认知功能逐渐减退，MRI 显示双侧广泛的白质改变。

笔者决定也许可以通过做一个手术来挽救这个病例，那就是在放射治疗前对累及额叶的肿瘤进行大范围性切除。笔者以为在有肿瘤和进行了放疗的情况下，这个脑叶功能已经不太好，我们不会让情况变得更糟。

手术似乎进展顺利。正如经常发生的那样，患者出现了很明显的严重的额叶综合征。许多额叶综合征随着时间的推移会改善，然而，这比正常的额叶综合征要严重得多，患者意识淡漠、大小便失禁、反应迟钝，而且这种情况没有改善。虽然可以想象其中的一些症状是由于右额叶丧失引起的，但大多数患者在右额叶切除术术后最终不需要 24h 不

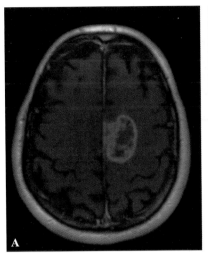
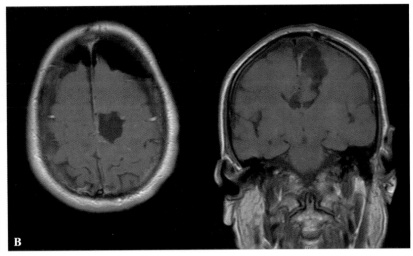

▲ 图 17-6 辅助运动区（SMA）

A. 术前影像；B. 术后影像

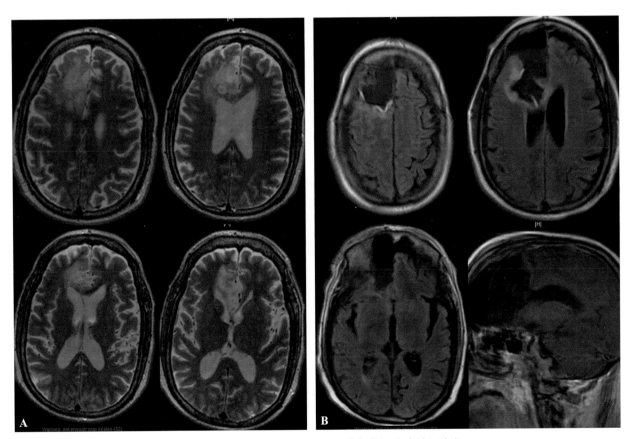

▲ 图 17-7 累及胼胝体和小部分前扣带回的病灶切除术

A. 术前影像；B. 术后影像

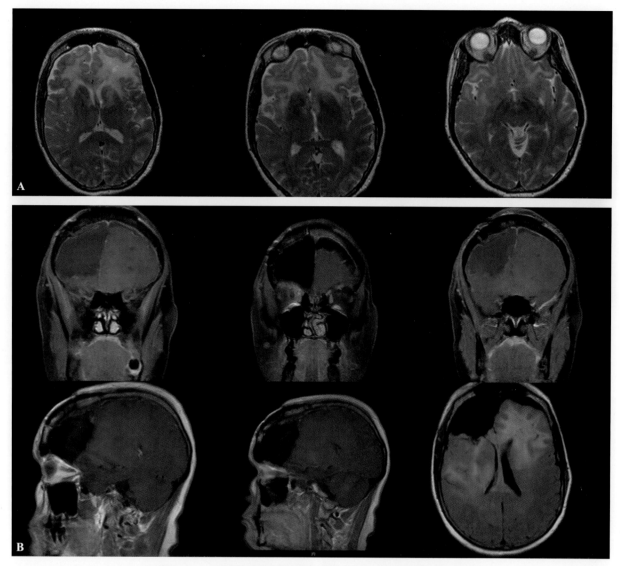

▲ 图 17-8　右额叶弥漫浸润性胶质瘤，仅在外院进行了放射治疗

A. 术前影像；B. 术后影像

间断的护理，患者也不会出现不能行走、大小便失禁和意识淡漠等症状。

　　虽然可以提出许多可能的解释，但鉴于该患者没有更多类型的扣带回综合征，笔者将此不良结果解释为另一侧额叶受到放疗的间接结果，这意味着右侧额叶功能不全时，对侧额叶不能进行代偿。笔者在其他病例中曾看到过类似的情况，但是这是笔者所遇到的最具戏剧性的病例。这有力地证明，当我们切除大脑的某些区域时，应该考虑大脑其他区域的代偿能力，特别是评估另一侧的代偿能力。在接受广泛性放射治疗的情况下尤其如此。

十、第九课

进入隔核区可能会产生一些严重的后果（图 17-9）

　　隔核是大多数神经外科医生可能没有花太多时间思考如何避免损伤的大脑结构：它们很难找到，而且很少有手术让术者接近这些结构。前部的蝶状胶质瘤是其中的一种情况。

　　这是笔者遇见的蝶状胶质瘤的经验中的早期病例，这是一例在胼胝体中复发的低级别胶质瘤的恶性转化的病例。我们积极切除了累及的额叶和胼胝体，笔者关注于切除位于胼胝体嘴部的病灶，回想

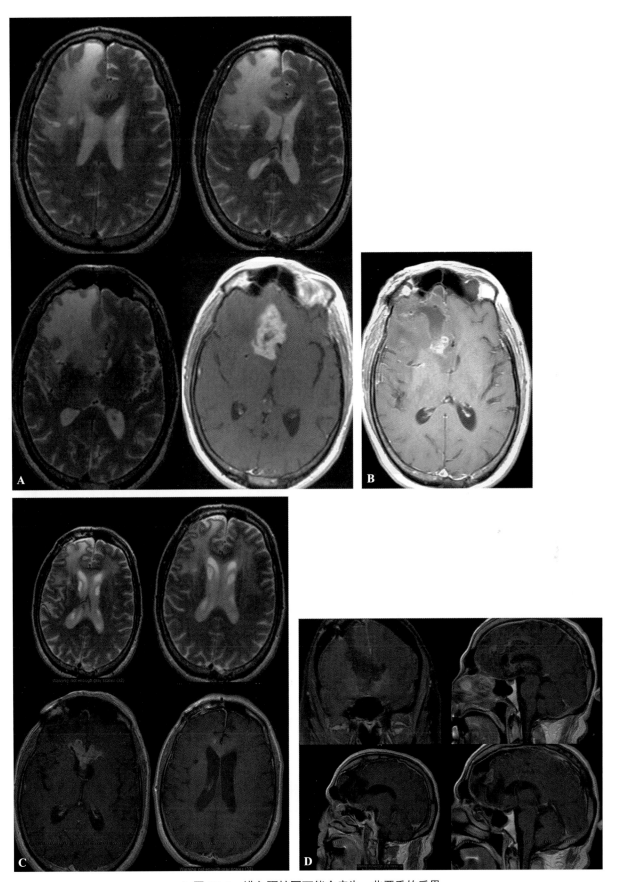

▲ 图 17-9 进入隔核区可能会产生一些严重的后果

A. 术前影像；B. 入路图像；C. DTI 纤维束成像（译者注：原著有误），术前影像；D. 术后影像

起来，笔者切除了位于胼胝体嘴部下方的区域，那里是隔核所在的位置，并且延伸到了胼胝体额钳下"三脚架"的区域。

术后，患者没有表现抑制反应，没有迟钝，也没有意识障碍，术后第二天就回家了。但是当患者再来医院时，家属告诉笔者一些该患者的行为问题，比如几乎一直熬夜（甚至在停用类固醇药物后）、烹调奇怪的不可食用的食物、不分时间给朋友和家人打电话以及明显的焦虑。虽然不能排除这是由于隔核受损和没有切除额叶所造成的，但这种综合征并不是通常的额叶去抑制，当和患者交谈时，这种行为似乎更多的是由于精神问题而不是由于判断力差所导致的。我们永远无法确定某些情况，但从那以后，笔者一直坚持要远离胼胝体下区和隔核区。

十一、第十课

重视死亡动脉（图 17-10）

这个病例是一例复发胶质瘤患者，肿瘤侵及下额枕束，但语言功能相对正常。笔者显露了后颞叶但是硬脑膜粘连紧密，所以笔者在显微镜下仔细地从大脑上分离硬脑膜。大脑中动脉的颞后分支紧密附着于硬脑膜上，笔者必须用 6 号 Rhoton 剥离子仔细地分离血管分支。在术中，大脑中动脉未出现破裂、扭结或扭曲的情况。然而，笔者看到这条动脉术中发生了血管痉挛，我们在术中与患者进行了交流，患者即刻出现了运动型失语。笔者将这条动脉浸泡于维拉帕米中，痉挛似乎明显消退，但患者术

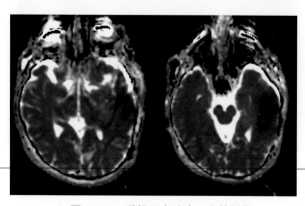

▲ 图 17-10　重视死亡动脉。术前影像

后没有改善，DWI 证实这足以引起相关区域的梗死。

简言之，这条动脉对术中操作特别敏感，即使术者很小心也不一定绝对没问题，这甚至可以在语言皮质定位开始之前就损坏了语言区，因为这条动脉提供了整个颞叶的语言区的血供。一般来说，明智的做法是避免做任何不必要的操作，因为它不像其他皮质动脉那样拥有较好的耐受性。

十二、第十一课

不要放弃：术者无法预测将会发生什么（图 17-11 和图 17-12）

本书中的许多病例都是为了治疗恶性胶质瘤病例而不顾一切地尝试。不足为奇的是，其中一些患者的表现与预期一样糟糕；但是，事实并不总是这样。在本章关于脑胶质瘤手术中可能会出现的问题，笔者想用 2 个病例来结束本书，如果术者去尝试的话，哪怕是看起来很糟糕的情况下，一切都是有可能的。

第一个病例（图 17-11）显示左颞叶广泛复发恶性胶质母细胞瘤，表现为视乳头水肿和命名性失语。我们做了广泛的切除，并使用阿瓦斯汀进行治疗。在撰写本书时，患者已经 4 年没有复发。

第二个病例（图 17-12），这名年轻患者表现为松果体区多形性胶质母细胞瘤，并伴颞叶内侧肿瘤。尽管两个肿瘤都予以切除，但患者在 2 周内出现了听力丧失伴松果体区的大范围复发。在与患者讨论了情况的严重性后，我们尽最大努力在此切除了松果体肿瘤，并在第二天开始辅助治疗。

患者几乎 2 年内无肿瘤复发，但最后肿瘤还是复发了。虽然这并不是一个无限期的治疗方法，但这让她有时间陪伴确诊前 2 周刚出生的婴儿。

笔者有许多其他类似的各种各样的故事，但这 2 个病例最值得纪念。脑胶质瘤是不可治愈的，我们也不可能总是能够拯救这些患者，但是要有合理的目标和观点，即使是在最可怕的情况下，即使不可能保证患者长久地活下去，也要尽最大可能做一些积极的事情。

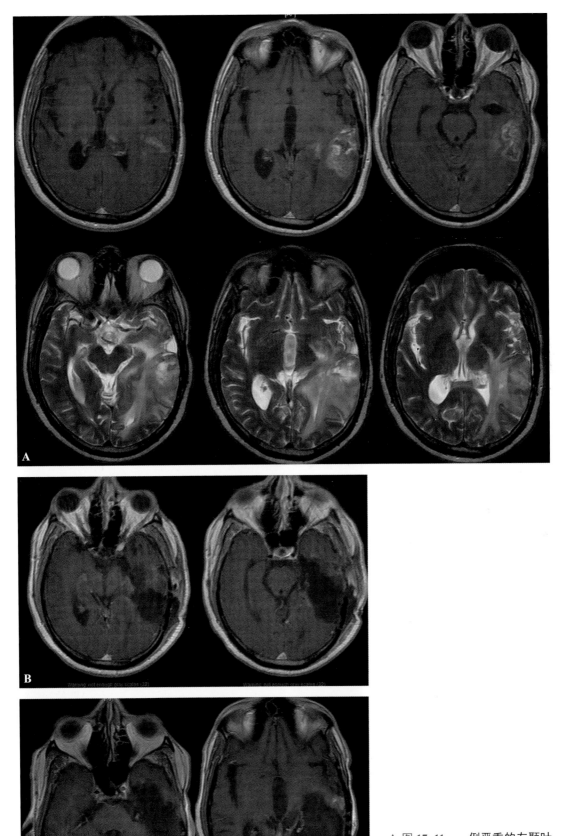

▲ 图 17–11　一例严重的左颞叶广泛复发胶质母细胞瘤病例，表现为视乳头水肿和命名性失语

A. 术前影像；B. 入路图像；C. 术后影像

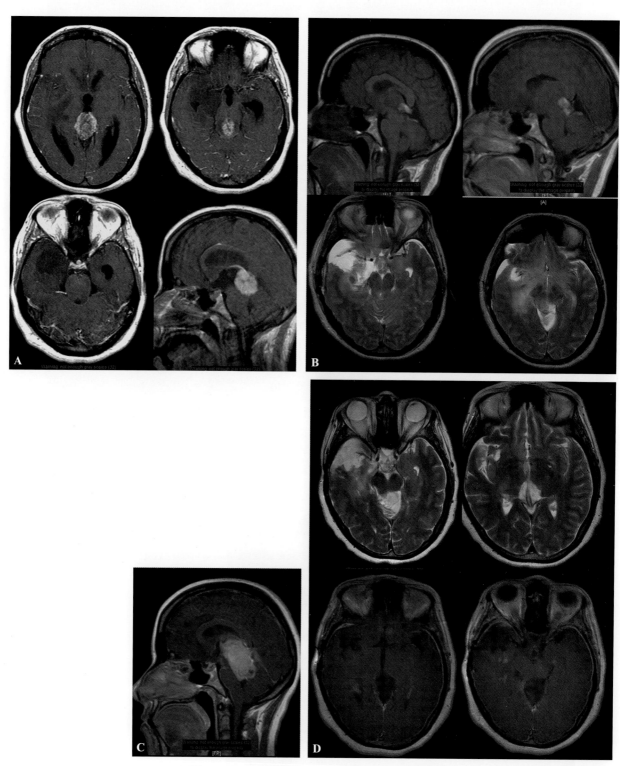

▲ 图 17-12　松果体区胶质母细胞瘤伴颞叶内侧肿瘤

A 至 C. 术前影像；D. 术后影像

索 引
Index